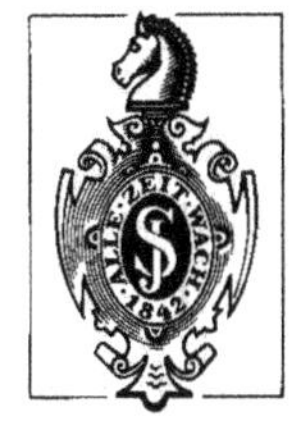
ALLE · ZEIT · WACH
1842

H. Hötzinger

L. Spätling

MRI in der Gynäkologie und Geburtshilfe

Unter Mitarbeit
von H. Fritsch und I. Nackunstz

Geleitworte von B. Hamm und F. Melchert

Mit 175 Abbildungen in 227 Einzeldarstellungen

Springer-Verlag
Berlin Heidelberg NewYork London Paris
Tokyo HongKong Barcelona Budapest

Autor

Prof. Dr. med. Harald Hötzinger
Chefarzt, Radiologische Abteilung
Akademisches Lehrkrankenhaus, Klinikum Niederberg
Robert-Koch-Straße 2, 42549 Velbert

Co-Autor

Prof. Dr. med. Ludwig Spätling
Forschungsabteilung Universitäts-Frauenklinik Bochum
Marienhospital Herne
Hölkeskampring 40, 44625 Herne

ISBN-13:978-3-642-78950-2 e-ISBN-13:978-3-642-78949-6
DOI: 10.1007/978-3-642-78949-6

Die Deutsche Bibliothek – CIP-Einheitsaufnahme
MRI in der Gynäkologie und Geburtshilfe/H. Hötzinger; L. Spätling. Unter Mitarb. von H. Fritsch und I. Nackunstz. Geleitw. von B. Hamm und F. Melchert. – Berlin; Heidelberg; NewYork; London; Paris; Tokyo; HongKong; Barcelona; Budapest: Springer, 1994
ISBN-13:978-3-642-78950-2
NE: Hötzinger, Harald

Softcover reprint of the hardcover 1st edition 1994

Einbandgestaltung: E. Kirchner, Heidelberg

SPIN 10031883 21/3130-5 4 3 2 1 0 – Gedruckt auf säurefreiem Papier

Meiner Mutter in Liebe und Dankbarkeit

Geleitwort

Nach Einführung der Magnetresonanz-Tomographie (MRT) in die klinische Diagnostik wurde sie fast ausschließlich für die Untersuchung des Neurokraniums eingesetzt. MR-Untersuchungen des Körperstamms waren zunächst durch untersuchungstechnische Probleme und verschiedenste Artefakte limitiert. Durch die erheblichen methodischen Verbesserungen der letzten Jahre und durch intensive klinische Forschung gelang der MRT auch bei Untersuchungen des Körperstamms eine breite klinische Akzeptanz und somit der Durchbruch. Zu den wesentlichen Fortschritten der MRT gehört die bildgebende Diagnostik des weiblichen Beckens. Hier konnte die MRT bei den meisten Fragestellungen bereits die Computertomographie ablösen. Gerade bei der Evaluierung der MRT in der Gynäkologie hat Herr Hötzinger über mehrere Jahre Pionierarbeit geleistet, die jetzt ihren fruchtbaren Niederschlag in der vorliegenden Monographie findet.

Das Buch ist das Ergebnis einer mehrjährigen interdisziplinären Zusammenarbeit zwischen Radiologie und Gynäkologie. Das vorliegende Werk ist so konzipiert, daß es eine wertvolle Hilfe für die tägliche Praxis ist. Es umfaßt einen ersten allgemeinen Teil mit gut verständlicher Darstellung der Grundlagen der MRT sowie eine sehr sinnvolle Ergänzung zur Topographie der pelvinen Schnittbildanatomie. Der zweite Teil des Buches befaßt sich mit den gynäkologischen und geburtshilflichen Fragestellungen, bei denen durch die MRT eine Verbesserung der diagnostischen Aussage erwartet werden kann. Die einzelnen Kapitel wurden weitgehend standardisiert dargestellt. Nach einer kurzen klinischen Einleitung wird versucht, möglichst prägnant die kernspintomographischen Kriterien der einzelnen Krankheitsbilder herauszuarbeiten. Es folgt die Wertung der MRT im Vergleich mit anderen bildgebenden Verfahren bezogen auf die einzelnen Fragestellungen. Der Bildteil der verschiedenen Kapital illustriert die relevanten Krankheitsbilder. Bei der Literatur hat man sich dankenswerterweise auf die wichtigsten Arbeiten konzentriert.

Das vorliegende Buch über die MRT in der Gynäkologie und Geburtshilfe ist ein wesentlicher Beitrag zur Weiterentwicklung der bildgebenden gynäkologischen Diagnostik. Ich wünsche den Autoren mit ihrem Buch viel Erfolg und den Lesern viel Freude mit diesem ausführlichen illustrierten Werk.

Berlin, September 1994 Prof. Dr. B. Hamm

Universitätsklinikum Charité
Medizinische Fakultät der
Humboldt-Universität zu Berlin

Geleitwort

Die segmentierenden bildgebenden Verfahren stellen in ihrer Gesamtheit eine enorme Bereicherung für das Verständis der normalen und pathologischen Anatomie gerade bei den in ihrer Syntopie sehr komplexen Strukturen des kleinen Beckens der Frau dar.
Die Kernspintomographie mit ihren exzellenten Möglichkeiten zur Differenzierung von Weichteilstrukturen hat wiederum eine neue Dimension in die bildgebende Technologie gebracht, die allen Teilbereichen unseres Faches zugute kommt wie etwa besonders der Onkologie, aber auch dem Bereich gutartiger Veränderungen wie z.B. den Senkungszuständen aber auch der Geburtshilfe.
Die Technik der Bildakquisition verlangt auf der anderen Seite aber auch ein „Einsehen" in die Schnittbildanatomie, die ja von dem gewohnten Denken in ganzheitlichen anatomischen Strukturen abweicht. Es stellt von daher das Studium des ersten Teils des Buches, in welchem die Grundlagen der pelvinen Schnittbildanatomie dargestellt sind, eine wichtige Basis für die Interpretation kernspintomographischer Befunde dar, wobei auch der Frauenarzt, etwa im Rahmen der Operationsplanung, sich nicht mit der schriftlichen Befundung durch den Radiologen begnügen kann, sondern sich unmittelbar mit den Kernspinbildern auseinandersetzen muß.
Der zweite Teil dieses Buches setzt sich mit pathologischen Befunden auseinander, wobei in systematischer Weise die der kernspintomographischen Diagnostik zugänglichen Befunde zusammengetragen und mit anschaulichem Bildmaterial dokumentiert werden. In diesem Teil des Buches werden auch in ausgewogener Weise die Differentialindikationen für konkurrierende bildgebende Verfahren wie etwa dem Ultraschall diskutiert.
Das Buch ermöglicht es einem auch als Nicht-Radiologen sich in vergleichweise kurzer Zeit in die normale und pathologische kernspintomographische Schnittbildanatomie des kleinen Beckens einzusehen und illustriert auch die diagnostischen Horizonte, welche durch die Kernspintomographie eröffnet worden sind. Da das Buch von Frauenärzten ebenso

wie von Radiologen mit Gewinn gelesen wird, ist ihm sein Einzug in viele frauenärztliche wie radiologische Bibliotheken zu wünschen.

Mannheim, September 1994 Prof. Dr. F. Melchert

Lehrstuhl für Gynäkologie und Geburtshilfe
Fakultät für klinische Medizin Mannheim
der Universität Heidelberg

Vorwort

Die Kernspintomographie des kleinen Beckens ist eine Untersuchung mit einem großen diagnostischen Potential. Das vorliegende Buch beschreibt die Erfahrungen mit dem Einsatz der Kernspintomographie bei gynäkologischen und geburtshilflichen Fragestellungen an der Radiologischen Universitätsklinik des Marienhospitals Herne der Ruhruniversität Bochum über einen Zeitraum von über sechs Jahren.
Der Aufbau des vorliegenden Buches gliedert sich in zwei Teile: Im ersten allgemeinen Teil werden die Grundlagen der Kernspintomographie sowie die Grundlagen der Schnittbildanatomie dargestellt. Im zweiten speziellen Teil werden die klinischen gynäkologischen und geburtshilflichen Fragestellungen abgehandelt.
Das Buch konzentriert sich auf klinisch relevante Fragestellungen, ohne einen Anspruch auf Vollständigkeit erheben zu wollen. Der Aufbau der einzelnen Kapitel wurde weitgehend standardisiert. Zunächst wird der klinische Kontext kurz dargestellt und die entsprechenden kernspintomographischen Aussagemöglichkeiten werden aufgezeigt. Darüber hinaus wird auf weitere bildgebende Verfahren in Ergänzung eingegangen. Ziel dieses Aufbaus ist der Versuch einer Bestimmung der Wertigkeit der Kernspintomographie bei der einzelnen Fragestellung.
Das Buch richtet sich an Radiologen, Gynäkologen sowie interessierte Ärzte anderer Fachrichtungen wie Allgemeinmedizin, Urologen, aber auch an Studenten. Es soll helfen, die Indikationen, die Aussagemöglichkeiten sowie die Limitationen der Kernspintomographie im weiblichen Becken darzustellen. Das Buch stellt den derzeitigen Stand des Wissens dar, wobei auf laufende Neuentwicklungen hingewiesen wird.
Für Kritik, Anregungen und Kommentare sind die Verfasser stets dankbar.
Während der Entstehung dieses Textes erfuhr ich zusammen mit meinen Koautoren zahlreiche Hilfestellungen durch eine Reihe von Kollegen und Mitarbeitern. Ihnen allen sei hiermit herzlich gedankt. Besonders zu nennen sind: Prof. Dr. H.-K.

Beyer/Herne-Bochum, Prof. Dr. K. Quakernack/Herne-Bochum, Frau Dr. E. Herbe/Herne-Bochum, Herr Dr. V. Jaspers/Herne-Bochum, Prof. Dr. A. Wischnik/Mannheim-Heidelberg, Frau H. Dobieglewski, Frau M. Sachsenröder, Frau G. Dahlmann, Frau A. Jekosch und Frau P. Klokocovnik.
Besonders danken möchte ich auch den Mitarbeitern des Springer-Verlags, insbesondere Frau Dr. U. Heilmann, Frau I. Oppelt und Frau U. N. Davis für die geduldige Unterstützung.

Velbert, September 1994 Prof. Dr. H. Hötzinger

Inhaltsverzeichnis

I Allgemeiner Teil

II Spezieller Teil

Abkürzungen

AFP	Alphafetoprotein
BGA	Bundesgesundheitsamt
CT	Computertomographie
2D	Zweidimensional
3D	Dreidimensional
FA	Flip Angle (Alpha)
FC	Flow Compensation
FDA	Ford and Drug Administration
FID	Free Induction Decay
Flash	Fast-Low-Angle-Shot
FOV	Field of View
FSE	Fast Spin-Echo
FSH	Follikelstimulierendes Hormon
FT	Fourier-Transformation
GMN	Gradient Moment Nulling
GRE	Gradientenecho
Hb	Hämoglobin
hCG	Humanes Chorion Gonadotropin
HF	Hochfrequenz
IUP	Intrauterinpessar
IR	Inversion Recovery
LH	Luteinisierendes Hormon
MRA	Magnetic Resonance Angiography
MRI	Magnetic Resonance Imaging
MRS	Magnetic Resonance Spectroscopy
NMR	Nuclear Magnetic Resonance
TR	Repetitionszeit
SAT	Präsaturation
SE	Spin-Echo
SI	Signalintensität
SSW	Schwangerschafts-woche
STIR	Short Inversion Recovery
TE	Echozeit
T_1-Zeit	T_1-Relaxationszeit
T_2-Zeit	T_2-Relaxationszeit

I. Allgemeiner Teil

1 Grundlagen der MR-Tomographie

Im Gegensatz zur Kernspintomographie sind konventionelle Röntgenbilder im Prinzip einfach zu verstehen: Die Helligkeit des jeweiligen Objekts wird durch die Parameter der Röntgenstrahlung und durch Dicke, Dichte und Atomzahl des Gewebes bestimmt. Ähnlich sind die Verhältnisse bei der Computertomographie: Je höher die Elektronendichte ist, desto heller ist das Bildvoxel.
Was die Bildinterpretation bei der MRI erschwert, ist, daß es keine einfachen Regeln gibt, was hell oder dunkel erscheint. Das jeweilige Erscheinungsbild eines Gewebes hängt entscheidend mit von den Untersuchungsparametern ab. Damit diese rational ausgewählt werden können, ist ein gewisses Maß an Grundkenntnis erforderlich.

1.1 Allgemeine Grundlagen

1.1.1 Grundlagen des Magnetismus

Eine Grundeigenschaft von Elementarteilchen wie Protonen und Neutronen ist ein Eigendrehimpuls oder Spin. Bei Atomkernen mit einer geraden Anzahl von Protonen und Neutronen heben sich die Spinwirkungen auf. Bei einer ungeraden Anzahl von Neutronen und Protonen resultiert ein Eigendrehimpuls. Aufgrund der positiven Ladung von Atomkernen haben alle Kerne mit Spin einen kreisförmigen elektrischen Strom und daraus resultierend ein magnetisches Moment. Dieses

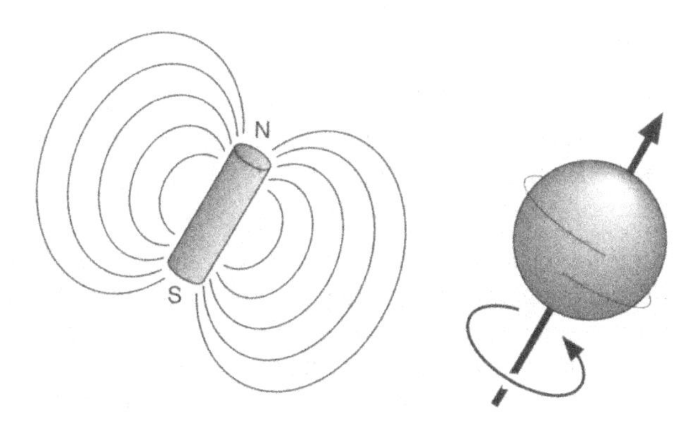

Abb. 1.1. Vergleich: magnetische Dipoleigenschaft und assoziierter Spin eines Protons mit einem Stabmagneten, der um die Dipolachse rotiert

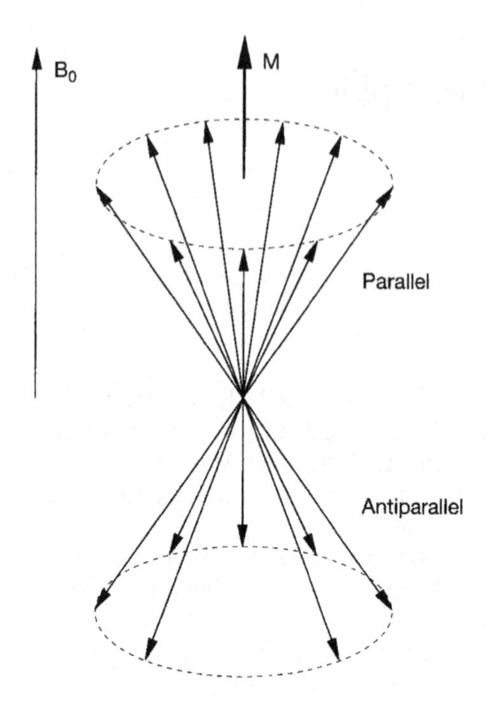

Abb. 1.2. Momentbeschreibung einer Anzahl von Spins. Der Vektor M stellt die resultierende Nettomagnetisierung dar, die aus der Summe aller Komponenten resultiert

stellt eine physikalische Vektorgröße dar, die Stärke und Richtung eines von ihr ausgehenden Magnetfeldes angibt. Ein Kernspin kann mit einem rotierenden Kreisel verglichen werden, der zwei simultane Bewegungen ausführt: die Drehung um seine eigene Achse und die Präzession um die vertikale Achse (Abb. 1.1). Positiv geladene Atomkerne kann man auch mit winzigen Stabmagneten vergleichen, die sich um die Längsachse drehen. Bringt man sie ein ein äußeres Magnetfeld B_0, richten sich die einzelnen magnetischen Momente aus ähnlich wie es bei Stabmagneten der Fall ist. Nukleare magnetische Momente können sich dabei parallel oder antiparallel zu B_0 ausrichten (Abb. 1.2). Der parallel zu B_0 ausgerichtete Zustand stellt einen niedrigeren Energiezustand dar. Die Energiedifferenz zwischen dem parallelen und antiparallelen Zustand ΔE wird durch die Boltzmann-Gleichung angegeben.

$$N_2/N_1 = \exp. (-\Delta E/K_B T)$$

$N_{1,2}$: Anzahl der Spins auf dem Energieniveau E_1 und E_2
K_B: Boltzmann-Konstante $1{,}38 \times 10^{-23}$ J/K
T: absolute Temperatur

Betrachtet man die einzelnen Spins, so zeigt sich, daß sie sich nicht exakt parallel oder antiparallel zu B_0 ausrichten, sondern in einem Winkel präzessieren. Die Präzessionsfrequenz ω wird durch die Larmorgleichung ausgedrückt:
$\omega = \gamma \times B_0$, wobei γ der gyromagnetische Faktor ist. Nach der Larmorgleichung regt bei einer Feldstärke von z. B. 1,5 Tesla ein Impuls von 63,86 MHz Protonen an. In der Praxis präzediert ein bestimmter Kern nicht genau bei dem aus dem gy-

romagnetischen Faktor errechneten Wert, da die Frequenz noch vom chemischen Aufbau des Atoms abhängt. Dies stellt die Grundlage für die chemische Verschiebung dar. Ein weiterer Faktor ist die Anzahl der betroffenen Kerne, die Wechselwirkung zwischen den Kernen und die zwischen Kernen und der Umgebung.
Um ein Signal messen zu können, muß eine Resonanzbedingung geschaffen werden. Unter Resonanzbedingungen kann Energie absorbiert und abgegeben werden. Energie wird dabei in Form von Hochfrequenzimpulsen bei der Resonanz-(Larmor)frequenz appliziert. Bei der Rückkehr in den Gleichgewichtszustand wird die elektromagnetische Energie, welche die Kerne zuvor aufgenommen haben mit der gleichen Frequenz wieder abgegeben. Dies kann mit einer Spule gemessen werden, in der ein Strom induziert wird, der das MR-Signal darstellt.

1.1.2 Relaxationsphänomene

Relaxation

Wird ein HF-Impuls abgeschaltet, relaxiert das Spinsystem gewebsspezifisch zum thermalen Gleichgewicht unter Aussendung von RF-Wellen. Es gibt zwei Arten der Relaxation, die Spin-Gitter-Relaxation (T_1) und die Spin-Spin-Relaxation (T_2) (Abb. 1. 3). Die Ursache der Relaxation soll hier nicht näher behandelt werden.

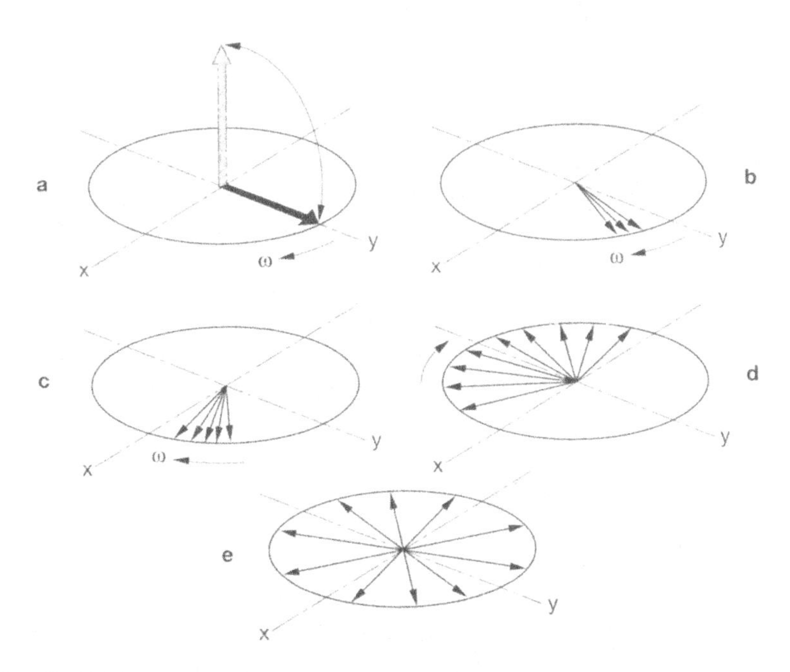

Abb. 1.3. a Das B_1-Feld rotiert in die Transversalachse. ***b–e*** Die Magnetisierung in der Transversalebene ist die Summe aller Spins in der angeregten Ebene. Die Spins an unterschiedlichen Orten sind von lokal unterschiedlichen Magnetfeldern umgeben. Dies führt zu einem Verlust der Phasenkohärenz und damit zu einer Abnahme des Signals

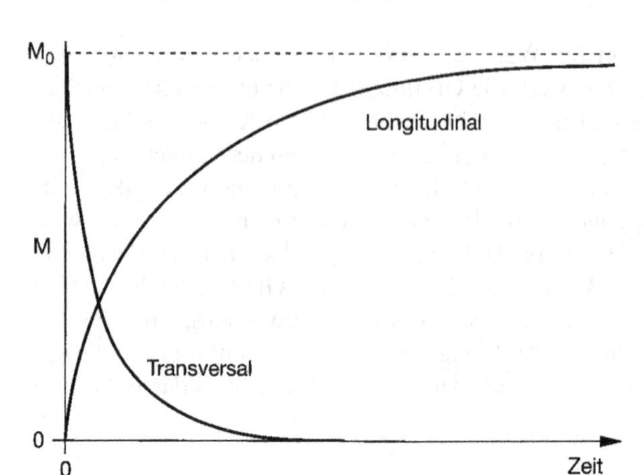

Abb. 1.4. Nach einem 90°-HF-Impuls ist die gesamte Magnetisierung in der Transversalebene. B_0-Inhomogenitäten führen zu einem exponentiellen Abfall der transversalen Magnetisierung, während die longitudinale Magnetisierung T_1 mit der Zeit zunimmt

Grob angedeutet spielen dipolare Felder der umgebenden Moleküle eine Rolle. Haben diese Dipolfelder Frequenzkomponenten der Präzessionsfrequenz ω_0, werden Relaxationsprozesse induziert. Die Relaxationsraten hängen deshalb von der Mobilität der angrenzenden Moleküle ab, sind also gewebsspezifisch.

Spin-Gitter-Relaxation T_1

Die Ausrichtung der Magnetisierung M_Z parallel zum angelegten äußeren Magnetfeld (longitudinale Magnetisierung), verursacht durch die Spin-Gitter-Relaxation, wird durch die Zeitkonstante T_1 charakterisiert. T_1 ist ein Parameter dafür, wie schnell Energie von Atomkernen auf das umgebende Gitter übertragen wird. Längsrelaxationszeit heißt, daß T_1 das Verhalten der M_Z-Komponente der Magnetisierung in der Längsrichtung nach Auslenkung durch einen Hochfrequenzimpuls des angewandten Feldes charakterisiert. T_1 zeigt einen exponentiellen Anstieg der Magnetisierung M_Z (Abb. 1.4). T_1 ist kürzer in Flüssigkeiten (s) als in Festkörpern (min).

Spin-Spin-Relaxation T_2

Die T_2-Zeit oder Quermagnetisierung ist die Zeit, die die Quermagnetisierung benötigt, um auf 63 % ihres ursprünglichen Wertes abzufallen (Abb. 1.4).
In einem äußeren Magnetfeld präzedieren im Wärmegleichgewicht alle Protonen mit ihrer Larmorfrequenz jedoch unkoordiniert in ihrer Phase, so daß es nur in der Längsrichtung einen Nettoeffekt gibt.
Werden sie durch einen HF-Impuls stimuliert, so daß sie in Phase rotieren, resultiert ein Quermagnetisierungsvektor. Die T_2-Zeit ist ein Maßstab dafür, wie lange die resonanten Kerne die vorübergehende Quermagnetisierung halten. Spin-Spin-

Wechselwirkungen führen zu einer Phasenverschiebung der Protonen und dadurch zum Zerfall der Querkomponente der Magnetisierung.

T_2*-Relaxation

Da in der Praxis Magnetfelder nie ideal homogen sind, haben sie an unterschiedlichen Orten unterschiedliche Resonanzfrequenzen. Dies addiert sich zur T_2-Relaxation nach der Formel:

$$\frac{1}{T_2^*} = \frac{1}{T_2} + \gamma \times \Delta B$$

B: Inhomogenität des magnetischen Feldes.

1.1.3 Anregung und freier Induktionsabfall (FID)

Wird ein 90° HF-Impuls mit Larmorfrequenz auf ein System in einem Hauptmagnetfeld B_0 eingestrahlt, wird der Magnetisierungsvektor in die xy-Ebene gedreht. Nach dem HF-Impuls richtet sich der Magnetisierungsvektor wieder nach dem Hauptfeld aus, wobei HF-Energie der entsprechenden Larmorfrequenz abgegeben wird. Dies ist das Signal des freien Induktionsabfalls (FID). Aufgrund der Relaxationsprozesse zerfällt allmählich die Amplitude des FID-Signals (Abb. 1.5). Das Signal des FID hat folgende Eigenschaften:

- es hat eine Anfangsgröße, die von der Dichte der am Meßort erfaßten Kerne abhängt,
- es nimmt mit der Zeit an Amplitude ab, vor allem als Funktion des Querrelaxationsprozesses.

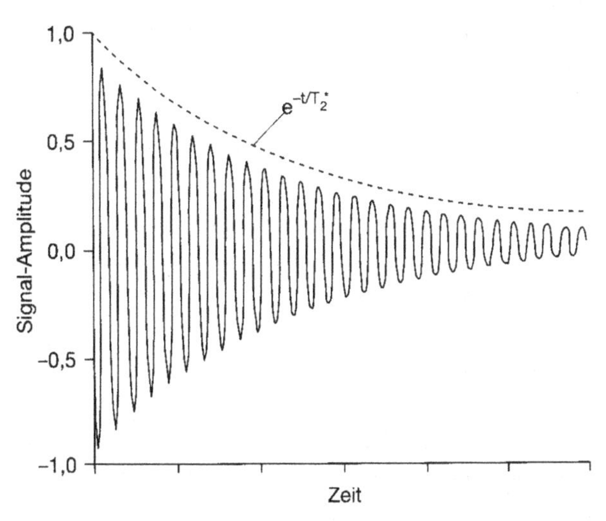

Abb. 1.5. Darstellung der Spannung (Signal), die in der Empfängerspule nach einem Signal entsteht, aufgetragen gegen die Zeit. Die Wellenform wird free induction decay (FID) genannt

1.1.4 Messung der Magnetisierung

Beim Phänomen der magnetischen Resonanz werden Atomkerne, wie z. B. Wasserstoffkerne, angeregt und damit in einen höheren Energiezustand übergeführt. Elektromagnetische HF-Energie wird durch eine Folge von Impulsen bestimmter Stärken und Dauer über eine Spule abgegeben. Dabei variiert die Charakteristik des beobachteten MR-Signals nach der tatsächlich angewandten Impulsfolge. In der Praxis gibt es unterschiedliche Sequenzen, um den Einfluß der T_1- und T_2-Relaxationseigenschaften des Gewebes auf den durch das Signal erzeugten Bildkontrast zu variieren. Es gibt somit zahlreiche Methoden, mit denen das MR-Antwortsignal erzeugt wird. Dies führt zu einer großen Vielseitigkeit beim erzeugten Bildtyp, je nachdem welche Relaxationszeiten betont werden.

1.1.5 MR-Parameter

Es gibt folgende grundlegende MR-Parameter:

Spindichte
Relaxationszeit T_1 (Spin-Gitter-Relaxation)
Relaxationszeit T_2 (Spin-Spin-Relaxation)
Chemische Verschiebung
Flußgeschwindigkeit

1.1.6 Standard-Pulssequenzen

Die Aufeinanderfolge von HF-Impulsen sowie die Datenakquisition im MR-Experiment wird als Pulssequenz bezeichnet. Das Signal- und Kontrastverhalten wird durch die Variation der Repetitionszeit TR, der Echozeit TE und der verwendeten Sequenz bestimmt.
Die Meßdauer für die überwiegend verwendete zweidimensionale Fourier-Transformationstechnik ist:

T_{mess}: $N_{acq} \times N_{matrix} \times T_R$

N_{acq}: Anzahl der Akquisitionen
N_{matrix}: Matrix in der phasenkodierten Richtung
T_R: Repetitionszeit

Spin-Echosequenzen

Spin-Echosequenzen (SE) sind die zur Zeit am häufigsten angewandten Sequenzen bei der Kernspintomographie, vor allem, weil durch sie unerwünschte Effekte durch Inhomogenitäten des Magnetfeldes kompensiert werden.
Die SE-Pulssequenz setzt sich folgenderweise zusammen (Abb. 1.6):

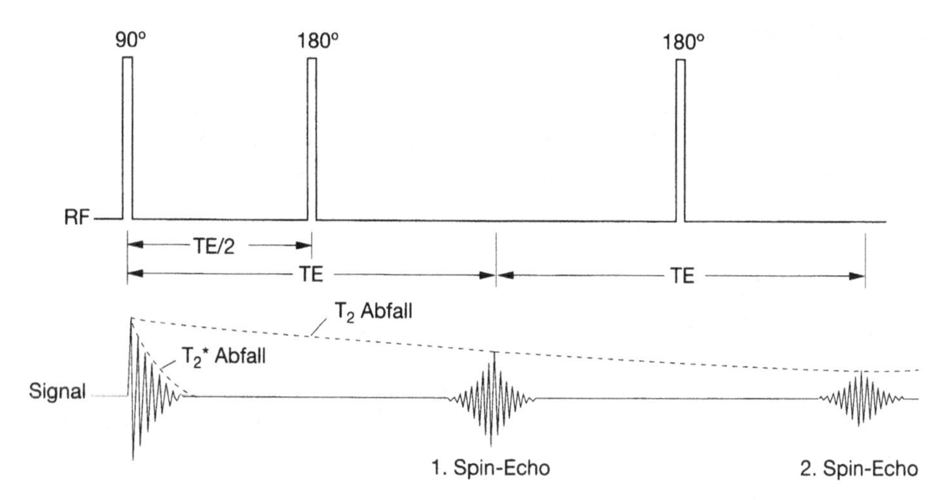

Abb. 1.6. Darstellung einer Spin-Echo-Sequenz (SE). Ein Spin-Echo wird durch einen 90°HF-Impuls generiert, gefolgt von einem 180°-HF-Impuls nach einer gewissen Delayzeit (TR/1/2). Weitere Echos können mit zusätzlichen 180°-HF-Impulsen erreicht werden

- die Magnetisierung wird um 90° in die Querebene gedreht,
- die Magnetisierung beginnt infolge der Spin-Spin-Wechselwirkung zu zerfallen,
- es folgt ein 180°-Impuls, um die Spins wieder zu synchronisieren,
- die Quermagnetisierung erscheint als Echo wieder.

Das Intervall zwischen dem 90°-Impuls und dem Peak des ersten Echos wird Spin-Echozeit TE genannt. Bei der Wiederholung des 180°-Impulses in Intervallen, die gleich TE sind, entstehen Echos mit abnehmender Peakamplitude (Abb. 1.6).
Die Signalintensität SI für stationäre Spins wird folgendermaßen festgelegt (für TE ! T_2 ! TR).

$$SI = \delta (1 - \exp \times (-TR/T_1)) \times \exp \times (-TE/T_2)$$

Spindichte T_1 Relaxation T_2 Relaxation

Der zweite Ausdruck stellt die T_1 Relaxation dar, das heißt die Zunahme der Z-Komponente der Magnetisierung nach der Anregung. Der dritte Ausdruck beschreibt die T_2-Relaxation, das heißt die Dephasierung der Spins in der Ebene senkrecht zum magnetischen Feld.
Das Kontrastverhalten kann entscheidend durch die Wahl der Parameter TR und TE beeinflußt werden. Dabei können bei SE-Bildern T_1-, T_2- und protonen-gewichtete Bilder erzeugt werden.

Multi-Echo-Sequenzen

Multi-Echo-Sequenzen (ME-Sequenzen) erlauben die Messung von zwei oder mehreren Echosignalen zu verschiedenen TE-Zeiten, zwischen zwei Anregungen eines Spin-Systems. Das Ergebnis ist ein protonen-gewichtetes Bild und eine Serie von T_2-gewichteten Bildern, aus denen die T_2-Zeit gemessen werden kann.

T_1-gewichtete Sequenzen

Bei T_1-gewichteten Sequenzen können Spins mit langer T_1-Relaxationszeit zwischen zwei Anregungen nicht vollständig relaxieren und deshalb viel zum Signal beitragen. Bei kurzem TE ist die T_2-Relaxationszeit noch nicht weit fortgeschritten, so daß sie vernachlässigt werden kann. T_1-gewichtete Bilder zeigen gut die anatomischen Details.

T_2-gewichtete Sequenzen

T_2-gewichtete Sequenzen haben eine lange Repetitionszeit, so daß die Spins zwischen 2 Messungen relaxieren können. Das Signal ist deshalb unabhängig von T_1. Stationäre Flüssigkeiten haben lange T_2-Zeiten und erscheinen hell. Viele pathologische Gewebe zeigen ebenfalls eine hohe Signalintensität wegen ihres höheren Wassergehalts.
Die Signalintensität eines protonen-gewichteten Bildes ist relativ unabhängig von T_1 und T_2 (bei kurzen TE- und langen TR-Zeiten) und deshalb vor allem proportional der Protonendichte.

Inversion-Recovery Sequenz

Bei der Inversion-Recovery-Sequenz (IR) wird folgende Sequenzfolge angewandt:

- 180° HF-Impuls zur Umkehrung der Magnetisierung
- nach dem Ende des 180°-Imversionspulses beginnt die Magnetisierung in die Gleichgewichtsposition
- nach dem Intervall TI wird ein 90°-Meßimpuls angelegt
- die Magnetisierung rotiert in die Querebene, wodurch ein Signal erzeugt wird
- mit einem zweiten 180°-Impuls wird ein Echo erzeugt

IR-Bilder zeigen einen guten Kontrast zwischen Geweben mit verschiedenen T_1-Werten. TI ist ein zusätzlicher Parameter, um den Kontrast zu variieren. So kann TI und TR so gewählt werden, daß die Signalintensität für ein Gewebe 0 ist. Dieser Effekt wird für kurze Recovery-Sequenzen (STIR) verwendet, um z. B. das Signal von Fettgewebe zu unterdrücken.

1.1.7 Bildererzeugung

Zur Bilderzeugung werden in der Kernspintomographie üblicherweise Wasserstoffatomkerne verwendet. Das MR-Experiment kann erst dadurch für die Bildererzeugung genutzt werden, daß es gelingt, die Absorption oder Emission der HF-Wellen räumlich zuzuordnen. Die räumliche Zuordnung geschieht durch die Anwendung zusätzlicher positionsabhängiger Magnetfelder. Auf diese Weise wird die Resonanzbedingung eine Funktion der Lokalisation im Körper.

Schichtauswahl

Bei 2D-Verfahren wird die Signalantwort aus dem 3-dimensionalen Volumenanteil unterdrückt. Dies wird erreicht durch die selektive Anregung (das heißt Umwandlung von longitudinaler Magnetisierung in transverale) einer genau definierten Gewebsschicht im Bildgebungsvolumen. Dazu wird ein Gradient senkrecht zu der ausgewählten Ebene angelegt, der eine lineare Variation der potentiellen Resonanzfrequenzen entlang der Achse verursacht (Abb. 1.7). Es entsteht folgende Beziehung.

$$B\,(z) = B_0 + G_z\,Z$$

G_z: Gradientenfeldstärke
Z: Lokalisation Z an der Z-Achse
B: Magnetfeld

Die Resonanzbedingung trifft nur für eine bestimmte Ebene senkrecht zum magnetischen Feld zu. Dabei wird die Schichtposition z durch die Frequenz ω und die Schichtdicke Δz durch die Bandbreite $\Delta\omega$ der transmittierten RF-Wellen bestimmt.
Die Schichtorientierung kann axial, koronar, sagittal oder beliebig schräg sein.

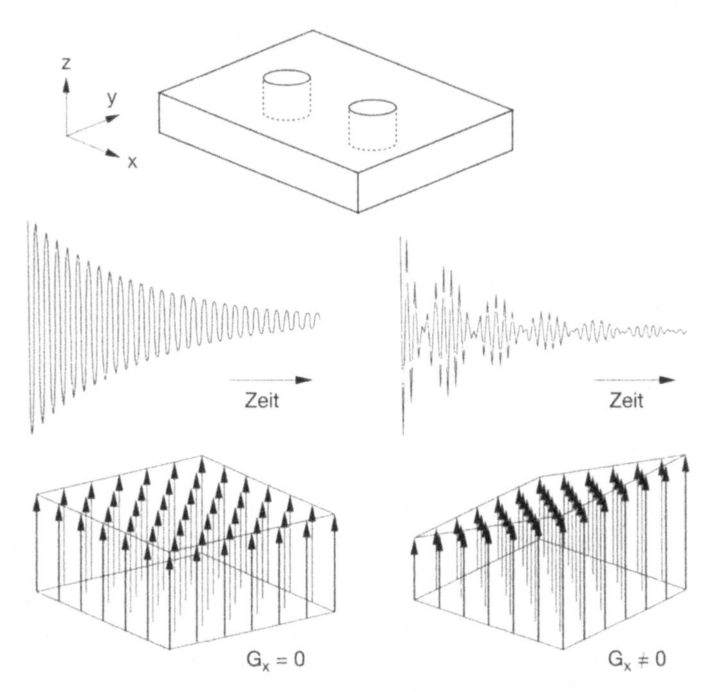

Abb. 1.7. Effekt von Gradientenfeldern. Das Objekt in der oberen Reihe enthält zwei wassergefüllte Zylinder. Ohne Gradientenfeld ist B_0 an allen Stellen des Objektes gleich. Es entsteht ein FID mit einer Frequenz. Wenn ein Gradientenfeld entlang der X-Achse des Objekts angelegt ist, werden die zwei Zylinder unterschiedlichen Magnetfeldern ausgesetzt und besitzen so verschiedene Larmorfrequenzen

Frequenzkodierung

Nach der Schichtauswahl muß die Bildinformation innerhalb dieser Schicht zugeordnet werden. Dazu dienen die Frequenz- und die Phasenkodierung. Der Signal-Receiver wird nur für die Echozeit eingeschaltet. Die Überlagerung eines Gradienten entlang einer der beiden Hauptachsen der ausgewählten Ebene während der Zeit, in der der Signal-Receiver eingeschaltet ist, bewirkt, daß das gemessene Signal eine Mischung aus verschiedenen Präzessionsfrequenzen entlang einer der angelegten Gradientenachse ist. Darauf beruht der Name Frequenzkodierung, der auch synonym mit „Read-out"-Gradient bezeichnet wird. Die Frequenzkodierung bestimmt die Lokalisation entlang der y-Achse (Abb. 1.8).

Phasenkodierung

Der Prozeß der Frequenzkodierung liefert nach einer Fourier-Transformation (FT) eine Projektion des Bildes auf die Read-out-Achse. Bei der FT sind drei Informationen von Bedeutung: Frequenz, Amplitude und Phase. Veränderungen der Frequenz bedingen die Position auf der Read-out-Achse, Veränderungen der Amplitude bedingen die Signalintensität. Veränderungen in der Phase haben zunächst noch keine Auswirkung in der Bildinformation. Um jedoch ein zweidimensionales Bild einer Schicht zu erhalten, kann man eine systematische Variation der Phase verursachen, die eine Kodierung der räumlichen Information in der verbliebenen Achse erlaubt (Abb. 1.9). Zur Phasenkodierung wird ein variabler Gradientenpuls zeitlich vor dem Akquisitionsfenster angelegt. In der Praxis geschieht dies auf folgende Weise: Die komplette Pulsfrequenz wird definierte Male (meist 128- bzw. 256mal) wiederholt und die resultierenden Signale separat gespeichert. Dabei ist der einzige Unterschied von einer Akquisition zur nächsten die Amplitude des Phasenkodiergradienten, die schrittweise geändert wird. Die separate FT jedes dieser Datensets („views") liefert ein Set von Projektionen auf der Read-out-Achse. Diese Projektionen sind identisch im Hinblick auf die Frequenz, nicht jedoch auf die Phase.

1.1.8 Bildrekonstruktion

Der Begriff Bildrekonstruktion wurde vom CT-Gebrauch übernommen, wo von Projektionsrekonstruktion gesprochen wird. Dies ist der mathematische Prozeß, der die Rohdaten zum CT-Bild transformiert. Die 2DFT-Methode, die gewöhnlich beim MRI angewandt wird, stellt ein grundsätzlich anderes Prinzip dar. Bei der Kernspintomographie wird das Wort Rekonstruktion in einem allgemeinen Zusammenhang gebraucht und bedeutet die computerisierte Verarbeitung der Rohdaten bis zum Bild. Das zur Zeit hauptsächlich durchgeführte Verfahren ist die zweidimensionale Fouriertransformation (2DFT).
Die 2DFT-Bildgebungssequenz wurde bereits dargestellt. Zuerst wird selektiv eine Ebene von einem Gradienten G_z angeregt. Sukzessive Veränderungen des phasenkodierten Gradienten Gy werden auf dem Frequenzgradienten Gx angewandt. Jeder Gy-Wert verursacht ein Abweichen des Spektrum.

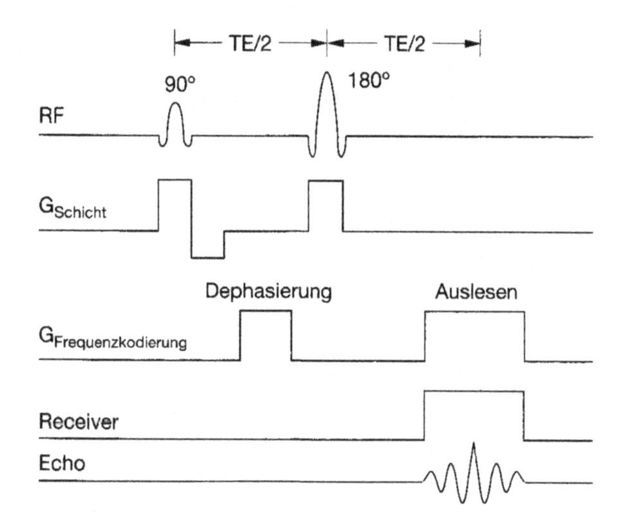

Abb. 1.8. Frequenzkodierung. Die Frequenzkodierung geschieht in einer der beiden Hauptachsen der gewählten Ebene. Der Read-out-Gradient verursacht, daß die Frequenz proportional zur Position der entsprechenden Spins entlang der Achse des frequenzkodierten Gradienten ist

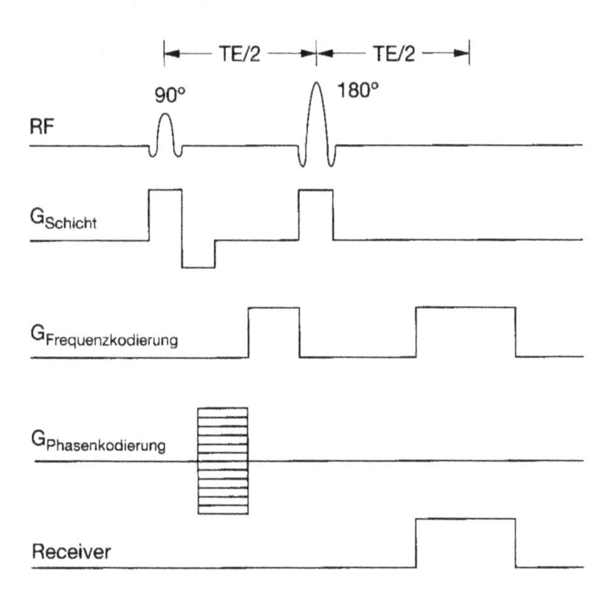

Abb. 1.9. Phasenkodierung. Verschiedene Amplituden für die Phasenkodierung können für die Zuordnung der Spins benutzt werden, da diese ein „Phasengedächtnis" zeigen

Bei einem Bild mit n × n Pixel muß die Messung n-mal durchgeführt werden. Der Grad der Phasenkodierung wird dabei für jede Messung abgeändert. Jede dieser Messungen liefert eine Gleichung. Man erhält daher n × n Gleichungen mit n × n Unbekannten. Bei der 2DFT-Bildgebungsmethode wird der Meßprozeß mit dem frequenzkodierten Gradienten in feststehender Richtung jedoch mit anwachsendem Grad des phasenkodierten Gradienten wiederholt, bis genügend Daten für ein Bild erworben sind. Pixel für Pixel werden Werte mit der Fourier-Transformation der einzelnen Projektionen und mit der auf dem Projektionssatz basierenden Berechnung gesammelt.

Rekonstruktion des Planarbildes

Bei der 2DF-Methode wird, wie beschrieben, ein Antwortsignal für alle Werte der Phasenkodierung gesammelt. Alle erfaßten Signale sind eine Funktion von 2 Veränderlichen, das heißt dem phasenkodierten Gradienten Gy und der Zeit t. Durch die FT wird die Phasenkodierung nach dem Gesichtspunkt der Frequenzkomponenten in der x- und y-Richtung analysiert (Abb. 1.10). Das entstehende Bild ist eine Graustufendarstellung des Spektrums.
Mit einbezogen in die 2DFT sind Baseline-Korrekturen, mathematische Wichtung der Rohdaten, Artefarktreduktion sowie post-2DFT-Datenfilterung, Enhancement und Glättung sowie Korrekturen für Gradientenschwankungen.

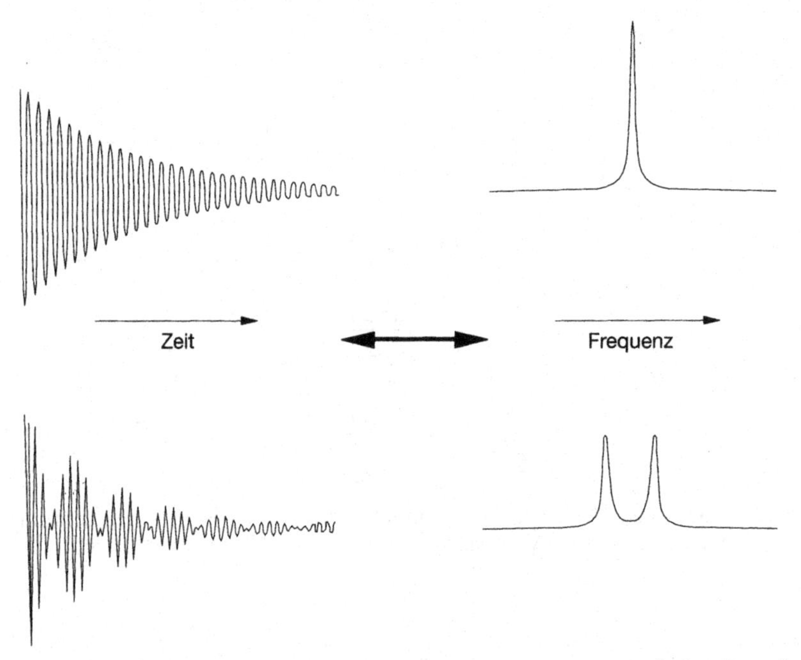

Abb. 1.10. Fouriertransformation (FT). Die FT ist ein mathematischer Prozeß, der die Interkonversion von Zeit (Einheit:s) und Frequenz (Einheit: 1/s = Hz) Beschreibung einer Wellenform vermittelt. *Oben:* zeigt eine FT bei einer, *unten:* bei zwei Frequenzen

1.1.9 Verfahren zur Reduktion der Untersuchungszeit

Da die Meßzeiten bei SE-Sequenzen sich im Minutenbereich bewegen, verursachen Bewegungsartefarkte vielfach eine reduzierte Bildqualität. Es gibt jedoch eine Reihe von Möglichkeiten, die Untersuchungszeit zu verkürzen:

- Messung der Hälfte der Rohdaten (auf Kosten der räumlichen Auflösung oder des Signal/Rausch-Verhältnisses)
- Echoplanar Imaging (EPI), wobei nur eine einzelne Anregung des Spinsystems notwendig ist, um eine Serie von Echos zu generieren, die für einen vollständigen Bildaufbau reichen.
- Gradientenechotechnik, die zur Zeit das gebräuchlichste Verfahren darstellt, um die Untersuchungszeit zu verkürzen.

Gradienten-Echo-Sequenzen

Gradienten-Echo-(GRE) Sequenzen zeichnen sich durch folgende Eigenschaften aus (Abb. 1.11):

- Das Spinsystem wird mit einem Flip-Winkel zwischen 0° und 90° angeregt. Das Echo wird durch Inversion des Read-out-Gradienten vor der Read-out-Periode (Gradientenecho) erzeugt.
- Durch Verkürzung von TR, bis es kleiner als T_2 ist, kann ein Steady state von Spinkomponenten parallel und transversal zum Magnetfeld erreicht werden.
- GRE-Sequenzen kompensieren keine Feldinhomogenität, reagieren empfindlich auf Suszeptibilitätsunterschiede von Geweben, erlauben extrem kurze Meßzeiten, so daß Cine-Untersuchungen möglich werden.
- Das Signal- und Kontrastverhalten von GRE-Sequenzen ist komplexer als bei SE-Sequenzen, weil als zusätzlicher Parameter der Flip-Winkel α zu berücksichtigen ist.
- Prinzipiell können zwei Arten von GRE Sequenzen unterschieden werden, solche, die die transversale Spinkomponente dephasieren (FLASH, FFE, GRASS), und solche, die die transversale Spinkomponente rephasieren (FISP, refocussed FLASH, FAST, CE FFE, CE FAST).

Sequenzen vom FLASH-Typ zeigen T_1-gewichtete Bilder, während solche vom FISP-Typ T_1/T_2- oder T_2-gewichtete Bilder produzieren.

Fast-Spin-Echo-Sequenzen

Fast SE ist eine Pulssequenz, die einen konventionellen SE-Kontrast erzeugt in einer viel kürzeren Akquisititionszeit. Dabei folgt auf jeden 90-Impuls ein Zug von 2–16 180°-Impulsen, von denen jeder ein separates Echo erzeugt. Abhängig von der Anzahl der 180°-Impulse kann die Akquisitionszeit dabei entsprechend verkürzt werden. Die stark verkürzte Zeit der Datenakquisition kann auch zum Teil für eine verbesserte Auflösung bei gleicher Zeit verwendet werden.

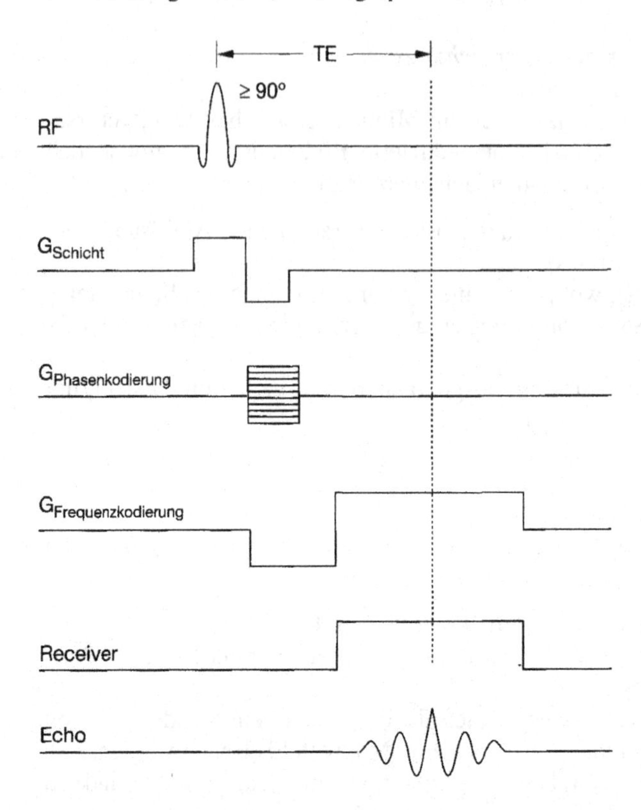

Abb. 1.11. Pulssequenz für Gradientenechos

Drei-dimensionale Imaging-Technik

Die 2DF-Bildgebung kann auf drei Dimensionen ausgedehnt werden. Dabei werden die Spins eines gesamten Volumenanteils angelegt, im Gegensatz zur Selektion einer Schicht bei der 2DF-Technik.

1.1.10 Technische Möglichkeiten zur Verbesserung der Bildqualität

Neben gerätetechnischen Maßnahmen ist zur Verbesserung der Bildqualität eine Reihe von Verfahren erforderlich:

- Verfahren zur Verminderung von Überfaltungsartefakten
- Verfahren, um Flußphänomene zu kompensieren, wie Präsaturation oder Gradient moment nulling.

Literatur

Abragam (1961) Principles of nuclear magnetism. Oxford University Press (Clarendon), London

Bushong SC (1988) Magnetic resonance imaging: physical and biological principles. C.C. Mosby Co.

Ernst RR, Anderson WA (1966) Application of Fourier transform spectroscopy to magnetic resonance. Rev Sci Instrum 37: 93–194

Ernst RR, Bodenhausen G, Wokaun A (1987) Principles of nuclear magnetic resonance in one and two dimensions. Oxford University Press (Clarendon), London

Haase A, Frahm J, Matthaei D, Haenicke W, Merboldt KD (1986) Flash imaging, Rapid NMR imaging using low flip-angle pulses. J Mag Reson 67: 258–266

Mansfield P, Morris PG (1982) NMR Imaging in biomedicine. Academic Press, New York

Morris PG (1986) Nuclear magnetic resonance imaging in medicine and biology. Oxford University Press (Clarendon), London

Partain CL, James FD, Rollo FD, Price RR (eds) (1983) Nuclear magnetic resonance (NMR). Saunders Co., Philadelphia

Shaw D (1976) Fourier transform NMR spectroscopy. Elsevier, Amsterdam

Slichter CP (1978) Principles of magnetic resonance. 2nd edn., Springer, New York

Sutherland RJ, Hutchinson JMS (1978) Three-dimensional NMR imaging using selective excitation. J Phys 11: 79–83

van der Meulen P, Groen JP, Cuppen JJM (1985) Very fast MR imaging by field echos and small angle excitation. Magn Reson Imaging 3: 297–299

Wehrli EW (1986) Introduction to fast-scan magnetic resonance. General Electric Medical Systems, Milwaukee

Wehrli EW, Shaw D, Kneeland JB (eds) (1988) Biomedical magnetic resonance imaging. VCH, Weinheim

1.2 MRI-Instrumentation

I. Nackunstz, H. Hötzinger

Übersicht

Wie aus der Theorie der Kernspintomographie ersichtlich, ist ein komplexes Zusammenwirken von statischen und dynamischen Magnetfeldern sowie Hochfrequenzfeldern notwendig, um schließlich ein Signal zu erzeugen, aus dem sich ein Schnittbild mit gewünschtem Kontrast und Auflösung erzeugen läßt.

In den „Kindertagen" der Kernspintomographie war auch beim medizinischen Anwender ein umfassendes Verständnis für die technischen Grundlagen und Verfahren eine zwingende Voraussetzung für die erfolgreiche Arbeit mit dem MR-System. Heutige moderne Systeme sind demgegenüber so anwendungsorientiert, daß nicht mehr die Frage geklärt werden muß, wie eine bestimmte Schnittbilddarstellung technisch realisiert werden kann, sondern die Konzentration auf die klinische Fragestellung und die am besten geeignete Untersuchungsmethode im Vordergrund stehen kann.

Trotzdem gelten weiterhin physikalische und technische Randbedingungen für die Komponenten eines MR-Systems, deren Kenntnis die Arbeit mit ihm effizienter macht und für eine Beurteilung verschiedener Systeme von Bedeutung sind. Die Hauptkomponenten eines MR-Systems sollen im folgenden beschrieben werden.

Magnetfeld (statisch)

Voraussetzung für die Meßbarkeit der Spins von Wasserstoffatomen im Körpergewebe ist ein starkes Magnetfeld, das eine ausreichende Zahl von Atomen ausrichtet, die dann wiederum makroskopisch wirksame Hochfrequenzfelder erzeugen können. Drei verschiedene Typen von Magneten können zur Erzeugung des statischen Grundfeldes verwendet werden.

Widerstandsmagnete

Eine stromdurchflossene Spulenanordnung erzeugt bei Raumtemperaturen neben dem gewünschten Magnetfeld auch Wärme. Dem Vorteil der relativ einfachen Herstellung solcher Magnete stehen die aufwendigen Betriebskosten (Stromzufuhr und Kühlung) gegenüber. Feldstärken bis zu 0,3 Tesla werden damit erzeugt.

Permanentmagnete

Mit Permanentmagneten lassen sich ebenfalls Niedrigfeld-MR-Systeme mit maximal 0,3 Tesla aufbauen. Konstruktionsbedingt verursachen sie geringe Betriebskosten, erreichen aber bei vergleichbarem Meßfeld nicht die Homogenitätswerte wie Spulensysteme.

Supraleitende Magnete

Diese Form der Magnete hat sich allgemein durchgesetzt (80 % aller Systeme). Eine Spule aus einer Speziallegierung wird mit flüssigem Helium gekühlt, so daß

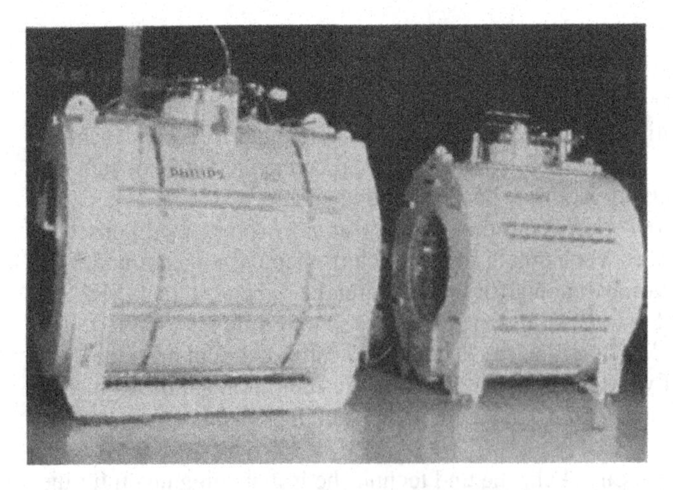

Abb. 1.12. Supraleitende Magnete 0,5 und 1,5 Tesla

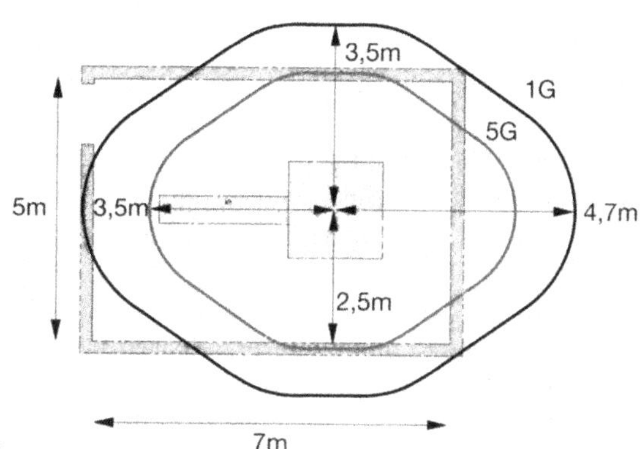

Abb. 1.13. Feldlinienverlauf eines aktiv abgeschirmten 0,5-T-Magneten

sie supraleitend wird. Das bedeutet ein fast verlustfreies Fließen des einmal eingespeisten Stroms. Mit dieser Technik lassen sich Mittelfeld- und Hochfeldsysteme aufbauen, deren hohe Homogenität langzeitstabil ist und die mit heutigen Kühltechniken kostengünstig betrieben werden können. Abbildung 1.12 zeigt die Magnete eines Mittel- und eines Hochfeldsystems (0,5 bzw. 1,5 Tesla).

Magnetfeldabschirmung

Die starken Magnetfelder eines MR-Systems erfordern im allgemeinen eine Abschirmung. Eine Beeinflussung der Umgebung soll weitgehend vermieden werden. So dürfen z. B. Herzschrittmacherträger nicht in die eigentliche Sicherheitszone gelangen („0,5 mT-Linie"), andere Untersuchungsgeräte dürfen nicht gestört werden (CT, Gammakamera, Bildverstärker) und Datenträger müssen vor dem Magnetfeld geschützt werden. Um dies zu gewährleisten, wird der Untersuchungsraum von der Größe so gewählt, daß die Sicherheitszone mit ihm identisch ist.

Die Homogenität des Magneten kann durch andere starke Magnetfelder gestört werden. Alle statischen und bewegten Eisenkonstruktionen können solche Felder erzeugen (Motoren, Aufzüge, Autos, bauseitige Eisenarmierungen).

Man unterscheidet passive Abschirmungen, also Eisenformteile, die für ein „Zusammenziehen" der Feldlinien außerhalb des Magneten sorgen und aktive Abschirmungen, die aus zusätzlichen Spulenwicklungen bestehen und ein Gegenfeld aufbauen, das das äußere Magnetfeld verkleinert.

Passive Abschirmungen sind immer mit hohem zusätzlichem Gewicht verbunden (Raumabschirmung in den Wänden, als Eisenjoch integriert in den Magneten oder als Dom über dem Magneten). Üblich sind sie bei Hochfeldsystemen, wo das Magnetgewicht selbst schon relativ hoch ist.

Die aktive Abschirmung gewährleistet die beste Wirkung bei minimalem Gewicht, da sie direkt in das System integriert ist und keine zusätzlichen externen Maßnahmen erfordert. Abbildung 1.13 zeigt den Feldlinienverlauf eines aktiv abgeschirmten Mittelfeldsystems, das mit einem Magnetgewicht von nur 2 800 kg und der geringen Ausdehnung der 0,5 mT Linie auch in vorhandenen Räumlichkeiten untergebracht werden kann.

Kühlsystem

Der Heliumbehälter des Magneten muß permanent gekühlt werden, um das Verdampfen des Heliums weitgehend zu verhindern. Eine gute zusätzliche Kühlung stellt die Ummantelung mit einem weiteren Behälter dar, der flüssigen Stickstoff enthält. Um die Verluste an Stickstoff und Helium auf ein Minimum zu reduzieren, sind in heutigen MR-Systeme Kühlaggregate integriert (Kryogeneratoren), die den Einsatz von Stickstoff überflüssig machen und den Heliumverbrauch auf unter 0,1 l/h reduzieren können. Angesichts immer kürzer werdender Untersuchungszeiten und den damit erzielbaren Patientenzahlen sind Systemausfallzeiten wegen häufiger Magnetbefüllung kaum noch akzeptabel und lassen sich so auf ein Minimum reduzieren (typisches Füllintervall: halbjährlich).

Magnetfeldfeinabstimmung (Shim-System)

Die notwendige hohe Homogenität des Magnetfeldes bedingt, daß ein Feinabgleich nicht nur ab Werk, sondern zusätzlich auch noch vor Ort nach der Installation des gesamten Systems vorgenommen werden muß. Damit lassen sich Inhomogenitäten, die durch die Umgebung bedingt sind, kompensieren.
Dieses sog. „Shimmen" des Magneten kann entweder passiv oder aktiv realisiert werden. Passiv bedeutet eine rechnergesteuerte Abstimmung mit Eisenformteilen. Aktives Shimmen wird mit zusätzlichen Spulen durchgeführt, die die Inhomogenitäten beseitigen.
Eine zusätzliche Quelle der Magnetfeldstörungen stellt die spezifische Magnetisierbarkeit des Patienten dar. Bisher war es nur bei Spektroskopieanwendungen üblich, diese Inhomogenitäten zu beseitigen. Mit dem „dynamischen Shimmen" ist jetzt möglich, auch bei der Bildgebung vor jeder Messung das interessierende Meßfeld zusätzlich zu homogenisieren und damit herausragende Bildqualität zu erzeugen.

Magnetfeld (dynamisch)

Zusätzlich zum statischen Magnetfeld sind sog. Magnetfeldgradienten erforderlich, die für die Ortskodierung des Signals verwendet werden und bei Gradientenechosequenzen auch für das Erzeugen des Echosignals notwendig sind. Es handelt sich um schnell schaltbare Magnetfelder hoher Linearität in der Größenordnung von einigen Millitesla.

Gradientensystem

Zusammen mit dem Hochfrequenzsystem sind die Gradienten mitverantwortlich für die Auflösung (Schichtdicke, Meßfeldgröße) und die erzielbaren Echozeiten. Entscheidend sind Anstiegs- und Abfallzeiten der Impulse und die Leistungsfähigkeit der Gradientenverstärker bei Dauerbetrieb.

Gradientenspulen / Wirbelstromkompensation

Die Gradientenspulen sind innerhalb der Magnetöffnung untergebracht. Durch die in ihnen fließenden Stromimpulse können sie in den Metallteilen des Magneten Wirbelströme induzieren. Dieser unerwünschte Effekt muß weitgehend kompensiert werden, damit die Homogenität des Magnetfelds und damit die Bildqualität nicht verschlechtert wird. Ein zusätzlicher Effekt der Wirbelströme ist die Erwärmung des Magneten, die wiederum zu größerem Kühlmittelverbrauch führt.
Als Gegenmaßnahme kommen die aktive Abschirmung oder die rechnergesteuerte Wirbelstromkompensation in Frage.
Ähnlich wie bei der aktiven Magnetfeldabschirmung sorgt eine vom gleichen Strom durchflossene Spulenwicklung für die aktive Abschirmung. Sie sorgt für beste Bildqualität und vernachlässigbaren zusätzlichen Heliumverbrauch während der Messung.

Geräuschentwicklung

Die von starken Strömen durchflossenen Gradientenspulen wirken ähnlich wie Spule und Membran eines Lautsprechers und sorgen für das charakteristische „Klopfen" eines MR-Systems während der Untersuchung. Durch Neuentwicklung des mechanischen Aufbaus, besserer Abschirmung und Verwendung anderer Materialien, ist es bei neuen Systemen möglich geworden, den Signalpegel auf „Zimmerlautstärke" zu reduzieren. Zusammen mit der Umgestaltung des Magneten (kürzer, größerer Durchmesser) sind damit MR-Systeme wesentlich patientenfreundlicher geworden.

Hochfrequenzsystem

Das Hochfrequenzsystem ist für die eigentliche Kernspinanregung und den anschließenden Empfang der Signale verantwortlich. Es stellt somit eine Sende- und Empfangsanlage für Radiowellen dar, die im Bereich der Resonanzfrequenz der Wasserstoffatome bei der jeweiligen Feldstärke liegen (z. B. 21 MHz bei 0,5 Tesla, 63 MHz bei 1,5 Tesla).

Sende- und Empfangsspulen

Neben der rauscharmen Elektronik in den verwendeten Verstärkern, spielen die verwendeten Spulen eine ganz entscheidende Rolle bei der Optimierung des Signal-zu-Rausch-Verhältnisses (S/N). Die stärkste Rausch- und damit Störquelle stellt der Patient selber dar. Die thermische Bewegung der Atome bewirkt ein starkes zufälliges Signal, das das eigentliche Nutzsignal überlagert. Es muß daher das Ziel sein, mit den Empfangsspulen so dicht wie möglich an den zu untersuchenden Bereich heranzugehen, um so möglichst wenig störendes Rauschen zu empfangen (kleine Anatomie = kleine Spule). Daher gibt es neben den Ganzkörperspulen eine Vielzahl von Spezialspulen.
Man unterscheidet grundsätzlich zwischen Spulen, die ein homogenes Meßfeld erfassen (Körperspule, Kopfspule, Wickelspulen) und Oberflächenspulen, die einen Signalabfall in Abhängigkeit vom Abstand zeigen.

Sende- und Empfangsprinzipien

Je nach Anwendung werden unterschiedliche Sende- und Empfangsverfahren verwendet. Bei symmetrischen Anatomien läßt sich das S/N-Verhältnis durch den Einsatz von sog. Quadraturspulen (zirkulär polarisiert) verbessern, z. B. Kopfspulen siehe Abb. 1.14. Sie müssen technisch bedingt mechanisch starr aufgebaut werden und eignen sich daher weniger für Anatomien, die sehr unterschiedliche Größe aufweisen können.
Hier sind linear polarisierte Oberflächenspulen im Vorteil, die weich und flexibel herstellbar sind und so jeder Anatomie optimal angepaßt werden können. Elektronisch entkoppelte Spulen können auch gleichzeitig eingesetzt werden und vermeiden dadurch ein unnötiges Umlagern des Patienten.

Abschirmung des HF-Systems

Die aufgrund der Kernspinresonanzen verwendeten Frequenzen liegen in Bereichen, die auch von anderen Sendern/Empfängern verwendet werden (Kurzwelle, Fernsehen, UKW). Deshalb ist eine einwandfreie Abschirmung notwendig.
Sie verhindert zunächst eine Störung anderer Empfänger (postalische Bestimmungen), gewährleistet aber vor allem eine ungestörte Signal- und damit Bildqualität beim Empfang der schwachen Resonanzsignale.
Üblich ist eine Raumabschirmung, d. h. die Integration eines elektrisch „dichten" Faradaykäfigs in die Wände des Untersuchungsraumes. Eine Alternative bei den relativ langen Magnetöffnungen der Hochfeldsysteme stellt eine eingebaute HF-Abschirmung dar, die während der Untersuchung aus der Öffnung herausgezogen wird.

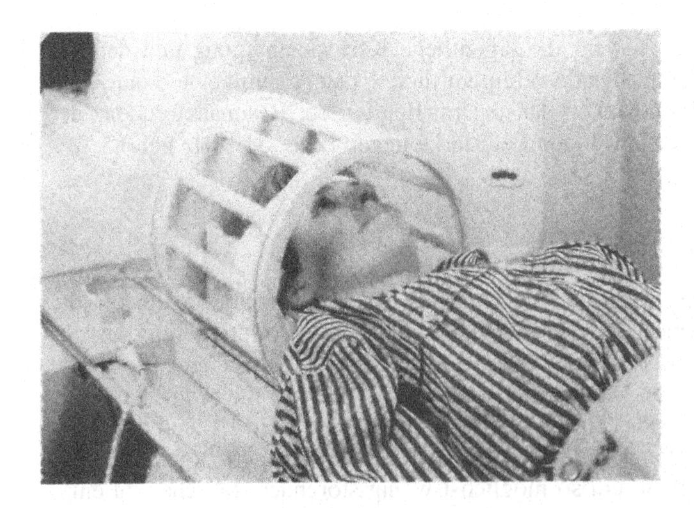

Abb. 1.14. Kopfspule (Quadraturtyp)

Steuerrechner

Charakteristisch für moderne Rechnersysteme, die den gesamten Kernspintomographen steuern, sind ihre hohe Rechengeschwindigkeit, das unabhängige Arbeiten von Subsystemen und der geringe Raumbedarf. HF- und Gradientensystem sind microprozessorgesteuert und arbeiten während einer Messung eigenständig, so daß der zentrale Steuerrechner frei für andere Aufgaben ist. Ein echter Parallelbetrieb mit Messung, Bildaufruf, Bildverarbeitung und Hintergrundbetrieb von Archivierung und Bilddokumentation kann so stattfinden.
Das digitale Spektrometer sorgt für eine fehlerfreie Auswertung der empfangenen Signale und ein schneller Parallelrechner führt für die Bildrekonstruktion notwendige Fouriertransformationen aus. Unmittelbar im Anschluß an die Messung stehen so Bilddaten zur Beurteilung bzw. zur Planung der nächsten Messung zur Verfügung.

Bedienung / Konsolen

Im allgemeinen unterscheidet man bei MR-Systemen zwischen der Bedienkonsole, die primär für die eigentliche Untersuchung verwendet wird, und einer Auswertekonsole oder „Workstation", die für spezielle Bildnachverarbeitung konzipiert ist.

Bedienkonsole

Die Bedienkonsole dient u. a. zur Patientendatenverwaltung, Messungsplanung und -steuerung, Bilddokumentation und Archivierung. Die schnelle und leichte Handhabung aller Routineaufgaben steht im Vordergrund. Stand der Technik ist dabei vor allem eine umfassende Organautomatik, die je nach Anatomie und Fragestellung eine Auswahl passender Pulsequenzen zur Verfügung stellt. Es ist damit nicht mehr notwendig, individuell jede Messung neu zu planen, d. h. Änderungen an den Meßprogrammen beschränken sich weitgehend auf die geometrischen Parameter (z. B. Anzahl, Lage und Dicke der Schichten).
Dabei hat der Untersucher große Freiheit in der Gestaltung der Geometrie, angefangen bei doppelt angulierten Schichten bis zu beliebig zusammengestellten Schichtstapeln.
Am Ende einer Untersuchung steht üblicherweise die Dokumentation des Bildmaterials auf Film und teilweise auch die Archivierung aller Daten auf optische Speicherplatten (DOR = „Digital Optical Record"). Eine solche DOR kann bis zu 20 000 Bilder speichern und jederzeit innerhalb von Sekunden wieder zur Verfügung stellen (Abb. 1.15).

Auswertekonsole / Workstation

Für spezielle Bildnachverarbeitungsfunktionen, die nicht unmittelbar an der Bedienkonsole während der Messung durchgeführt werden müssen, stehen Auswertekonsolen mit schneller Bildverarbeitungssoft- und -hardware zur Verfügung.
Typische Anwendungen sind die Multiplanare Reformatierung von 3D-Schichtda-

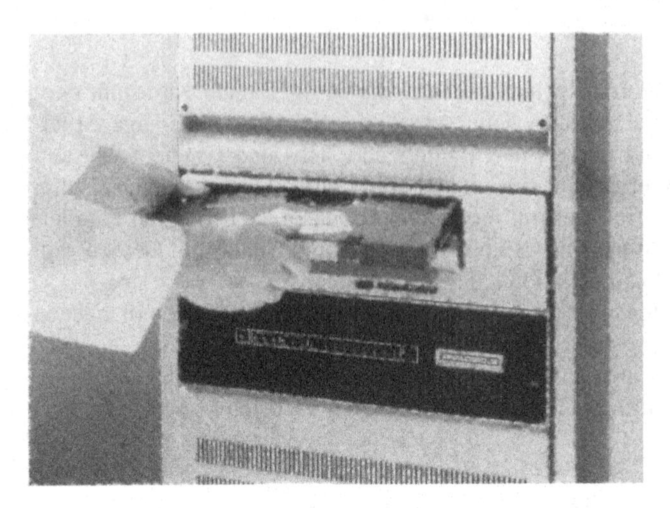

Abb. 1.15. Optischer Plattenspeicher zur Langzeitarchivierung

tensätzen zu neuen Schichten, die schräg oder gekrümmt zu den Originaldaten verlaufen, quantitative Bestimmung von Herzfunktionen, MR-Angiographie-Projektionen und die Berechnung von Oberflächen aus 3D-Datensätzen.

1.3 Kontrastverhalten

Wie bereits beschrieben, gibt es verschiedene Möglichkeiten, Spins anzuregen, um ein meßbares Signal zu erzeugen. Das Ergebnis sind unterschiedliche Pulssequenzen, die sich durch ein unterschiedliches Kontrastverhalten und/oder spezielle Eigenschaften der mit ihnen erzeugten Bilder auszeichnen.
Das *Kontrastverhalten der SE-Sequenz* wird durch die vom Untersucher gewählten TR- und TE-Zeiten bestimmt und errechnet sich annähernd nach:

$$S = N_H \times (1 - e^{-TR/T1}) \times e^{-TE/T2}$$

Die drei Faktoren dieser Formel spiegeln den Einfluß der Protonenkonzentration (N_H), der T_1-Relaxation und der T_2-Relaxation wider.
Mit größer werdender TR-Zeit wird das Gesamtsignal größer, da der T_1-Faktor gegen 1 geht. Mit größer werdender TE-Zeit nimmt das Gesamtsignal ab, da der T_2-Faktor immer kleiner wird. Das Signal-Rausch-Verhältnis einer Spinecho-Sequenz ist deshalb besser bei langen TR-Zeiten und wird bei langen TE-Zeiten immer schlechter.

Einfluß der TR-Zeit: Ist die TR-Zeit sehr viel länger als die T_1-Zeiten der interessierenden Gewebe, wird das gemessene Signal durch die T_1-Relaxation nicht mehr wesentlich beeinflußt. So hat graue Hirnsubstanz eine T_1-Zeit im Bereich von 800 ms, weiße Hirnsubstanz eine von etwa 500 ms. Wählen wir eine TR-Zeit vom 3 000 ms (TR @ T_1), wird der Faktor $1 - e^{-TR/T1}$ im ersten Fall 0,977, im zweiten

0,993. Unter der nicht ganz exakten Annahme, die übrigen Parameter wären konstant, würde der Unterschied der gemessenen Signale nicht einmal 2 % betragen. Bei Wahl einer langen TR-Zeit reagieren die angefertigten Aufnahmen fast nicht mehr auf Unterschiede der T_1-Zeit.
Wählen wir die TR-Zeit dagegen relativ kurz, z.B. 500 ms, beträgt im obigen Beispiel der T_1-Faktor 0,46 bzw. 0,63. In diesem Fall würde der gemessene Signalunterschied mehr als 25 % betragen.
Durch die Wahl der TR-Zeit wird also der Einfluß der T_1-Relaxation auf die angefertigten Aufnahmen bestimmt. Lange TR-Zeit bedeutet wenig Einfluß von T_1-Unterschieden, kurze TR-Zeit bedeutet deutlichen Einfluß. Zugleich wird deutlich, daß der T_1-Faktor im Falle der kürzeren T_1-Zeit (weiße Substanz) größer ist als im Fall der längeren T_1-Zeit (graue Substanz). Substanzen mit kürzeren T_1-Zeiten werden also signalintensiver abgebildet als solche mit längeren T_1-Zeiten.

Einfluß der TE-Zeit: Durch die Wahl der TE-Zeit beeinflußt man den Einfluß der T_2-Relaxation auf das Signalverhalten. Eine kurze TE-Zeit (im Vergleich zur T_2-Zeit der interessierenden Substanz) bedeutet dabei geringen Einfluß von T_2-Unterschieden, eine lange TE-Zeit einen hohen.
Die T_2-Zeit von grauer Substanz liegt um 90 ms, die von weißer um 75 ms. Bei einer TE-Zeit von 20 ms (T_2 @ TE) wird der T_2-Faktor in der obigen Gleichung im ersten Fall 0,8 im zweiten Fall 0,77. Der Signalunterschied beträgt knapp 4 %. Bei einer TE-Zeit vom 100 ms ($T_2 \approx$ TE) beträgt der Faktor 0,33 bzw. 0,26, der Signalunterschied beträgt gut 20 %. Graue Hirnsubstanz mit der längeren T_2-Zeit führt dabei zu einem stärkeren Signal. Allerdings muß man berücksichtigen, daß durch Wahl der längeren TE-Zeit das Gesamtsignal deutlich niedriger wird.
Bei kurzer TE-Zeit hat die T_2-Relaxation also keinen wesentlichen Einfluß auf das Signalverhalten, mit zunehmender TE-Zeit wird auch der Einfluß der T_2-Relaxation größer, die Bilder werden T_2-gewichtet.
In Tabelle 1.1 sind die Beziehungen zwischen TR- bzw. TE-Zeit und dem Kontrastverhalten einer SE-Sequenz schematisch dargestellt. Für die Anfertigung T_1-gewichteter Aufnahmen wird man eine kurze TR-Zeit mit einer kurzen TE-Zeit kombinieren. Bei Wahl einer langen TR- und einer langen TE-Zeit erhält man T_2-gewichtete Aufnahmen. Benutzt man eine lange TR- und eine kurze TE-Zeit, erhält man Aufnahmen, deren Kontrast weder durch die T_1- noch durch die T_2-Relaxation wesentlich beeinflußt wird: Das Signal ist dann nur noch von der Protonendichte abhängig. Diese Bilder bezeichnet man als protonengewichtet. Theoretisch ist auch die Kombination einer kurzen TR- mit einer langen TE-Zeit denkbar. Solche Aufnahmen würden sowohl auf T_1- wie auch auf T_2-Unterschiede empfindlich

Tabelle 1.1. Beziehung zwischen TR- und TE-Zeit und dem resultierenden Kontrastverhalten bei SE-Sequenzen

	TE kurz	TE lang
TR kurz	T_1-gewicht	T_1/T_2-abhängig
TR lang	protonengewichtet	T_2-gewichtet

reagieren. In der Regel verändern sich bei pathologischen Prozessen allerdings T_1- und T_2-Zeit in dieselbe Richtung, so daß solche Aufnahmen relativ kontrastarm sind und außerdem ein schlechtes Signal-Rausch-Verhältnis aufweisen. In der Praxis benutzt man solche Sequenzen nicht.

Das *Kontrastverhalten von Gradientenecho-(GRE)-Sequenzen* ist komplizierter als bei SE-Sequenzen. Sie unterscheiden sich von den bisher vorgestellten SE-Sequenzen. Sie benutzen zur Schichtanregung in der Regel Hochfrequenzimpulse mit einem Flipwinkel <90°. Außerdem fehlt ihnen der rephasierende 180°-Hochfrequenzimpuls, der bei der SE- und auch bei der IR-Sequenz für den Ausgleich lokaler Feldinhomogenitäten sorgt.
Das Kontrastverhalten von GRE-Sequenzen resultiert aus einem relativ komplexen Zusammenhang zwischen der TR-Zeit, der TE-Zeit und dem Flipwinkel α. Bei sehr kleinen TR-Zeiten, die im Bereich von T_2* liegen, ist der Weichteilkontrast gering, da die Aufnahmen von der T_2*- und der T_1-Zeit abhängig sind, die sich bei pathologischen Prozessen in der Regel in dieselbe Richtung verändern. Lediglich Flüssigkeiten werden in solchen Aufnahmen sehr signalintensiv abgebildet.

Kontrastverhalten von Blutungen

Das Kontrastverhalten von Blutungen im ZNS ist bereits ausführlich untersucht (Bradley 1993). Die grundlegenden Fakten können dabei auf Blutungen im kleinen Becken übertragen werden.
Das Erscheinungsbild einer Blutung hängt vom Alter und der Untersuchungssequenz (T_1- oder T_2-Wichtung) ab.

Zeitlich ablaufende Vorgänge in einer Blutung

Hämoglobin (Hb) durchläuft die Form des Oxyhämoglobins, Deoxyhämoglobins und Methämoglobins, bevor es zur Lyse des Erythrozyten kommt und zum Zerfall in Ferritin und Hämosiderin.

MRI-Stadien einer Blutung

- Hyperakute Phase (intrazelluläres Oxy-Hb, langes T_1, langes T_2)
- Akute Phase (intrazelluläres Oxy-Hb, langes T_1, kurzes T_2)
- Frühe subakute Phase (intrazelluläres Met-Hb, kurzes T_1, kurzes T_2)
- Späte subakute Phase (extrazelluläres Met-Hb, kurzes T_1, langes T_2)
- Chronische Phase (Ferritin und Hämosiderin, kurzes T_2)

Wirkungsprinzip

Die paramagnetische Dipol-Dipol Interaktion von Met-Hb bewirkt die kurze T_1-Zeit. Der magnetische Suszeptibilitätseffekt von intrazellulärem Deoxy-Hb, Met-Hb und Hämosiderin ist verantwortlich für die T_2-Verkürzung. Die T_2-Verkürzung aufgrund von Suszeptibilitätseffekten wird verstärkt bei hohen Feldstärken und bei GRE, abgeschwächt bei SE-Techniken.

Literatur

Bradley WG Jr. (1993) MR Appearance of Hemorrhage in the Brain. Radiology 189: 15–26

1.4 Bildqualität

Die Bildqualität wird von drei Faktoren beeinflußt:

- Signal-Rausch-Verhältnis,
- räumliche Auflösung,
- Kontrastauflösung.

Signal-Rausch-Verhältnis (SNR)

Das SNR wird von extrinsischen (Feldstärke, Meßparameter) und intrinsischen Parametern (Protonendichte, T_1-, T_2-Werte, Bewegung) beeinflußt. Zu Meßparametern, die die SNR beeinflussen, gehören TR, TE, Schichtdicke, Anzahl der Anregungen, Größe des Abbildungsbereichs und Matrixgröße.

Räumliche Auflösung

Die räumliche Auflösung hängt von folgenden Parametern ab:

- Matrixgröße,
- Schichtdicke,
- Abbildungsbereich.

Kontrastauflösung

Kontrastauflösung ist die Fähigkeit, Differenzen in der Signalintensität von Gewebe zu unterscheiden. Der Gewebskontrast im MRI ist parameterabhängig. Für Spin-Echo-Messungen gilt folgendes:

T_1-gewichtete Bilder werden erzeugt mit kurzen TR- und TE-Zeiten. T_1-gewichtete Messungen betonen den Unterschied zwischen T_1-Relaxationszeiten. Fett zeigt z. B. eine hohe Signalintensität durch den schnellen Wiederaufbau der Magnetisierung nach einem RF-Impuls. Gewebe mit langer T_1-Relaxationszeit wie Muskel oder Flüssigkeit haben eine geringe Signalintensität.

Protonengewichtete Bilder entstehen, wenn TR lang genug ist, um zu einer fast vollständigen T_1-Relaxation zu kommen (meist mehr als $4 \times T_1$-Zeit) und wenn TE dabei kurz gehalten wird (weniger als die T_2-Zeit).

T_2-gewichtete Bilder erhält man, wenn sowohl TR als auch TE lang sind, so daß Unterschiede in den T_2-Gewebsrelaxationszeiten betont werden. Lange T_2-Zeiten sind hierbei nötig, da die Phasenkohärenz in der transversalen Ebene und damit die Signalintensität exponentiell abnimmt. T_2-gewichtete Bilder haben immer ein niedrigeres SNR-Level als protonengewichtete Bilder mit gleichem TR. Gewebe

mit langem T_2-Wert wie Flüssigkeit zeigen eine hohe Signalintensität, Gewebe mit einem kurzen T_2-Wert wie Muskel zeigen eine niedrige Signalintensität.
Gewebe mit niedrigem Gehalt an Wasserstoffionen zeigen unabhängig von der Wahl der Parameter TR/TE niedrige Signalintensität. Zu diesen zählen verkalktes Gewebe, Kortikalis, Luft.
Fließendes Blut bildet komplexe Möglichkeiten der Signalintensität im MRI, abhängig von der Flußrichtung, Schichtorientierung, Schichtdicke, dem Vorhandensein und Fehlen turbulenter Strömung in Abhängigkeit der gewählten Meßsequenzen und -parameter.

Artefakte

Artefakte können die Bildinformation im MRI erheblich beeinflussen, so daß grundlegende Kenntnisse über sie notwendig sind (Wehrli et al. 1988).

Physiologische Bewegungen

Praktisch jede Bewegung mit einer ausreichenden Amplitude führt zu Artefakten im MRI. Der Grund hierfür liegt in der Länge des Meßvorgangs, relativ zur Periode der Bewegung. Während die Meßdauer in der frequenzkodierten Ebene nur einige Millisekunden beträgt, ist sie in der phasenkodierten Ebene wesentlich länger, so daß hier typischerweise Streifenartefakte entstehen.
Zu den physiologischen Bewegungen gehören die Herzbewegung, die Liquorpulsation, die Atemexkursion, die Bewegung des fließendes Blutes sowie Bewegungen des ganzen Körpers. Nur die letzten drei Bewegungsarten spielen bei MRI-Untersuchungen des kleinen Beckens eine Rolle.

Atemexkursionen

Atembewegungen verursachen Streifenartefakte in der phasenkodierten Richtung. Durch spezielle Kompensationsmechanismen wie „Respiratory Gating" oder „Respiratory Compensation" können sie minimiert werden.

Bewegungen durch pulsierendes Blut

Im Gegensatz zur Atembewegung ist die Bewegung pulsierenden Blutes schnell. Die Zeit zwischen Exzitation und Detektion reicht für Protonen des fließenden Blutes aus, um eine räumliche Verlagerung durchzumachen. Es entsteht eine Phasenveränderung mit der Folge des Signalverlustes (flow void) sowie der Entstehung von Unschärfeartefakten (Ghosting) in der phasenkodierten Richtung. Zur Verminderung von flußbedingten Artefakten ist die Präsaturierung (SAT) geeignet. Grundprinzip ist eine Anregung eines geeigneten Volumens außerhalb des abgebildeten Abschnitts, so daß sich bewegende Spins (z. B. Blut), die in das abgebildete Volumen eintreten, kein Signal erzeugen können. Eine weitere Technik zur Elimination flußbedingter Artefakte basiert auf dem Prinzip der Rephasierung von Spins, die ihre Kohärenz durch Bewegung verloren haben (Gradient moment nulling (GMN) oder Flow compensatien (FC).

Nichtzyklische, aperiodische Bewegungen

Unwillkürliche, aperiodische Bewegungen sind Schluckakt, Augenbewegung sowie Peristaltik, wobei im Beckenbereich nur die letztere von Bedeutung ist. Peristaltische Bewegungen des Darms können durch entsprechende Medikamente minimiert werden.

Chemical-Shift-Artefakte

Der überwiegende Anteil des MRI-Signals wird durch Wasserstoffatomkerne des Wassers erzeugt. Dennoch trägt auch Fettgewebe zum Gesamtsignal bei. Fett- und Wasserprotonen zeigen eine etwas unterschiedliche Resonanzfrequenz. Die Differenz beider Frequenzen erzeugt den chemical-shift artefact, der sich an Grenzflächen von wasser- und fetthaltigen Geweben zeigt und auf der einen Seite zu einer Signalabschwächung, an der anderen Seite zu einer Signalverstärkung führt. Durch Vertauschen von Phasen- und Frequenzkodierung kann der Artefakt leicht erkannt werden.

Überfaltungsartefakte, Aliasing

Aliasing oder „wrap-around“ entsteht, wenn Teile des abgebildeten Körpervolumens über die Grenzen des Field-of-view (FOV) hinausragen. Dies kann sowohl in der frequenz- als auch in der phasenkodierten Richtung vorkommen. Durch ein besonderes Aufnahmeverfahren, das Oversampling (No Phase Wrap), können Überfaltungsartefakte vermieden werden.

Truncation-Artefakt

Truncation-Artefakte entstehen, wenn Daten über einen ungenügenden Zeitraum gesammelt werden, so daß bei der nachfolgenden Fourier-Transformation der Rohdaten Stellen hoher Kontraste, wie z. B. Gewebe und Luft, nicht korrekt wiedergegeben werden.

Gerätebedingte Artefakte

Gerätebedingte Artefakte sind durch eine Reihe von Fehlerquellen möglich. In vielen Fällen bedingen sie ein typisches Bild. Im einzelnen sind zu nennen: Magnetfeldinhomogenitäten, Vorverstärkerdefekt, HF-Defekte, Array-Prozessor-Defekte, Gradientendefekte. Zusätzliche Artefakte können durch ferromagnetische Objekte auftreten.

Literatur

Wehrli FW, Shaw D, Kneeland B (eds) 1988 MR Imaging: Principles, Methodology and Applications. VCH Publishers, New York

2 Biosicherheit magnetischer Felder

Physikalische Grundlagen

Bei Bewegungen einer elektrischen Ladung entsteht ein magnetisches Feld. Wird ein elektrischer Leiter von einem Strom I durchflossen, ist er von einem Magnetfeld H umgeben, das mit der Entfernung r vom Leiter linear abnimmt:

$$H = \frac{I}{2 \pi r} \qquad \text{(I)}$$

Auf einen Ladungsträger Q, der sich mit der Geschwindigkeit v in einem Magnetfeld bewegt, wird eine Kraft F ausgeübt, die senkrecht auf v steht und proportional zu v und Q ist. Für die Bewegungsrichtung, wo die Kraft maximal ist, gilt:

$$F_{max} = Q \times v \times B \qquad \text{(II)}$$

Der Proportionalitätsfaktor B ist die kennzeichnende Größe für das Magnetfeld und wird magnetische Flußdichte oder magnetische Induktion genannt. Die Einheit der magnetischen Induktion ist das Tesla (T).
Bei den in der Medizin eingesetzten Kernspintomographen kommen große Magnetfeldgeräte zum Einsatz, die Streufelder im weiten Umkreis um die Geräte erzeugen. Neben den statischen Magnetfeldern kommen bei medizinisch eingesetzten Kernspintomographen sich zeitlich verändernde Magnetfelder und durch Hochfrequenzen (HF) erzeugte Magnetfelder vor.

Biologische Wirkung von Magnetfeldern

Elektronische Wechselwirkung

Sie umfassen auf atomarer und subatomarer Ebene z. B. den Kernspineffekt und die Wirkung auf elektronische Spinzustände. Bei biochemischen Reaktionen kann es beim Austausch von Elektronen zwischen einzelnen Molekülen durch ein Magnetfeld zu Veränderungen der Übertragungsrate von Elektronen kommen. Die Auswirkungen dieser Prozesse auf den gesamten Körper sind noch nicht ausreichend geklärt.

Magnetmechanische Wirkungen

Diese treten auf der Ebene von Makromolekülen auf. An para- und diamagnetischen Substanzen treten Kräfte auf, die zu Verschiebungen und Drehungen von Gewebeteilen führen können. Denkbar sind Einflüsse auf die DNS, bekannt sind Kräfte auf ferromagnetische Gegenstände.

Allgemeine Wirkungen

Durch das statische Hauptmagnetfeld kommt es zu einer Erhöhung der Amplitude der T-Wellen im EKG.
Hochfrequenzimpulse führen zu Hitzebildung. Der erzeugte Energiebetrag hängt von der Anzahl, der Art und der Sequenz des HF-Impulses ab sowie von der Repetitionszeit und dem Spulentyp. Von Bedeutung ist auch das Patientengewicht. Direkte Schäden sind bei den z. Zt. verwendeten Geräten und Sequenzen bisher noch nicht bekannt geworden, auch nicht bei empfindlichen Organen wie der Linse oder am Hoden.

Risikobewertung bei der Anwendung magnetischer Resonanzmethoden

Das Bundesgesundheitsamt (BGA) hat 1984 Empfehlungen zur Vermeidung gesundheitlicher Risiken bei der Anwendung magnetischer Resonanzverfahren veröffentlicht (Bernhardt 1991, BGA 1984, FDA 1982). Man unterscheidet bei Gefahrenmöglichkeiten direkte und indirekte Wirkungen.

Risiken infolge indirekter Wirkungen

Risiken infolge indirekter Wirkungen beruhen auf Kraftwirkungen auf ferromagnetische Objekte in der Umgebung des Magneten. Nicht untersucht werden dürfen Patienten mit ferromagnetischen Implantaten wie Herzschrittmachern, magnetisierbaren Aneurysmenclips, bestimmten Arten von Gefäßclips, künstlichen Herzklappen, Hörgeräten und besonders Granatsplittern. Das Risiko ist ein zweifaches: Durch Drehbewegung können Verletzungen entstehen und die Funktionsfähigkeit kann beeinträchtigt werden. Daneben dürfen keine ferromagnetischen Gegenstände mit in den Magneten genommen werden. Besonders zu beachten sind: Schlüssel, Messer, Kugelschreiber, Uhren, Kreditkarten.
Als Grenzwert hat sich die 0,5 mT-(5 Gauß)-Linie bewährt.

Risiken infolge direkter Wirkungen

Die bisher vorliegenden Daten (Czerski et al. 1987, WHO 1987) zeigten, daß bei einer Ganzkörperexposition bis 2 T und der Extremitäten bis 5 T keine gesundheitsschädlichen Wirkungen auftreten.

MRI in der Gravidität: Es gibt im Augenblick keine Beweise dafür, daß MR-Untersuchungen mit kommerziellen Geräten die embryonale Entwicklung beeinflussen. In-vitro-Untersuchungen geben Hinweise, daß die embryonale Entwicklung beeinflußt werden könnte. Es sollten deshalb Untersuchungen in der Gravidität insbesondere im ersten Trimenon nur bei klarer Indikationsstellung durchgeführt werden. Die Food and Drug Administration in den USA empfiehlt eine sorgfältige individuelle Abwägung zwischen möglicher Gefährdung und diagnostischem Nutzen der Untersuchung. Bislang sind keine negativen Folgen einer MR-Untersuchung bekannt geworden.

MRI bei liegendem IUP: Patientinnen mit liegendem Intrauterinpessar (IUP) dürfen untersucht werden.

MRI und Kanzerogenität: In epidemiologischen Studien haben sich bisher keine greifbaren Ergebnisse gezeigt, die für einen kanzerogenen Effekt von Magnetfeldern sprechen.

Literatur

Barnothy MF (1964/1969) Biological Effects of Magnetic fields. Plenum Press, New York, London

Bernhardt JH (1991) Biologische Wirkung statischer Magnetfelder. Dt Aerztebl 88: 2980–2985

Bundesgesundheitsamt (1984) Empfehlungen zur Vermeidung gesundheitlicher Risiken, verursacht durch magnetische und hochfrequente elektromagnetische Felder bei der NMR-Tomographie und in-vivo-NMR-Spektroskopie. Bundesgesundheitsblatt 27, 92–96

Czerski P, Athey TW (1987) Safety of magnetic resonance in vivo diagnostic examinations: Theoretical and clinical considerations. Rockville, MD 20857

Guidelines for evaluations electromagnetic exposure risks for trials of clinical NMR systems. US, February 25, 1982, Center for Devices and Radiological Health, Food and Drug Administration.

United Nations Evironmental Programme/World Health Organisation/International Radiation Protection Association (1987) Environmental Health Criteria No. 69. Magnetic Fields. Geneva: WHO

3 Untersuchungstechnik des kleinen Beckens

Eine besondere Vorbereitung des Patienten ist nicht nötig. Die Lagerung sollte eine bequeme Rückenlage sein. Für Beckenuntersuchungen wird die Körperspule oder eine Multi-coil-Oberflächenspule verwendet.
Die MRI Untersuchungen des kleinen Beckens sollten mindestens in 2 Ebenen durchgeführt werden. Für die Übersicht hat sich die sagittale Schnittführung bewährt zusammen mit der axialen Schnittführung, die die Grundlage der Untersuchung darstellt. Die koronare Schnittführung wird ergänzend eingesetzt. Aufgrund der schlechten Reproduzierbarkeit haben wir schräge Schnittführungen aufgegeben. Im Gegensatz zum CT, wo sich eine Markierung der Vagina mittels eines Tampons bewährt hat, verzichten wir in der MRI auf das Einlegen eines Tampons in die Vagina, weil die Darstellung der Vaginalwand dadurch nicht verbessert wird.
Folgende Parameter sind als Beispiel einer Standarduntersuchung bei 1,5 T anzusehen:

1. Nativ: Spin-Echo sagittal T_1-gewichtet
   TR 500 – 700 ms, TE 15 – 25 ms
   FOV 40 cm; Schichtdicke 5 mm; Gap 0,5 - 2,5 mm
2. Nativ: Spin-Echo axial T_1-gewichtet
   TR 500 – 700 ms, TE 15 – 25 ms,
   FOV 40 cm; Schichtdicke 5 mm; Gap 0,5 - 2,5 mm
3. Nativ: Spin-Echo axial und/oder sagittal T_2-gewichtet
   TR 2 000 – 2 800 ms, TE 30 – 90 ms,
   FOV 40 cm; Schichtdicke 5 mm; Gap 0,5 – 2,5 mm
4. Kontrastuntersuchung: Spin-Echo axial und/oder sagittal T_1-gewichtet
   TR 500 – 700 ms, TE 15 – 25 ms,
   FOV 40 cm; Schichtdicke 5 cm; Gap 0,5 – 2,5 mm

Konventionelle SE-Sequenzen werden dabei zunehmend durch FSE-Sequenzen ersetzt. GRE-Sequenzen werden bei speziellen Fragestellungen angefertigt, genauso wie fettsupprimierende Messungen.

Applikation von Kontrastmittel

Wenn nötig, wird Kontrastmittel als Gd-DTPA intravenös in einer Konzentration von 0,1 mmol/kg/KG verwendet. Die Applikations- und Untersuchungsbedingungen sind standardisiert mit einer Injektionszeit von ca. 30 s und Beginn der Untersuchung ca. 5 min nach Ende der Injektion. Üblicherweise wird Buscopan (N-Butyl-Scopolaminiumbromid) intravenös (10 mg) und gleichzeitig intramuskulär (10 mg) mit der Gd-Gabe appliziert.

4 Anatomie und Topographie des weiblichen Beckens

H. Fritsch

Notwendige Voraussetzung für die Beurteilung von Abbildungen aus modernen bildgebenden Verfahren (Computertomographie, Kernspintomographie, Sonographie) sind Kenntnisse über die Topographie der Beckenorgane und des Beckenbindegewebes im anatomischen Schnittpräparat. Als morphologisches Korrelat für Abbildungen von bildgebenden Systemen werden heute nach dem Verfahren der Scheibenplastination (v Hagens et al. 1987) hergestellte Präparate herangezogen. Mit Hilfe dieser Technik ist es möglich, dünne transparente Körper- oder Organscheiben herzustellen, auf denen die Topographie aller Strukturen im ursprünglichen Zustand erhalten bleibt. In diesen Präparaten kann man neben den Organen, Gefäßen und Nerven vor allem bei entsprechender Anfärbung den Verlauf von Bindegewebsstrukturen gut beurteilen. Im folgenden wird zunächst eine kurze Einführung über die weiblichen Beckenorgane und ihre Gefäß- und Nervenversorgung gegeben und dann anhand von 5 mm dicken transversalen plastinierten Schnittpräparaten die Topographie der Beckenorgane detailliert dargestellt.

Inhalt des kleinen Beckens

Das Becken der Frau beinhaltet neben Rektum, Ureteren, Harnblase, Urethra die inneren weiblichen Geschlechtsorgane Ovarien, Tuben, Uterus und Vagina.

Ovar

Das Ovar hat bei der geschlechtsreifen Frau etwa die Größe einer kleinen Pflaume (4 × 2 × 1 cm). Seine Längsachse verläuft, an der Extremitas tubaria beginnend, von schräg oben lateral nach unten medial in Richtung auf die Extremitas uterina. Die Margo libera des Ovars zeigt nach dorsal, die Margo mesovarica nach ventral.

Tuba uterina

Der Eileiter ist 6–20 cm lang. Man unterscheidet die pars infundibularis, die pars ampullaris, isthmica und uterina.

Uterus

An dem 7–9 cm langen Uterus werden Corpus uteri und Cervix uteri unterschieden. Das Corpus uteri geht nach kranial in den Fundus uteri über, der über die Tubenmündung hinausragt. Corpus und Fundus uteri umschließen das dreizipflige

Cavum uteri. Der kaudale Teil der Cervix uteri, Portio vaginalis uteri, ragt frei in die Vagina. Der darüberliegende Zervixabschnitt, Portio supravaginalis cervicis, wird von Beckenbindegewebe umgeben. Der Zervixkanal, Canalis cervicis uteri, hat ein spindelförmiges Lumen und verbindet das Cavum uteri mit der Vagina.

Vagina

Die Vagina ist im nicht entfalteten Zustand ein langer, platter Schlauch. Vordere und hintere Wand berühren einander und begrenzen ein im Querschnitt H-förmiges Lumen. Die hintere Wand ist 8–10 cm lang, die vordere 6–8 cm. Das Scheidengewölbe, Fornix vaginae, überragt gewölbeartig die Portio vaginalis cervicis und umfaßt sie ringförmig unter Bildung des vorderen, hinteren und seitlichen Scheidengewölbes.

Arterien

Die arterielle Versorgung des Uterus und der Vagina erfolgt durch die A. uterina einen Ast der A. iliaca interna, die nach Überkreuzen des Ureters in der Basis des Lig. latum uteri zur seitlichen Wand der Cervix uteri verläuft. Sie teilt sich in einen stark geschlängelten aufsteigenden Ast, R. ascendens oder helicinus, der den Uterus versorgt und sich in einen R. fundi uteri, einen R. tubaris und einen R. ovaricus aufteilt. Der kleinere absteigende Ast, A. vaginalis, läuft an der Scheidenwand abwärts und versorgt diese.
Die A. ovarica entspringt aus der Aorta abdominalis und zieht retroperitoneal, lateral vom Uterus abwärts, gelangt über das Lig. suspensorium ovarii zum Ovar, versorgt dieses und gibt einen R. tubarius zur Tube ab. Ovar und Tube haben also jeweils eine doppelte Gefäßversorgung über die A. uterina und die A. ovarica.

Venen

Die Venen aus dem Versorgungsgebiet der A. uterina und der A. ovarica gehen aus einem venösen Plexus zu beiden Seiten von Vagina und Uterus hervor. Der Abfluß erfolgt durch die Vv. uterinae in die V. iliaca interna. Die V. ovarica dextra mündet in die V. cava inferior und die V. ovarica sinistra in die V. renalis.

Lymphgefäße

Die Lymphabflußwege der weiblichen Geschlechtsorgane sind vielfältig. Lymphgefäße aus Tube, Ovar und Fundus uteri ziehen mit den Vasa ovarica im Lig. suspensorium ovarii zu den Nodi lymphatici lumbales auf der Aorta abdominalis. Die Lymphgefäße aus dem Tubenwinkel und der vorderen Uteruswand ziehen über das Lig. teres uteri und den Leistenkanal zu den Nodi lymphatici inguinales superficiales. Von Corpus und Cervix uteri und dem oberen Teil der Vagina verläuft eine Lymphbahn zu den Nodi lymphatici iliaci interni, z. T. auch in die Nodi lymphatici sacrales. Die Lymphe aus dem unteren Teil der Vagina führt zu den Nodi lymphatici inguinales superficiales. Die Lymphe aus der Cervix uteri steht mit fast allen Lymphknoten in Verbindung.

Nerven

Die sympathische und parasympathische Innervation der weiblichen Geschlechtsorgane erfolgt über den Plexus ovaricus, der aus dem Plexus mesentericus inferior bzw. renalis stammt und in Begleitung der Vasa ovarica zum Ovar gelangt. Tube, Uterus und Vagina werden vom Plexus uterovaginalis versorgt, der aus dem Plexus hypogastricus inferior (sive pelvicus) hervorgeht.

Rektum

Als Rektum, Mastdarm, wird der zwischen Colon sigmoideum und Analkanal, Canalis analis, gelegene Abschnitt des Dickdarms bezeichnet.
Das etwa 12–15 cm lange Rektum beginnt in Höhe des 2. oder 3. Sakralwirbels, dort wo die A. rectalis superior die Blutversorgung übernimmt. Der Übergang von Colon sigmoideum zum Rektum ist außerdem durch den Verlust der Taenien, Haustren, Appendices epiploicae und Plicae semilunares gekennzeichnet. In Höhe der Flexura perinealis recti, einer nach vorn konvexen Biegung des Rektums gegenüber der Steißbeinspitze, geht das Rektum unter Durchtritt durch den Beckenboden in den 3–4 cm langen Analkanal über.
Die Schleimhaut des Rektums besitzt meist drei Querfalten, Plicae transversales recti. Die mittlere dieser Falten, Kohlrausch-Falte, ist am kräftigsten ausgebildet. Sie ragt von rechts dorsal in die Lichtung des Rektums hinein; ihr entspricht an der Außenseite des Rektums einem von rechts einschneidender Knick. Die Kohlrausch-Falte liegt ca. 6–8 cm vom Anus entfernt und kann vom tastenden Finger erreicht werden.

Arterien

Die Blutversorgung des Rektums erfolgt überwiegend aus der A. rectalis superior (A. mesenterica inferior), die dorsal an der Rektumwand abwärts zieht, sich in zwei oder drei Endäste aufteilt, die bogenförmig zur Vorderfläche des Rektums ziehen und in das Corpus cavernosum recti übergehen. Letzteres ist mit arteriellem Blut gefüllt und liegt in den Columnae anales. Die paarigen, inkonstanten Aa. rectales mediae (A. iliaca interna) versorgen von lateral kommend die kaudalen Wandabschnitte des Rektums vor dem Übergang zum Canalis analis. Die Aa. rectales inferiores (A. pudenda interna) versorgen nur die äußeren Abschnitte des Analkanals. Weder die Aa. rectales mediae noch die Aa. rectales inferiores nehmen an der Versorgung des Corpus cavernosum recti teil.

Venen

Der venöse Abfluß aus dem Rektum erfolgt entsprechend der arteriellen Versorgung über die V. rectalis superior (V. mesenterica inferior, V. portae), die Vv. rectales mediae (V. iliaca interna, V. cava inferior) et inferiores (V. pudenda interna, V. cava inferior). Die Rektumvenen werden durch ein um die laterale Rektumwand gelegenes Venengeflecht, Plexus venosus rectalis, miteinander verbunden.

Lymphgefäße

Der Lymphabfluß aus den oberen Abschnitten des Rektums erfolgt entlang an der A. rectalis superior gelegenen Nodi lymphatici rectales superiores. Sammellymphknoten hierfür sind die Nodi lymphatici mesenterii. Der Lymphabfluß aus dem unmittelbar oberhalb des Beckenbodens gelegenen Rektumabschnitt des Rektums erfolgt über die Nodi lymphatici iliaci interni, die in die Sammellymphknotenstationen der Nodi lymphatici iliaci communes drainieren.

Nerven

Die nervöse Versorgung des Rektums erfolgt überwiegend aus dem Plexus mesentericus inferior und dem Plexus hypogastricus inferior (sive pelvicus) (weitere Informationen siehe Lierse 1984).

Ureter

Der Ureter wird in die Pars abdominalis und Pars pelvina gegliedert. Als Pars pelvina wird der etwa 14–16 cm lange kaudale Abschnitt des Ureters bezeichnet; er beginnt am Beckeneingang und wird in einen dorsalen pelvinen und in einen retrovesikalen Abschnitt (Gisel 1969) unterteilt.

Arterien

Die arterielle Versorgung der Pars pelvina des Ureters erfolgt durch kleine Äste der jeweils benachbarten Arterien, das heißt der A. iliaca interna, der A. vesicalis inferior und der A. uterina.

Venen

Der venöse Abfluß erfolgt durch die gleichnamigen Venen und den Plexus vesicalis.

Lymphgefäße

Die Lymphe des Ureters zieht zu den Nodi lymphatici lumbales.

Nerven

Der Ureter besitzt ein eigenes vegetatives Nervengeflecht, den Plexus uretericus (weitere Informationen siehe Lierse 1984).

Harnblase

Die Harnblase, Vesica urinaria, wird in Blasenkörper, Corpus vesicae mit Trigonum und den nach hinten unten ausladenen Fundus vesicae gegliedert. Der Blasenkörper geht nach kranial in den Blasenscheitel, Apex vesicae, über, der durch das Lig. umbilicale medianum mit der vorderen Bauchwand verbunden ist. Der Blasengrund setzt sich kaudal in den trichterförmigen Blasenhals, Cervix vesicae, fort.

Arterien

Die arterielle Versorgung der Harnblase stammt aus der A. iliaca interna. Die Aa. vesicales superiores et inferiores treten von hinten oben bzw. von hinten unten an die Harnblase heran.

Venen

Der venöse Abfluß der Harnblase erfolgt über den beiderseits der Harnblase ausgebildeten mächtigen Plexus venosus vesicalis, der in die V. iliaca interna mündet.

Lymphgefäße

Die Lymphgefäße der Harnblase ziehen zu den Nodi lymphatici iliaci interni.

Nerven

Lateral um den Harnblasengrund liegt beiderseits ein vegetatives Nervengeflecht, der Plexus vesicalis, der aus dem Plexus hypogastricus inferior (sive pelvicus) hervorgeht und die Harnblase sowie die Urethra versorgt.

Urethra

Die 2,5–5 cm lange Urethra liegt zwischen Symphyse und Vorderwand der Vagina, sie durchquert in einer nach vorn konkaven Biegung das Diaphragma urogenitale.

Arterien und Venen

Die Blutgefäße für die Urethra stammen überwiegend aus den Vasa pudenda interna.

Lymphgefäße

Die Lymphe aus der Urethra fließt zu den Nodi lymphaticici superficiales.

Nerven

Die Innervation erfolgt durch den Plexus vesicalis und den N. pudendus.

Beschreibung der Schnittebenen

Die Schnittpräparate werden in kraniokaudaler Richtung beschrieben und, wie bei bildgebenden Verfahren üblich, jeweils von kaudal betrachtet.

Schnittebene 1

Dorsal liegt diese transversale Beckenscheibe bereits kaudal der Eingangsebene zum kleinen Becken, ventral noch kranial davon. Die Schnittebene liegt in Höhe der linken Fossa ovarica. Neben dem linken Ovar und dem Übergang von Fundus uteri zu Corpus uteri ist auch der Übergang von Colon sigmoideum zum Rektum zu erkennen. Der leer erscheinende übrige Beckenraum wird in vivo von den kaudalen Teilen der Dünndarmschlingen ausgefüllt, die nicht mit eingeharzt wurden, da es unmöglich ist, die losen Darmstücke in topographisch exakter Position erhalten zu können.
Der Übergang des Colon sigmoideum zum Rektum wird durch den Verlust der typischen Merkmale des Kolons, u. a. durch den Verlust der Appendices epiploicae, gekennzeichnet, wie auf der Schnittebene zur Darstellung kommt. Die Blutversorgung des Rektums erfolgt überwiegend durch die A. rectalis superior, die dorsal der Rektumwand liegt und deren Äste bogenförmig um die laterale Rektumwand nach ventral ziehen. Zwischen Rektum und den kaudalen Sakral- sowie den Kokzygealwirbeln liegt der retrorektale Raum. Er wird beim Erwachsenen größtenteils von Binde- und Fettgewebe der Adventitia recti, der bindegewebigen rektalen Hüllschicht (Fritsch 1990), ausgefüllt und grenzt dorsal an ein schmales von mehr oder weniger kräftigen Venenplexus ausgefülltes Spatium praesacrale. Diese bei Erwachsenen nur schwer erkennbare Gliederung des retrorektalen Raums ist durch Untersuchungen bei Feten geklärt worden (Fritsch 1988 und 1990, Fritsch et al. 1991).
Ventral vom Rektum ist auf der rechten Seite der Uterus zu erkennen, links sind Ovar und Tube angeschnitten. Der Uterus und seine Bauchfellverhältnisse werden in der weiter kaudal gelegenen Schnittebene 2 beschrieben.
Das Ovar ist mit dem Uterus über das Lig. ovarium proprium verbunden, welches jedoch nicht angeschnitten ist. Mit der Beckenwand steht das Ovar über das Lig. suspensorium ovarii in Verbindung und mit dem Lig. latum über das Mesovarium. Bei der Nullipara liegt das Ovar in der Fossa ovarica, die in Höhe der Teilungsstelle der Iliakalgefäße gelegen ist. Bei der Multipara kann es verlagert sein. Die im beschriebenen Fall etwas nach ventral verschobene Lage des Ovars ist durch eine Retroversion und Dextroposition des Uterus zu erklären. In Nachbarschaft des Ovars bzw. der Fossa ovarica liegt der Ureter, der die Fossa ovarica dorsal begrenzt und der N. obturatorius, der die Grube ventral begrenzt. Links legt sich das Infundibulum tubae uterinae um das Ovar und setzt sich in den Anfangsteil der Ampulla tubae uterinae fort. Die linke Tube liegt in enger Nachbarschaft zum Colon sigmoideum.

Schnittebene 2

Zwischen Schnittebene 1 und 2 liegen drei weitere 5 mm dicke Beckenscheiben. Schnittebene 2 liegt dorsal wiederum kaudal der Beckeneingangsebene und ventral nun ebenfalls etwas kaudal davon. Neben dem dextropositionierten Uterus ist das Rektum zu erkennen, welches im oberen Abschnitt ventral und lateral von Peritoneum bedeckt wird und dorsal der Beckenwand anliegt, also retroperitoneal gelegen ist. Das Bauchfell schlägt unter Bildung der Excavatio rectouterina auf den Uterus um. Dieser ist rechts und links jeweils über das Lig. latum uteri mit der Serosa und dem subserösen Bindegewebe der Beckenwand verbunden. Das Lig. latum besteht aus einem ventralen und dorsalen peritonealen Blatt, zwischen dem Binde- und Fettgewebe und die uterinen Gefäße und Nerven zu finden sind. Auf dieser Schnittebene wird deutlich, daß die Verlaufsrichtung der Bindegewebsfasern aus dem Lig. latum uteri sich in die zirkuläre subseröse bindegewebige Auskleidung der Excavationes rectouterina und vesicouterina fortsetzt. Dies wird vor allem an Schnittpräparaten durch die Becken von weiblichen Feten deutlich (Abb. 4.1). Beim linken Lig. latum ist das Lig. teres uteri zu erkennen, das zunächst zur Beckenwand, dann zum Anulus inguinalis profundus verläuft. An der Wurzel des Lig. latum uteri ist jeweils der Ureter zu sehen. Dieser verläuft an der lateralen Beckenwand. Alle Gefäße und Nerven liegen lateral vom Ureter, der medial von subserösem Bindegewebe und vom Peritoneum der Beckenhöhle bedeckt wird. Weiter kaudal, in Höhe der Cervix uteri, wird der Ureter von der A. uterina überkreuzt. Auf dieser Schnittebene ist der R. ascendens oder helicinus der A. uterina zu erkennen, der stark geschlängelt in einer Entfernung von ca. 1 cm von der Uteruskante verläuft und zirkuläre Äste, sog. Ringgefäße, an den Uterus abgibt.

Schnittebene 3

Zwischen den Schnittebenen 2 und 3 liegen zwei weitere, 5 mm dicke Beckenscheiben. Schnittebene 3 liegt in Höhe der Cervix uteri. Fast das ganze Rektum ist extraperitoneal gelegen, also rundherum von Binde- und Fettgewebe umgeben. Lediglich ein kleiner Bereich der ventralen Rektumwand wird noch von Peritoneum überzogen. Hier liegt der tiefste Punkt der Excavatio rectouterina, deren Lage mit der Höhe der Kohlrausch-Falte übereinstimmt, die von rechts dorsal in das Lumen des Rektums ragt. Dorsal und lateral vom rektalen Binde- und Fettgewebe liegt der M. coccygeus. Die Cervix uteri wird von einer dünnen Lage faserreichen Bindegewebes umgeben, das in das subseröse Bindegewebe an der lateralen Beckenwand einstrahlt. Die Ureteren liegen im Vergleich zur vorhergehenden Schnittebene weiter medial. Sie sind im Bereich des Ureterknies angetroffen, wo sie nach medial und ventral umbiegen, um in die retrovesikale Loge zu gelangen. An der lateralen Beckenwand erkennt man den M. obturatorius, sowie die Vasa obturatoria und den N. obturatorius.

Schnittebene 4

Zwischen Schnittebene 3 und 4 liegen drei weitere, 5 mm dicke Beckenscheiben. Schnittebene 4 liegt in Höhe des Fundus vesicae. Neben der Harnblase sind Vagina und Rektum zu erkennen. Die Rektumwand ist rechts etwas schräg angetroffen. Dorsolateral vom Rektum erkennt man den M. coccygeus, der nach ventral mit dem M. levator ani zusammenhängt. Ventral vom Rektum ist bereits die Vagina gelegen, die ihrerseits nach ventral an die Harnblase grenzt. Letztere ist auf Höhe des Trigonum vesicae angeschnitten. Innerhalb der Wand der Harnblase erkennt man den schrägen Durchtritt der Ureteren. Die Wand der Harnblase hebt sich nur undeutlich vom umgebenden Binde- und Fettgewebe ab. Innerhalb dieses Bindegewebes sind zahlreiche Gefäßanschnitte des venösen Plexus vesicovaginalis zu erkennen.

Schnittebene 5

Zwischen den Schnittebenen 4 und 5 liegen zwei weitere, 5 mm dicke Beckenscheiben. Auf der in Schnittebene 5 dargestellten Beckenscheibe sind Rektum, Vagina und Urethra angetroffen. Der Rektumwand schmiegt sich lateral und dorsal ohne trennende Bindegewebsschicht der M. levator ani an. Nach ventral hängt dieser Muskel mit dem M. obturatorius und dessen Muskelfaszie zusammen. Lateral vom M. levator ani liegt das Fettgewebe der Fossa ischioanalis (ehemals: Fossa ischiorectalis), das kontinuierlich in das subkutane Fettgewebe der Glutealregion übergeht. Innerhalb der Fossa ischioanalis verlaufen die Vasa pudenda und der N. pudendus, umgeben von einer Fasziendupl ikatur des M. obturatorius. Die Vagina liegt der Rektumwand direkt an, mit der Wand der Urethra ist sie über eine breite Schicht aus Bindegewebe, dem Septum urethrovaginale, verbunden. Um Urethra und Vagina liegen die kaudalen Anteile des Plexus venosus vesicovaginalis. Ventral der Urethra liegt der retropubische Raum. Hier liegt das rundherum von faserreichem Bindegewebe abgeschlossene Spatium interfasciale (Pernkopf 1941), das von lockerem Bindegewebe ausgefüllt wird und die Vasa dorsalia clitoridis enthält.

Schnittebene 6

Zwischen den Schnittebenen 5 und 6 liegen zwei weitere, 5 mm dicke Beckenscheiben. Schnittebene 6 liegt in Höhe des Durchtritts der Beckenorgane durch den muskulären Beckenboden. Das Darmrohr ist im Bereich des Canalis analis angeschnitten, dessen Wand ohne trennende Bindegewebsschicht der Muskelschlinge des M. levator ani anliegt. Sowohl Fasern dieses Muskels als auch glatte Muskulatur aus der Wand des Canalis analis strahlen in die Subkutis und in das Lig. anococcygeus aus. Das Lumen der Vagina ist in diesem kaudalen Abschnitt H-förmig. Vagina und Urethra sind über das Septum urethrovaginale miteinander verbunden. Ventral wird die Wand der Urethra vom M. sphincter urethrae bedeckt. Ventral hiervon liegen die Vasa dorsalia clitoridis und die Crura clitoridis, die den unteren Schambeinästen anliegen.

Literatur

Fritsch H (1988) Developmental changes in the retrorectal region of the human fetus. Anat Embryol 177: 513–522

Fritsch H (1990) Entwicklung der Fascia recti. Anat Anz 170: 273–280

Fritsch H, Bruch H-P, Kühnel W (1991) Entwicklung der perirektalen Spatien. Anat Anz Suppl 172: 88

Gisel A (1969 Ureter, Harnleiter. 225–252 In: Alken C E, Dix V W, Goodwin W E, Wildbilz E (eds) Handbuch der Urologie. Springer, Berlin Heidelberg New York

Hagens G von, Tiedemann K, Kritz W (1987) The current potential of plastination. Anat Embryol 175: 411–421

Lierse W (1984) Becken. In: Lanz T von, Wachsmuth W: Praktische Anatomie. Bd 2 Teil 8A Springer, Heidelberg New York Tokyo

Pernkopf E (1941) Topographische Anatomie des Menschen. Bd 2, Teil 1 und 2 Urban und Schwarzenberg, Berlin

Abkürzungen:

Eru Excavatio rectouterina
Evu Excavatio vesicouterina
R Rektum
U Uterus
Ur Ureter
Vua Vesica urinaria

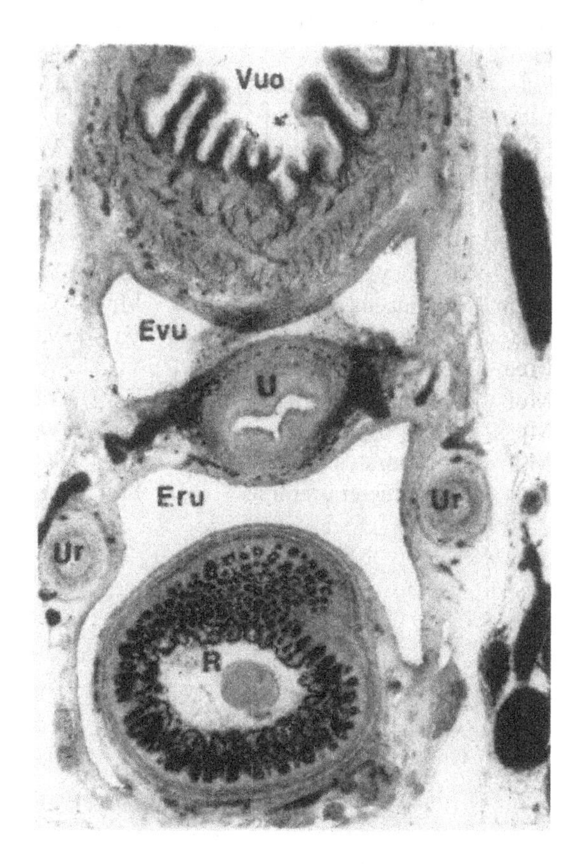

Abb. 4.1. Ausschnitt eines Transversalschnittes (400 m) durch das Becken eines 17 Wochen alten weiblichen Feten. Vergr. 9×. Auf Höhe der Bauchfelltaschen wird der Uterus ventral und dorsal von faserreichem subserösem Bindegewebe begleitet. ***a–f*** Schnittebene 1–6, s. S. 46–52

Abkürzungen (Schnittebene 1–6, S. 47–52)

A	Acetabulum	Ni	N. ischiadicus
Ae	Appendices epiploicae	No	N. obturatorius
Ar	Adventitia recti	Np	N. pudendus
Atu	Ampulla tubae uterinae	O	Ovar
Ca	Canalis analis	Oc	Os coxae
Cc	Crus clitoridis	Op	Os pubis
Cf	Caput femoris	Pvv	Plexus vesicovaginalis
Cs	Colon sigmoideum	R	Rektum
Cu	Cervix uteri	Ra	R. ascendens
Cv	Corpus vertebrae	Rg	Ringgefäß
Eru	Excavatio rectouterina	Riop	R. inferior ossis pubis
Evu	Excavatio vesicouterina	Si	Spatium interfasciale
fB	faserreiches Bindegewebe	Sk	Subkutis
Fi	Fossa ischioanalis	Sp	Spatium praesacrale
Itu	Infundibulum tubae uterinae	Su	Septum urethrovaginale
KF	Kohlrausch-Falte	Ti	Tuber ischiadicum
L	Lymphknoten	U	Uterus
Lac	Lig. anococcygeum	Ua	Urethra
Llu	Lig. latum uteri	Ur	Ureter
Lso	Lig. suspensorium ovarii	V	Vagina
Lst	Lig. sacrotuberale	Vdc	Vas dorsalia clitoridis
Ltu	Lig. teres uteri	Vf	Vas femoralia
M	Mesovar	Vg	Vas glutea
Mc	M. coccygeus	Vie	Vas iliaca externa
Mgm	M. glutaeus maximus	Vii	Vas iliaca interna
Mla	M. levator ani	Vo	Vas obturatoria
Moe	M. obturatorius externus	Vp	Vas pudenda
Moi	M. obturatorius internus	Vrs	Vas rectalia superiora
Mp	M. piriformis	Vu	Vas uterina
Mqf	M. quadratus femoris	Vua	Vesica urinaria
Msu	M. sphincter urethrae	Vv	Vas vesicalia

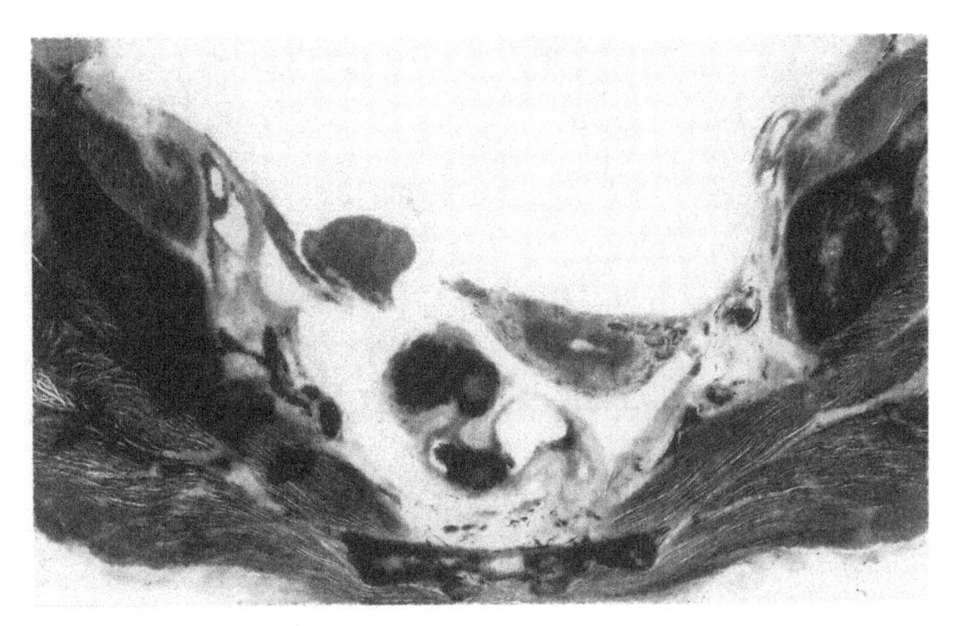

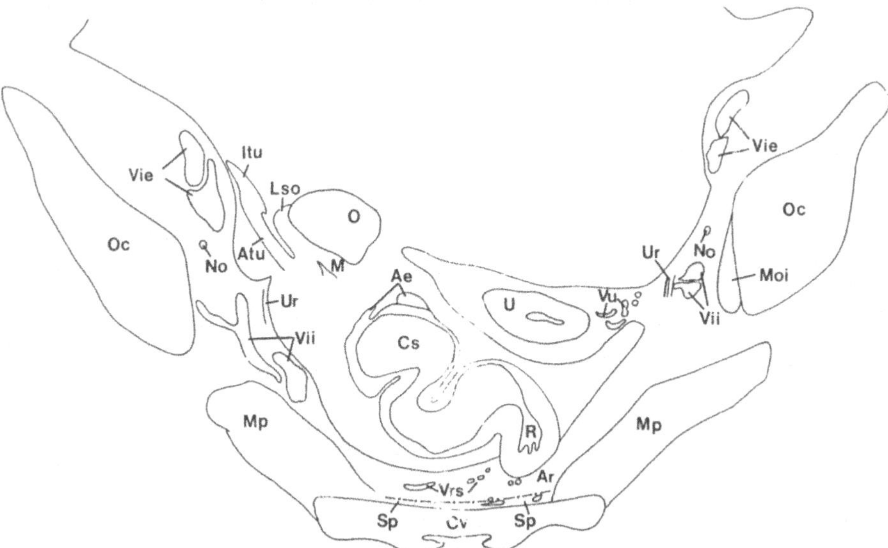

Abb. 4.1. a Schnittebene 1, Vergr. 0,8× *(Abkürzungen s. S. 46)*

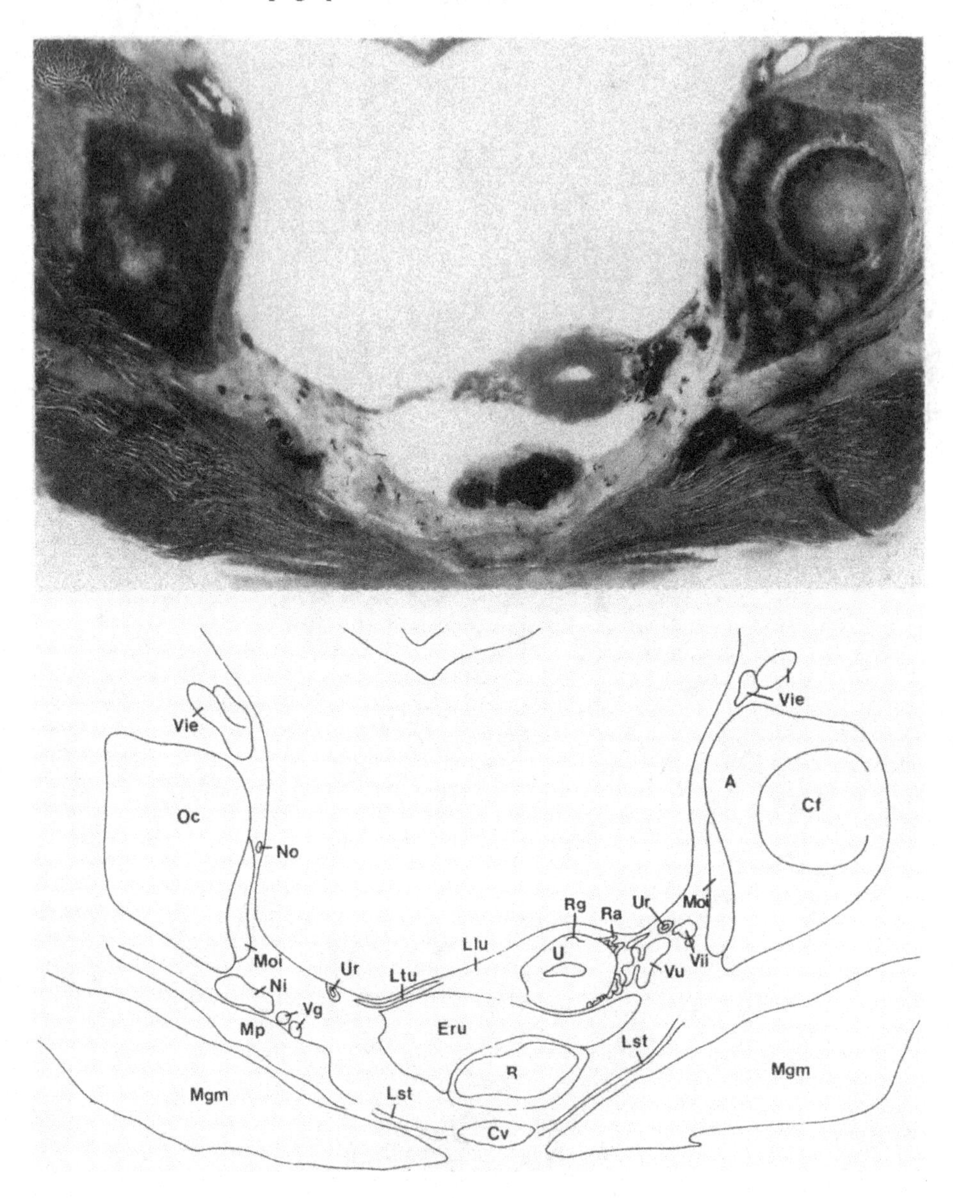

Abb. 4.1. b Schnittebene 2, Vergr. 0,8× *(Abkürzungen s. S. 46)*

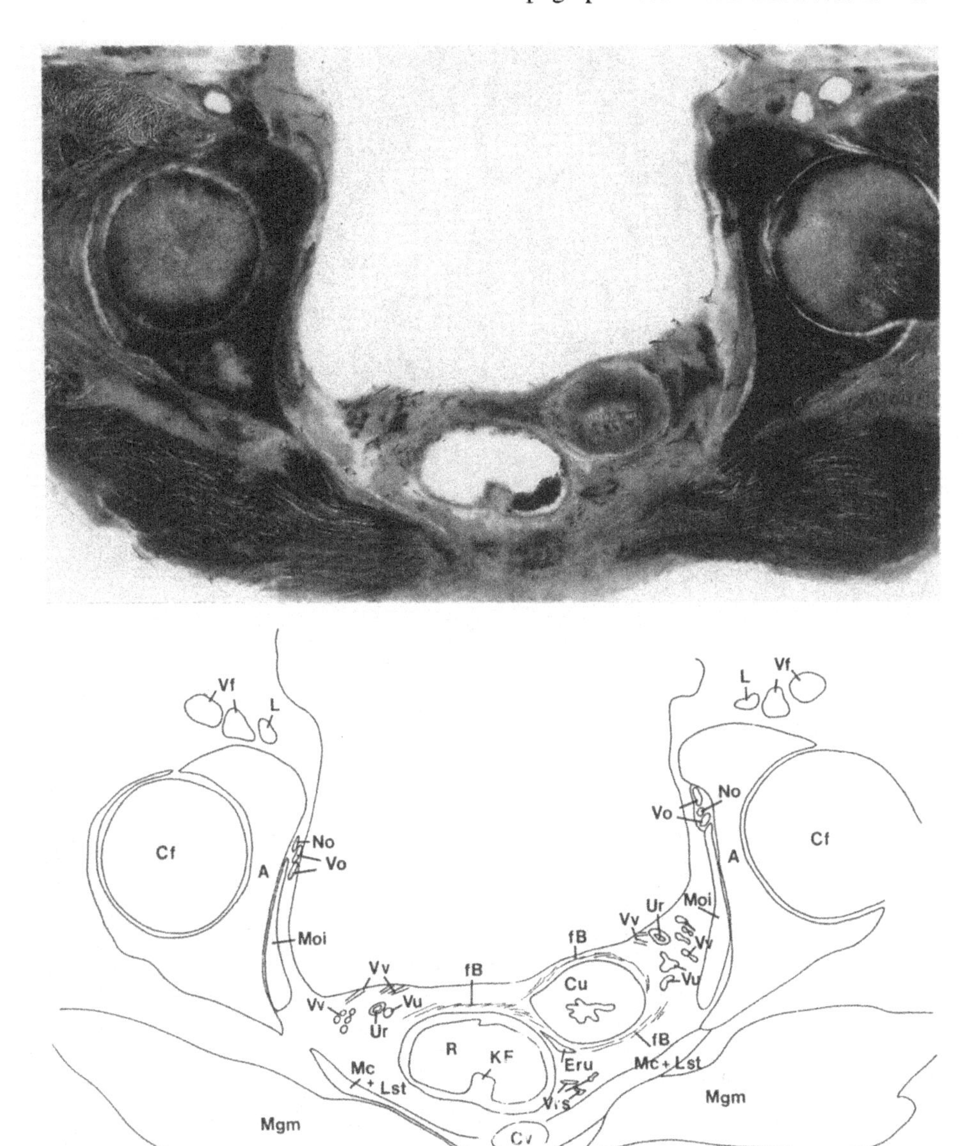

Abb. 4.1. c Schnittebene 3, Vergr. 0,8× *(Abkürzungen s. S. 46)*

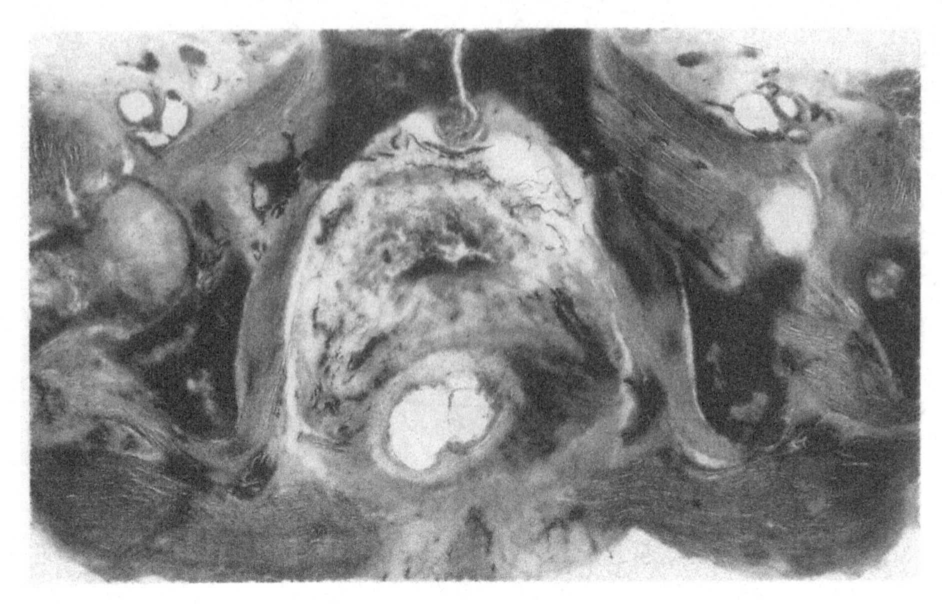

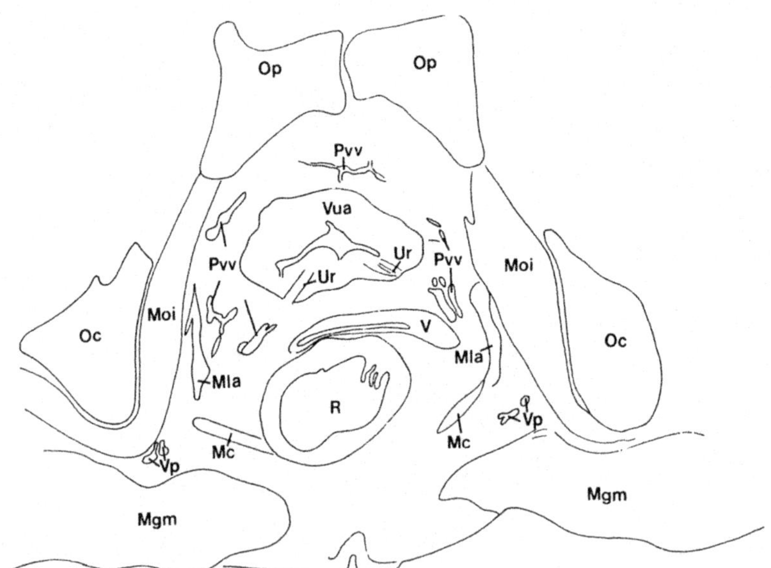

Abb. 4.1. d Schnittebene 4, Vergr. 0,8× *(Abkürzungen s. S. 46)*

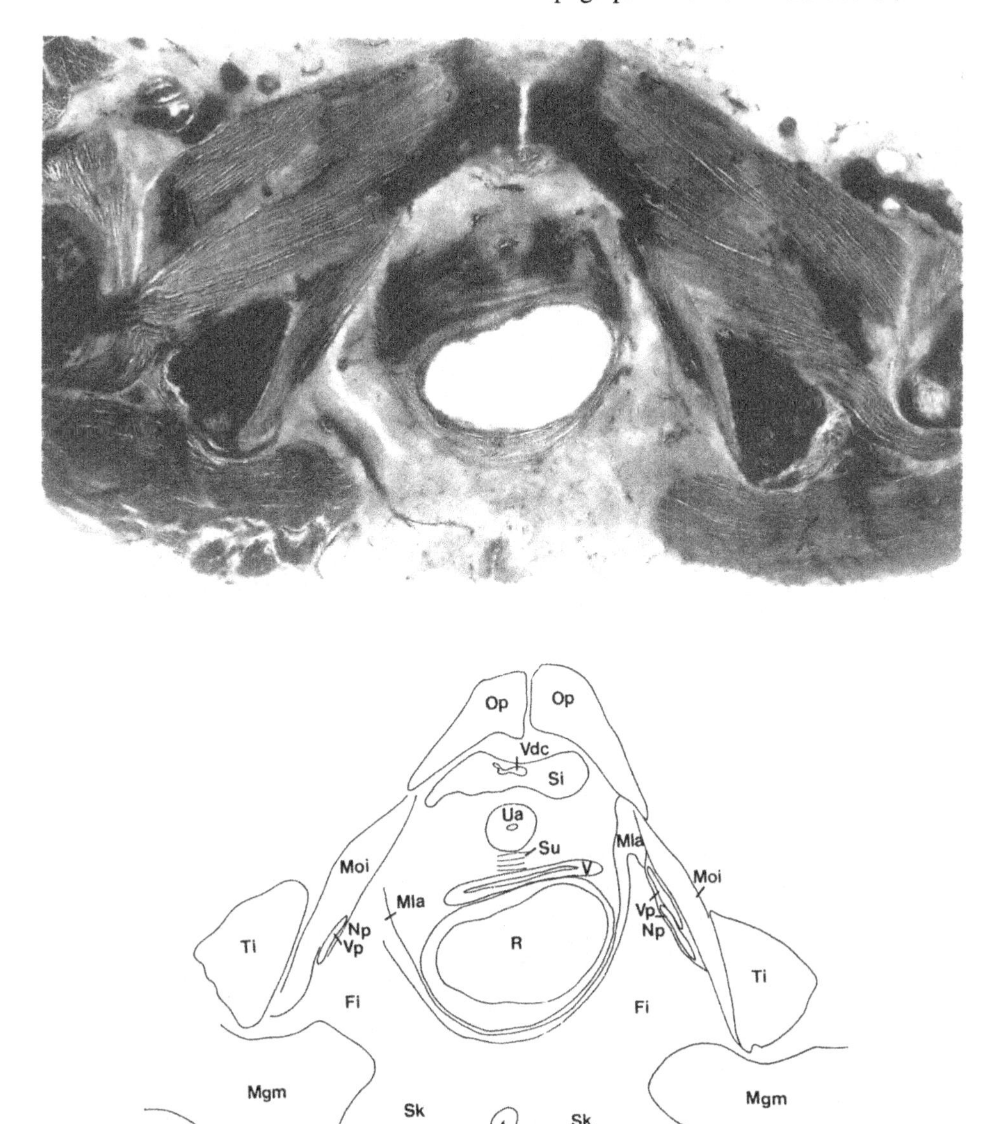

Abb. 4.1. e Schnittebene 5, Vergr. 0,8× *(Abkürzungen s. S. 46)*

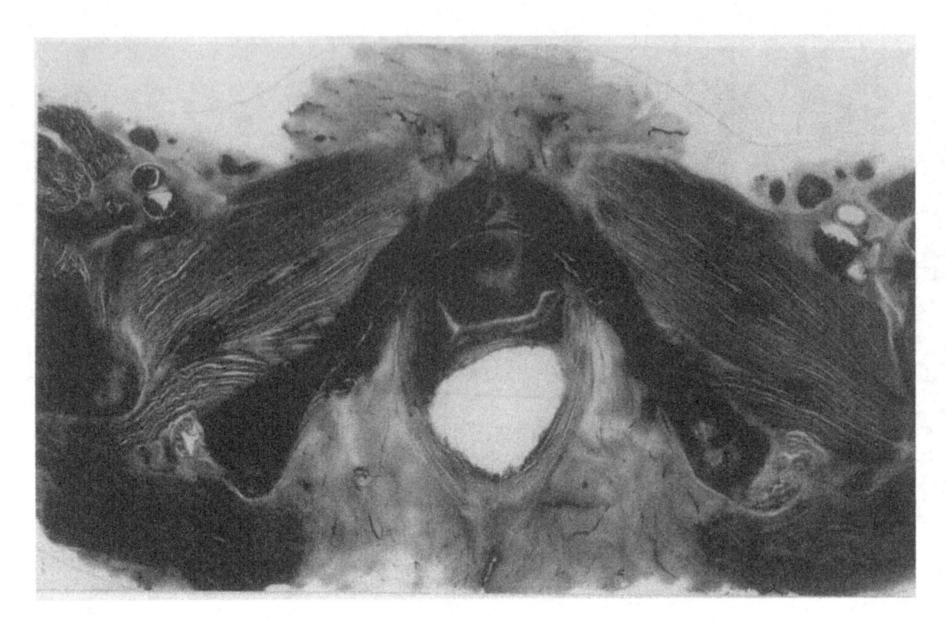

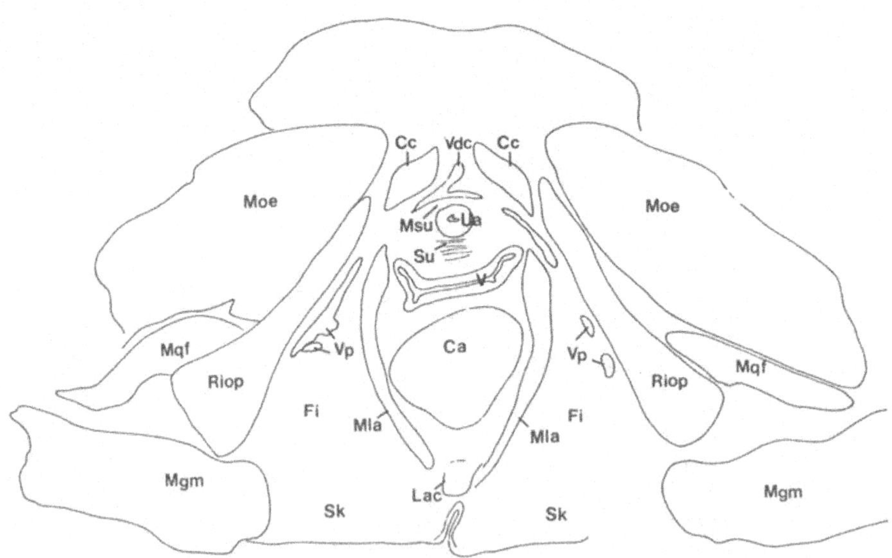

Abb. 4.1. f Schnittebene 6, Vergr. 0,8× *(Abkürzungen s. S. 46)*

II. Spezieller Teil

1 Normalbefunde

1.1 Vulva

Als Vulva werden die Teile der weiblichen Geschlechtsorgane bezeichnet, die von außen in der Dammregion sichtbar sind. In der MRI läßt sich bei der Vulva eine Reihe von Strukturen abgrenzen: Mons pubis, Labia majora, Klitoris, Vestibulum, Meatus urethrae und das Orificium vaginae (Abb. 1.1, Abb. 1.2).

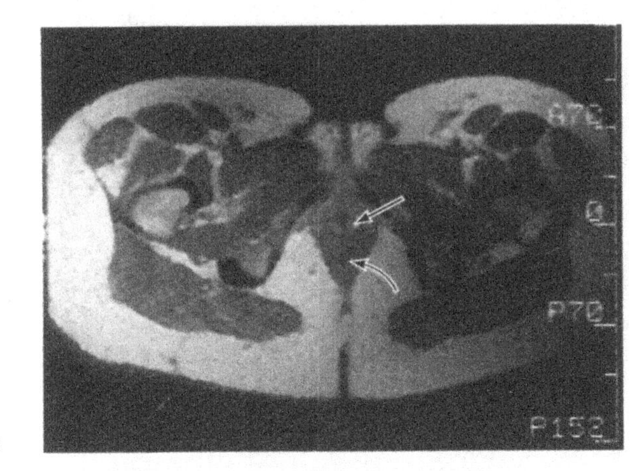

Abb. 1.1. Introitus vulvae

Dargestellt sind der Introitus vaginae *(Pfeil)*, Anus *(gebogener Pfeil)*, Labia minora, Mons pubis.
(SE, TR 2000 ms, TE 30 ms)

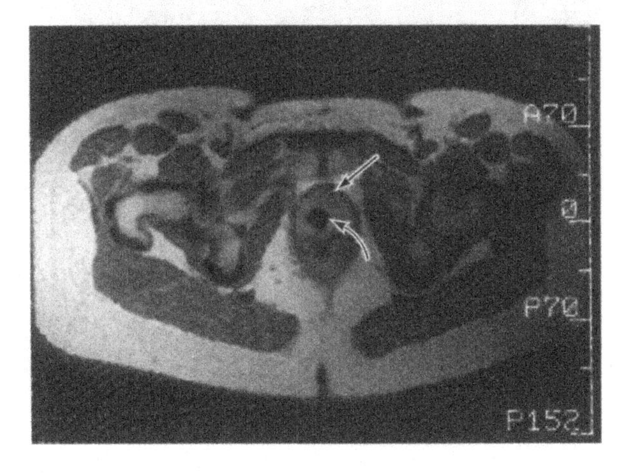

Abb. 1.2. Distale Urethra

Die distale Urethra *(Pfeil)* stellt sich als runde Struktur vor der Vagina markiert mit einem Tampon *(gebogener Pfeil)* dar.
(SE, TR 2000 ms, TE 30 ms)

Da die Vulva der klinischen Untersuchung gut zugänglich ist, ist die kernspintomographische Diagnostik nicht indiziert.

1.2 Vagina

Die Vagina ist 8–10 cm lang und verläuft von ventral-kaudal nach dorsal-kranial in einem Winkel von ca. 45°. Vorder- und Rückwand liegen direkt aufeinander und bilden im axialen Schnitt eine Figur, die dem Buchstaben H entspricht.
Topographisch läßt sich die Vagina in der MRI in drei Abschnitte aufgliedern: in den distalen (Höhe der Urethra), den mittleren (Höhe des Blasenbodens) und den proximalen (in Höhe der lateralen Fornices bzw. der Cervix uteri). Die kaudale Scheidenrückwand grenzt an die Beckenbodenmuskulatur, die kranialen Abschnitte an das Rektum.
Im T_1-gewichteten Bild zeigt die Vagina eine niedrige Signalintensität, wobei eine Differenzierung zwischen Vaginalwand und Vaginalepithel bzw. zentraler Flüssig-

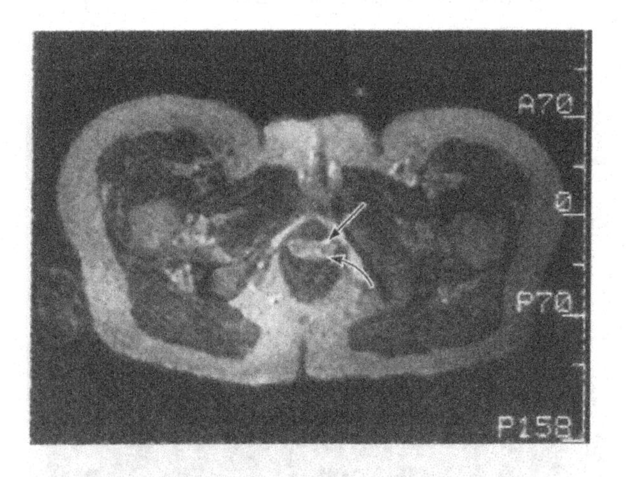

Abb. 1.3. Vagina

Im T_2-gewichteten Bild stellt sich die vaginale Schleimhaut signalreich dar *(Pfeil)*. Die muskuläre Vaginalwand *(gebogener Pfeil)* ist deutlich signalärmer.
(SE, TR 2000 ms, TE 80 ms)

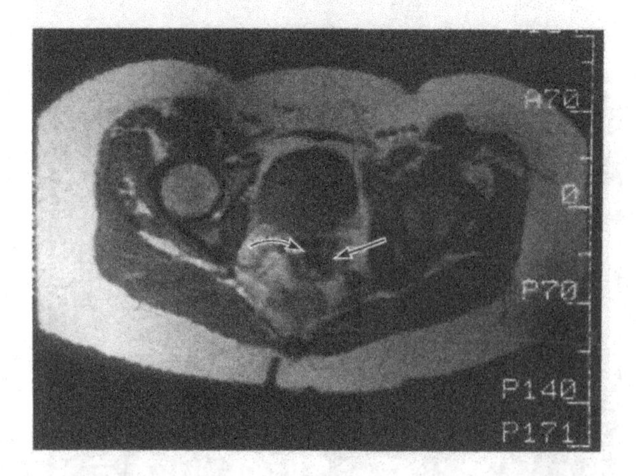

Abb. 1.4. Vagina, kraniales Drittel mit Portio vaginalis cervicis

Die Portio vaginalis cervicis *(Pfeil)* ragt als signalarmer, runder Bezirk in die kraniale Vagina. Das rechte seitliche Scheidengewölbe ist als signalreicher Streifen *(gebogener Pfeil)* deutlich von der signalärmeren Vaginalwand abgegrenzt.
(SE, TR 1800 ms, TE 30 ms)

keitsschicht nicht möglich ist. Beim T_2-gewichteten Bild zeigt die Vaginalwand eine niedrige, das Vaginalepithel und die zentrale Schleim- bzw. Flüssigkeitsschicht eine hohe Signalintensität. Die signalarme Vaginalwand gestattet eine gute Abgrenzung zum perivaginalen Fett. Durch das Einlegen eines Tampons lassen sich im T_2-gewichteten Bild die Wandanteile gelegentlich schlechter abgrenzen (Abb. 1.3, Abb. 1.4).
Der hormonelle Status beeinflußt die Dicke des vaginalen Schleim- bzw. Flüssigkeitssaumes und die Signalcharakteristik in der MRI.
Die hintere vaginale Fornix kann von der Portio in ca. 75 % abgegrenzt werden, die vordere vaginale Fornix in ca. 25 %.

Hormon- und altersabhängige Veränderungen der Vagina

Prämenarche

Die Vaginalwand ist dünn. Im T_2-gewichteten Bild mit einem minimalen signalintensiven Vaginalepithel und einer dünnen Flüssigkeitsschicht ist die Signalintensität herabgesetzt. Eine Ausnahme stellen Mädchen unter einem Monat dar, wo die Vagina durch die intrauterine Hormonstimulation ähnlich wie im Erwachsenenalter aussieht.

Reproduktionsalter

- *Frühe Proliferationsphase:* Im T_2-gewichteten Bild hat die Vaginalwand eine herabgesetzte Signalintensität, während die zentrale Zone signalintensiv ist. Beide Zonen lassen sich gut differenzieren.
- *Späte Proliferationsphase:* Es zeigt sich eine Zunahme sowohl der Dicke als auch Signalintensität der Vaginalwand, ebenso des zentralen signalintensiven Bezirks.
- *Mittlere Sekretionsphase:* Zunahme der Signalintensität der Vaginalwand, Zunahme der Wanddicke sowie der Dicke der zentralen Zone. Die Differenzierbarkeit wird schlechter.
- *Späte Sekretionsphase:* MRI-Bild der Vagina ähnlich dem in der frühen Proliferationsphase.

Vagina in der Gravidität

Schlechte Differenzierbarkeit zwischen Wand, zentraler Zone und umgebendem Gewebe im T_2-gewichteten Bild.

Menopause / Postmenopause

Zunehmende Verdünnung der Vaginalwand, sehr dünne zentrale Zone.
Zur MRI-Diagnostik der Vagina stehen T_2-gewichtete Sequenzen im Vordergrund (Hricak et al. 1988). Die Anwendung von Tampons ist nicht allgemein zu empfehlen, da dabei die Anatomie der Vaginalwand schlechter erfaßt werden kann. Der Hormonstatus der Patienten beeinflußt die Größe der Vagina, die Dicke des zen-

tralen Schleims und die Signalcharakteristik der Vaginalwand. Der Kontrast zwischen Vaginalepithel und -wand ist in der Proliferations- und späten Sekretionsphase am besten, so daß MRI-Untersuchungen zur Vaginaldiagnostik bei geschlechtsreifen Frauen in dieser Zeit stattfinden sollten.

1.3 Zervix

Die Zervix bildet einen ca. 2–4 cm langen Zylinder. Ihr Lumen, der Canalis cervicis, ist spindelförmig. Sie läßt sich in einen supravaginalen und in einen vaginalen Anteil gliedern, wobei diese Differenzierung kernspintomographisch meist nicht gelingt. In Höhe des Os internum ist der Eintritt der uterinen Gefäße. Der Isthmus ist von parazervikalem Gewebe umgeben mit den Lig. lata, Lig. vesicouterina und Lig. sacrouterina. Das Gewebe um die Zervix stellt den parazervikalen Anteil der Parametrien dar.
Bei Frauen im reproduktionsfähigen Alter zeigt die Zervix im T_1-gewichteten Bild eine mittlere Signalintensität. In T_2-gewichteten Sequenzen lassen sich zwei, manchmal drei Zonen abgrenzen (Hricak 1986, Lee et al. 1985, Scoutt et al. 1993). Zentral findet sich eine signalintensive Zone aus Zervixepithel, Schleim und sezernierter Flüssigkeit. Nach außen folgt eine Zone relativ niedriger Signalintensität. Diese ist niedriger als die von Myometrium, weil Zervixgewebe einen wesentlich größeren Bindegewebsanteil enthält als Myometrium. Am Isthmus uteri gehen beide Strukturen ineinander über. Bei einem Teil der Frauen folgt nach außen noch eine dritte Zone, die eine Signalintensität ähnlich der des Myometriums aufweist (Abb. 1.5).
Die Orientierung der Längsachse der Zervix im kleinen Becken ist variabel. Die axiale Schnittführung stellt die Basis der Diagnostik im Zervixbereich dar. Sie ist geeignet, Raumforderungen in der Zervix selbst sowie die Beziehung zu Vagina und zum Parametrium darzustellen. Sagittale Bilder lassen die Länge der Zervix und die vordere und hintere Muttermundslippe am besten abgrenzen, genauso wie die Beziehung der Zervix zu Blase und Rektum. Die koronare Schnittführung lie-

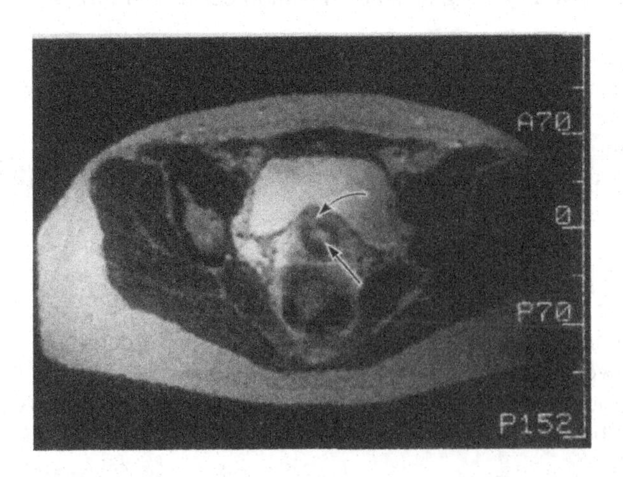

Abb. 1.5. Normale Zervix

Das T_2-gewichtete Bild zeigt die typische MR-Anatomie der Zervix. Zentral ist der signalintensive Bezirk der Schleimhaut umgeben vom signalarmen Zervixgewebe *(Pfeil)*. Angedeutet findet sich in den ventralen Abschnitten der Zervix *(gebogener Pfeil)* eine dritte Zone mit vermehrter Signalintensität.
(SE, TR 2000 ms, TE 80 ms)

fert in Ergänzung die Beziehung einer Raumforderung zum Beckenboden sowie zur lateralen Beckenwand.

Physiologische Veränderungen der Zervix

Bei erwachsenen Frauen ist das Verhältnis Länge der Zervix zu Länge des Corpus uteri etwa 1:2. Vor der Menarche und in der Postmenopause beträgt die Relation 1:1.

1.4 Corpus uteri

Der bei der geschlechtsreifen Frau ca. 7 cm lange Uterus ist ein Hohlorgan, das aus einer starken Muskelwand besteht und birnenförmig ist. Der Uterus teilt sich auf in Fundus uteri als den kranialen Abschluß, Corpus uteri und die Zervix uteri, die durch eine leichte Verengung, den Isthmus uteri, anatomisch abzugrenzen ist.
Der an seiner Vorder- und Hinterwand bis zu den Umschlagsfalten auf Blase bzw. Rektum von peritonealer Serosa überzogene Uterus umschließt einen flachen dreizipfligen Spalt, das Cavum uteri, dessen Ausläufer an der Basis in die Eileiter münden. Die Spitze stellt der innere Muttermund, das Orificium internum canalis isthmi, als der Beginn des Zervikalkanals dar.
T_1-gewichtete Sequenzen zeigen den Uterus als homogenes Organ mit einer Signalintensität, ähnlich der beim Skelettmuskel. T_2-gewichtete Bilder des Uterus lassen bei jüngeren Frauen eine zonale Anatomie erkennen. Zentral ist das signalreiche Endometrium, das von dem relativ signalarmen Ring, der Junctionalzone, umgeben ist. Dann folgt eine Schicht mittlerer Signalintensität, die dem restlichen Myometrium entspricht. Ein histologisches Korrelat für die Junctionalzone ließ sich bisher nicht finden, jedoch ein niedrigerer Wassergehalt im Vergleich zum äußeren Myometrium (Lee et al. 1985, McCarthy et al. 1989). Der Grund für den erniedrigten Wassergehalt der inneren Myometriumschichten ist unklar (Abb. 1.6, Abb. 1.7).
Das Erscheinungsbild des Uterus hängt von verschiedenen Faktoren ab: Alter der Frau, Phase des Menstruationszyklus bei geschlechtsreifen Frauen, Einnahme oraler Antikonzeptiva (Abb. 1.8, Abb. 1.9, Abb. 1.10).
Das Endometrium zeigt zyklische Schwankungen, die im T_2-gewichteten Bild gut dargestellt werden können. Die mittlere Endometriumdicke nimmt von 5,8 +/– 1,1 mm am 4. Zyklustag auf 10,3 +/– 1,7 mm am 24. Zyklustag zu. Die Dickenzunahme ist zwischen dem 8. und 16. Zyklustag am ausgeprägtesten, sie geht vom 4. zum 8. und vom 16. zum 24. Tag langsamer vonstatten (Janus et al. 1988).
Ähnlich wie das Endometrium zeigt die Junctionalzone ebenfalls eine zyklische Änderung der Dicke. Diese nimmt vom 4. zum 8. Zyklustag langsam zu (im Mittelwert 4.6 +/– 0.8 mm auf 5.1 +/– 0.7 mm), schneller vom 8. zum 16. Zyklustag (im Mittelwert auf 6.7 +/– 0.7 mm) und wiederum verlangsamt vom 16. zum 24. Zyklustag auf einen Mittelwert von 7.5 +/– 0.9 mm (Wiczyk et al. 1988).
Die Endometriumveränderungen zeigen sich auch im Ultraschall, wobei die gemessenen Absolutwerte eine leichte Differenz zu den MRI-Messungen aufweisen (Mitchell et al. 1990).

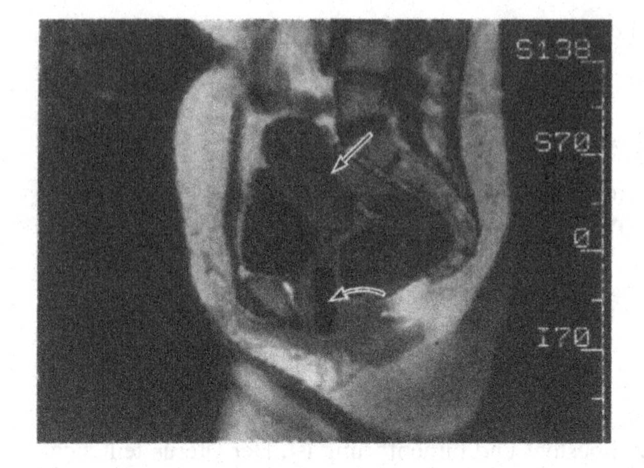

Abb. 1.6. Uterus, Sagittalschnitt

Der durch die gefüllte Blase und das luftgefüllte Rektum gestreckte Uterus *(Pfeil)* läßt im T_1-gewichteten Bild keine Differenzierung der Strukturen erkennen. Die Vagina ist durch einen Tampon markiert *(gebogener Pfeil)*. (SE, TR 540 ms, TE 20 ms)

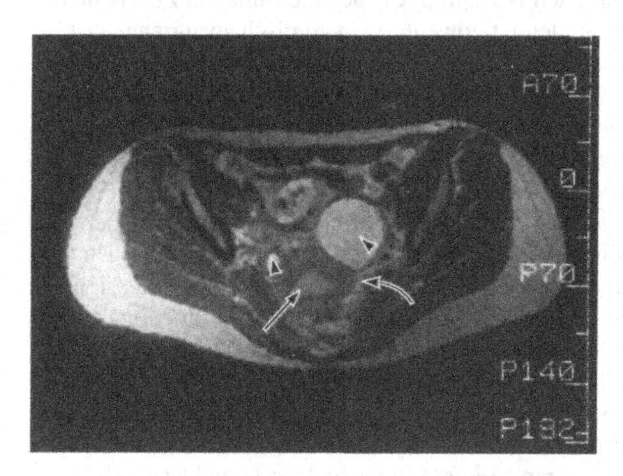

Abb. 1.7. Uterus, Retroflexio

Das protonengewichtete Bild zeigt die typische zonale Anatomie des Uterus: Zentral das signalintensive Endometrium *(Pfeil)*, umgeben von der signal-ärmeren Junctionalzone, die in das außen liegende Myometrium *(gebogener Pfeil)* übergeht. Nebenbefundlich ist in beiden Ovarien eine Endometriosezyste *(Pfeilspitzen)*. (SE, TR 2 000 ms, TE 80 ms)

Bei langanhaltendem Gebrauch oraler Antikonzeptiva kommt es zur Verdünnung und schließlich Atrophie des Endometriums sowie zu einer verminderten Breite der Junctionalzone, zusammen mit einer Verkleinerung des Uterus (McCarthy et al. 1986). Intrauterin-pessare (IUP) stellen sich als signalarme Strukturen im Uterus kaum dar.
Der Uterus in der Prämenarche und in der Postmenopause läßt die Junctionalzone meist unscharf oder gar nicht erkennen. Beim infantilen Uterus ist die Relation der Länge von Zervix zum Corpus 1:1. Diese verändert sich beim erwachsenen Uterus auf 1:2. In der Postmenopause wird der Uterus wieder kleiner, die Relation Zervix zu Corpus verschiebt sich wieder zugunsten der Zervixlänge.

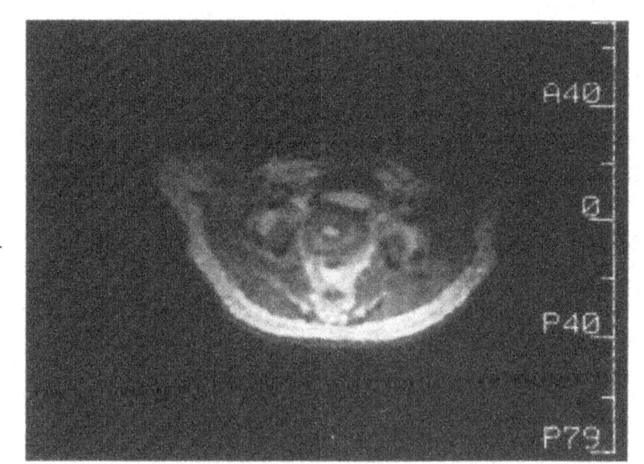

Abb. 1.8. Uterus beim Neugeborenen

Das T_2-gewichtete Bild zeigt das durch die intrauterine Hormonstimulation hoch aufgebaute Endometrium. (SE, TR 2500 ms, TE 80 ms)

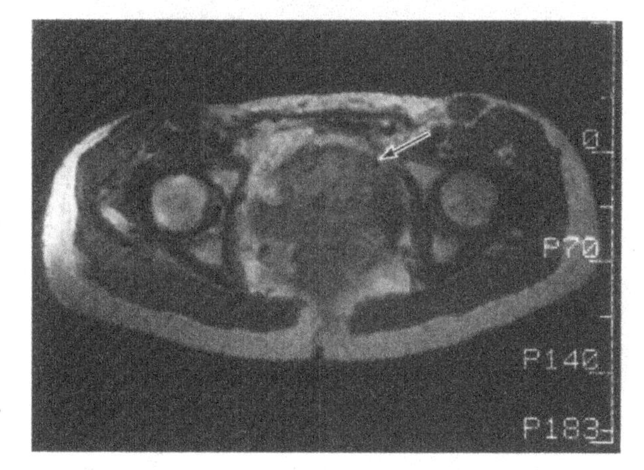

Abb. 1.9. Uterus bei Multipara

Typisch ist der vergrößerte Uterus mit den kräftigen Gefäßen im Myometrium, die sich auch durch den Flow void gut kontrastieren *(Pfeil)*. (SE, TR 2000 ms, TE 20 ms)

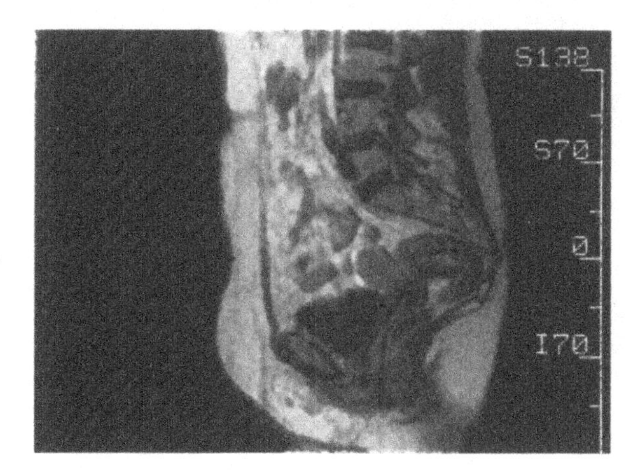

Abb. 1.10. Uterus bei Altersatrophie, Sagittalschnitt

Typisch ist die Verkleinerung des gesamten Organs und die Relation Corpus / Zervix, die gegen 1:1 geht. (SE, TR 500 ms, TE 20 ms)

1.5 Ovarien

Die Ovarien sind ovale Organe mit einer durchschnittlichen Größe von 4 × 2 × 1 cm. Sie liegen im Bereich der Fossa ovarica der Beckenwand an. Bei Frauen im reproduktionsfähigen Alter zeigen sie im T_1-gewichteten Bild eine niedrige bis mittlere SI, die bei T_2-gewichteten Sequenzen deutlich zunimmt und fast diejenige von Fett erreicht. Auf T_2-gewichteten Bildern können Follikel aufgrund der hohen SI gut abgegrenzt werden, so daß die Darstellung von dominanten Follikeln mit einer Größe von 18–25 mm gut gelingt. Der Volumenzuwachs des dominanten Follikels korreliert mit dem ansteigenden Östrogenspiegel. Er erreicht ein maximales Volumen von 7,6 ml (bei einem Mittelwert von 5,5 +/– 0,7 ml) (Bomsel-Helmreich et al. 1979) (Abb. 1.11, Abb. 1.12).

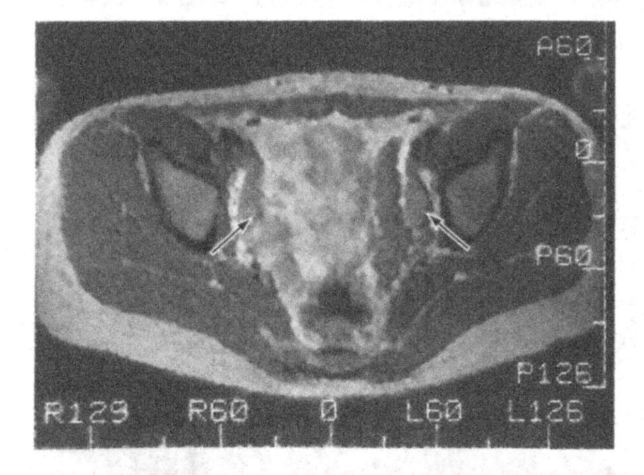

Abb. 1.11. Ovarien bei einer jungen Frau postmenstruell

Beide Ovarien *(Pfeile)* sind gut abgrenzbar. Größere Follikel sind nicht zu erkennen. (SE, TR 2000 ms, TE 20 ms)

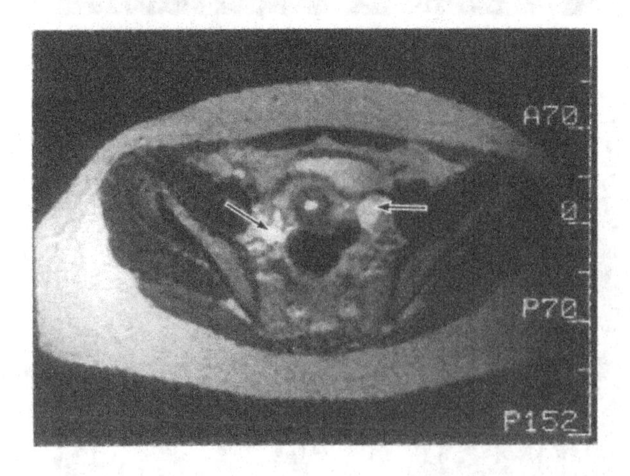

Abb. 1.12. Ovarien bei einer geschlechtsreifen Frau, 12. Zyklustag

Die T_2-gewichtete Sequenz zeigt neben der zonalen Anatomie des Uterus in beiden Ovarien zystische Follikel unterschiedlicher Größe *(Pfeile)*. (SE, TR 2000 ms, TE 80 ms)

Altersabhängige Veränderungen der Ovarien

- *Neugeborenenalter:* Die Ovarien der Neugeborenen sind im Mittel 1,5 × 0,5 × 0,5 cm groß. Die Oberfläche ist glatt bis auf vereinzelte oberflächennahe Follikel.
- *Adoleszentenalter:* Zwischen Geburt und Pupertät findet die Wachstumsphase statt. Follikel werden sichtbar, die Oberfläche ist glatt.
- *Reproduktionsalter:* Das normal funktionierende Ovar enthält Follikel und Corpora lutea in verschiedenen Funktions- und Regressionsstadien. Die Oberfläche erscheint vernarbt.
- *Menopausales Alter:* Das Ovar verkleinert sich bei einer geglätteten Oberfläche, die fibrotisch verdickt ist.

1.6 Sonstige Organe des kleinen Beckens

In der MRI können neben dem inneren weiblichen Genitale im kleinen Becken knöcherne Strukturen, Blase, Rektum, Gefäße, Lymphknoten, Fett und Darmanteile dargestellt werden. Auf eine nähere Beschreibung des physiologischen Bildes und eine systematische Abhandlung pathologischer Zustände wird im folgenden verzichtet. Im Kapitel „Differentialdiagnosen" werden Hinweise zu pathologischen Veränderungen dieser Organe gegeben, soweit sie für gynäkologische Fragestellungen relevant sind.

Literatur

Bomsel-Helmreich O, Gougeon A, Thebault A et al. (1979) Healthy and atrophic human follicles in the preovulatory phase: difference in evolution of follicular morphology and steroid content of follicular fluid. J Clin Endocrinol Metab 48: 686–692

Hricak H, Chang Y, Thurnher S (1988) Vagina: evaluation with MR imaging. Part I. Normal anatomy and congenital anomalies. Radiology 169: 169–174

Hricak H (1986) MRI of the female pelvis: A review. AJR 146: 1115–1122.

Janus CL, Wiczyk HP, Laufer N (1988) Magnetic Resonance Imanging of the Menstrual Cycle. Magn Reson Imag 6: 669–674

Lee JKT, Gersell DJ, Balfe DM, Worthington JL, Picus D, Gapp G (1985) The Uterus: In vitro MR-anatomic correlation of normal und abnormal specimens. Radiology 157: 175–179

McCarthy S, Tauber C, Gore J (1986) Female Pelvic Anatomy: MR Assessment of Variations during the Menstrual Cycle and with the Use of oral Contraceptives. Radiology 160: 119–123

McCarthy S, Scott G, Majumchar S, Shapiro B, Thompson S, Lange R, Gore J (1989) Uterine junctional zone: MR study of Water Content and Relaxation Properties. Radiology 171: 241–243.

Mitchell DG, Schonholz L, Hilpert PL, Pennell RG, Blum L, Rifkin MD (1990) Lines of the Uterus: Discrepancy between US und MR images. Radiology 174: 827–831

Scoutt LM, McCauley TR, Flynn SD, Luthringer DJ, McCarthy SM (1993) Zonal Anatomy of the Cervix: Correlation of MR Imaging and Histologic Examination of Hysterectomy Specimens. Radiology 186: 159–162

Wiczyk HP, Janus CL, Richards CJ, Graf MJ, Gendal ES, Rabinowitz JG, Laufer N (1988) Comparison of magnetic resonance imaging and ultrasound in evaluation follicular and endometrial development throughout the normal cycle. Fertil Steril 49: 969–972

2 Lageanomalien und Fehlbildungen

2.1 Lageanomalien

Die Lage der Gebärmutter wird einerseits in bezug auf die Längsachse der Scheide durch den Begriff „versio" und zum anderen durch den Begriff „flexio" in der Organachse charakterisiert. Im Normalfall befindet sich der antevertierte, anteflektierte Uterus in mediosagittaler Position, wobei die Zervix oberhalb der Interspinalebene liegt. Eine Verlagerung des Uterus wird als Dextro- bzw. Sinistroposition bezeichnet (Abb. 2.1).
In 10–20 % besteht eine Retroflexio oder/und Retroversio, die gewöhnlich keinen Krankheitswert haben. Die Veränderungen der Normalposition können einerseits Normvarianten sein, andererseits von den verschiedenen Füllungszuständen der Nachbarorgane, oder aber durch Entzündungen oder Neubildungen verursacht sein (Abb. 2.2). Lageveränderungen findet man auch durch den Elastizitätsverlust des Bandapparates und des Beckenbodenbindegewebes in Form des Descensus uteri.

Veränderung an der Position (Stellung)

Der Uterus sinkt beim Descensus in kraniokaudaler Richtung.
Mit dem Descensus uteri häufig vergesellschaftet ist eine Zelenbildung im Bereich der vorderen Vaginalwand mit konsekutiver Lageveränderung von Urethra

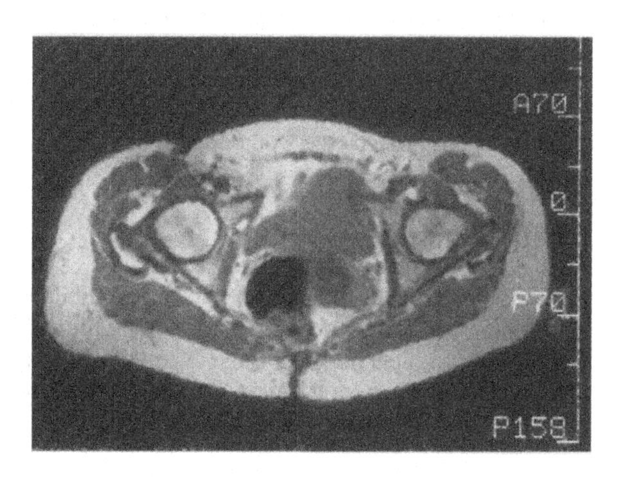

Abb. 2.1. Sinistroponierter Uterus
(SE, TR 2000 ms, TE 20 ms)

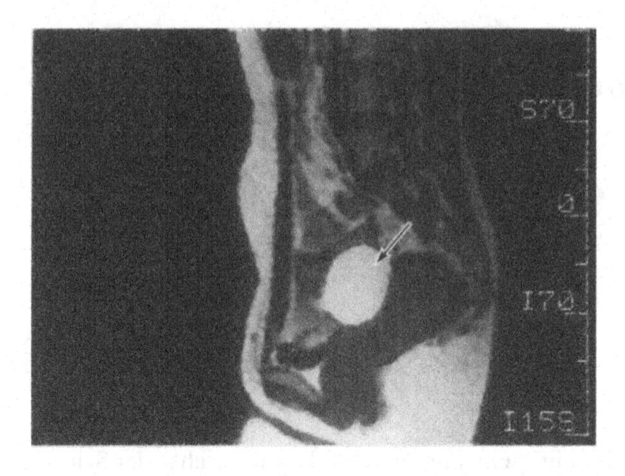

Abb. 2.2. Gestreckter, nach dorsal verlagerter Uterus. Ursache ist eine ventral liegende große Endometriosezyste *(Pfeil).*
(SE, TR 540 ms, TE 20 ms)

und Blase (Urethro- bzw. Zystozele) oder der hinteren Vaginalwand mit einer solchen des Douglasraumes bzw. des Rektums (Rektozele). Tritt der Uterus teilweise oder vollständig vor das Vulvaniveau unter gleichzeitiger teilweiser oder vollständiger Evertierung der Scheide spricht man von einem Partial- bzw. Totalprolaps des Uterus.
Je nach Schweregrad des Descensus klagen die Patienten über Fremdkörpergefühl, Druck nach unten, Streßinkontinenz (bei intraabdomineller Druckerhöhung wie beim Lachen, Husten oder Niesen), Defäkationsbeschwerden, Blasenentleerungsstörungen wie Harnverhalt oder Überlaufblase.
Bei der Diagnostik stehen klinische Untersuchungsmethoden im Vordergund. Zur Quantifizierung der Störung werden Druckprofile von Harnblase und Urethra erstellt. Neben konventionellen Röntgenuntersuchungen sind weitere bildgebende Ansätze in der Entwicklung (siehe hierzu Kapitel 8).
Im Gegensatz zur perkutanen Ultraschalluntersuchung, die durch überlagernde Darmschlingen erschwert bis unmöglich gemacht werden kann, wird die Aussagekraft im MRI bei Lageanomalien des Uterus nicht eingeschränkt. Gegenüber der transvaginalen Ultraschalltechnik hat die MRI den Vorteil, daß die Beurteilung der Syntopie der pelvinen Hohlorgane nicht durch die Vaginalsonde verändert wird. Die Diagnose einer Dextro- bzw. Sinistroposition oder einer Retroflexio ist in der MRI ohne Probleme möglich. Die Entscheidung, ob es sich um eine fixierte Lageanomalie handelt, kann nur klinisch gestellt werden.
Die Bildgebung spielt bei Lageanomalien des Uterus nur bei differentialdiagnostischen Schwierigkeiten eine Rolle.

2.2 Fehlbildungen

Entwicklungsgeschichtlich können Genitalfehlbildungen auf Störungen bei der Ausbildung des Sinus urogenitalis und der Müller-Gänge zurückgeführt werden. Organe können nicht angelegt (Agenesie), die Ausbildung kann gehemmt oder die Weiterentwicklung gestört sein (Abb. 2.3). Atresienoxen vor dem 3. Fetalmonat

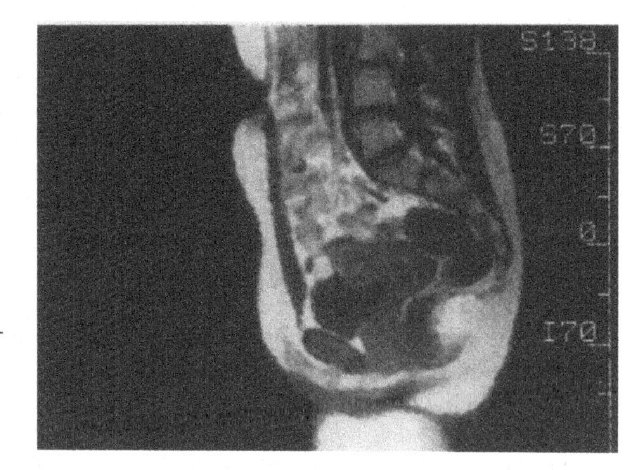

Abb. 2.3. Hypoplasie des Uterus bei einer jungen Frau (19 J.). Das Verhältnis Corpus zu Zervix beträgt etwa 1:1. (SE, TR 540 ms, TE 20 ms)

werden als Ursache diskutiert, Kombinationen mit anderen Fehlbildungen, z. B. im Bereich der Nieren und des Skelettsystems (besonders der Wirbelsäule) sind nicht selten.
Auf die zahlreichen Mißbildungsmöglichkeiten im Rahmen der Intersexualität soll hier nicht näher eingegangen werden, da die Erfahrungen mit der kernspintomographischen Diagnostik, im Gegensatz zur konventionellen radiologischen Diagnostik, noch dürftig sind (Overzier 1961, Stephens and Smith 1970).
Mißbildungen des inneren weiblichen Genitales, die nicht in Zusammenhang mit intersexuellen Zuständen stehen, können in solche der Vagina, des Uterus und in kombinierte Formen unterteilt werden. Zum Teil kann die Diagnose durch die klinische Untersuchung gestellt werden, zum Teil sind hierfür ergänzend oder richtungsweisend bildgebende Verfahren notwendig.

Hymenalatresie

Bei einer Hymenalatresie (Hymen occlusivus) weist schon bei der Inspektion eine sich bläulich im Introitus vorwölbende Raumforderung auf angestautes Menstrualblut. In Abhängigkeit von der Dauer des Aufstaus von Menstrualblut kann es zur Ausbildung eines mehr oder minder ausgedehnten Hämatokolpos kommen, wobei die gesamte Scheide prall gefüllt ist. Wird dieser Zustand nicht beseitigt, kommt es zu einer Hämatometra und extrem selten zu einer Hämatosalpinx. In seltenen Fällen kann für eine Hämatosalpinx auch ein transversales Vaginalseptum, das sich meist im kranialen Drittel befindet, oder eine Vaginalaplasie die Ursache sein.

Transversales Vaginalseptum

Transversale Vaginalsepten sind sehr selten. Die Diagnose kann bei der klinischen Untersuchung gestellt werden, so daß sich bildgebende Verfahren meist erübrigen (Faerber et al. 1972).

Vaginalagenesie

Patienten mit einem Mayer-Rokitansky-Küster-Hauser-Syndrom (MRKH-Syndrom) haben einen 46,XX Karyotyp und normale sekundäre Geschlechtsmerkmale. Die äußeren Geschlechtsteile sind normal. Anstelle der Vagina existiert nur eine flache Grube. Die Funktion der Ovarien ist normal. Die typische Form (Typ A) ist durch das Fehlen von Vagina und Uterus gekennzeichnet. Symmetrische Anlagereste des Uterus sind typisch, genauso wie normale Tuben und Ovarien. Bei der selteneren Form (Typ B) findet man asymmetrische Uterusreste und Anomalien der Eileiter (Struebbe et al. 1993).
Bei der Differentialdiagnose zur testikulären Feminisierung sollte der Testosteronwert bestimmt werden. Auch ist eine Karyotypisierung sinnvoll.
Gezielt ist nach Fehlbildungen der Nieren (ca. 50 %) und des Skelettsystems (12 %) zu suchen.
Die MRI ist in der Lage, das Fehlen der Vagina darzustellen. Bei den meisten Patienten läßt sich eine rudimentäre Uterusanlage erkennen, wobei besonders bei stark hypoplastischen Formen eine normale zonale Anatomie häufig nicht zu differenzieren ist (Abb. 2.4). Da es sich beim Zeitpunkt der Diagnose zum größten Teil um junge Frauen handelt, lassen sich die Ovarien meist gut abgrenzen (Togashi et al. 1987).
In einem Teil der Fälle kann die Diagnose bereits durch eine Ultraschalluntersuchung gestellt werden (Rosenberg et al. 1986). Auf den Einsatz eines bildgebenden Verfahrens kann nicht verzichtet werden, da die klinischen Untersuchungen nicht ausreichen. In unklaren Fällen muß eine Laparoskopie durchgeführt werden.

Hydrokolpos / Hydrometrokolpos

Die Ursache kann in einem Hymen imperforatus, einer Vaginalatresie, einer vaginalen Mißbildung liegen, die zusammen mit anderen Mißbildungen vorkommen kann (Reed und Griscom 1973). Eine exakte Bestimmung der Ausdehnung des Flüssigkeits- oder Blutaufstaus ist für therapeutische Maßnahmen entscheidend.
Da Blut und Blutabbauprodukte zu charakteristischen Änderungen in der magnetischen Suszeptibilität führen, ist die MRI-Diagnose eines Hämatokolpos einfach. Für die Bestimmung der Ausdehnung eignet sich vor allem die sagittale Schnittführung. Dabei kann die Ausdehnung eines Hämatokolpos exakt bestimmt werden (Vainright et al. 1988).

Uterine Mißbildungen (Anomalien der Müller-Gänge MDA)

Die Müller-Gänge entwickeln sich kraniokaudal aus dem embryonalen Mesoderm, bilden die Tuben und fusionieren distal, um den Uterus, die Zervix und obere Vagina zu bilden. Müller-Gänge-Anomalien (MDA) entstehen aus einer partiellen oder kompletten Nichtvereinigung der Müller-Gänge, die in 1–5 % aller Frauen auftritt (Zanetti et al. 1978, Sorensen 1988). Häufig sind MDA mit Anomalien des renalen Systems korreliert.
MDA können nach dem Schweregrad ihrer Ausprägung klassifiziert werden (Buttram and Gibbons 1979).

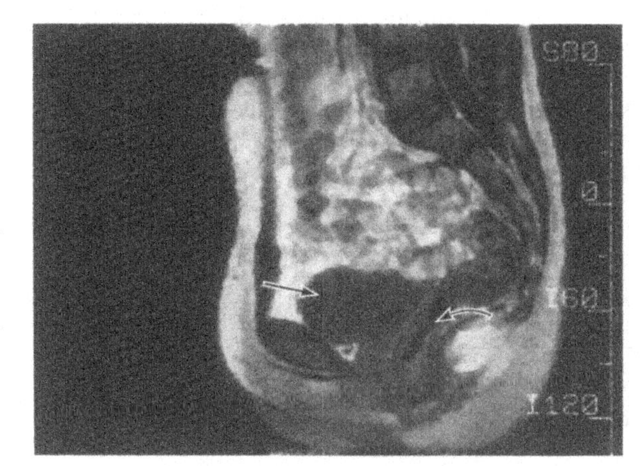

Abb. 2.4. Mayer-Rokitansky-Küster-Hauser-Syndrom

a Im Sagittalbild liegt die Blase *(Pfeil)* direkt dem Rektum *(gebogener Pfeil)* an. Die Vagina und der Uterus lassen sich nicht abgrenzen. (SE, TR 500 ms, TE 25 ms)

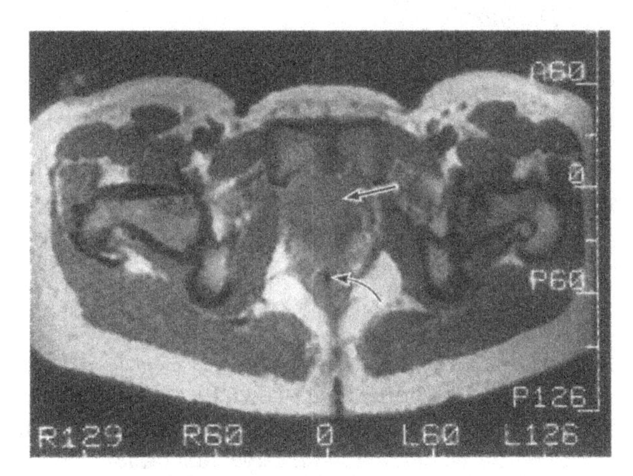

b Die axiale Schnittführung in Höhe des Schenkelhalses läßt ebensowenig die Vagina zwischen Blase *(Pfeil)* und Rektum *(gebogener Pfeil)* erkennen. (SE, TR 2000 ms, TE 20 ms)

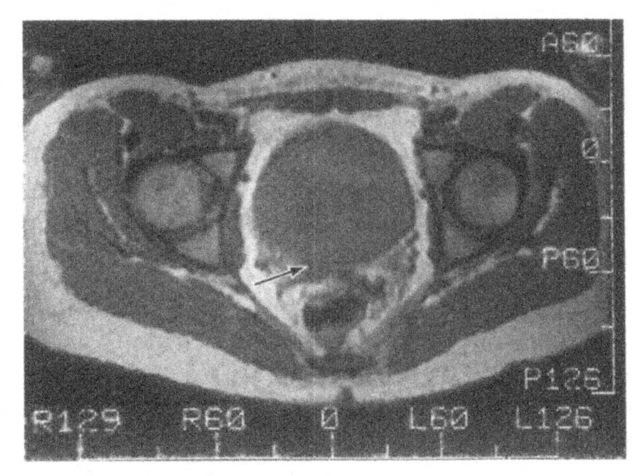

c Die axiale Schnittführung in Höhe der Hüftköpfe zeigt hinter der Blase eine kleine Gewebsvermehrung mit zentraler Hypodensität *(Pfeil)*, die einem rudimentären Uterus entspricht. (SE, TR 2 000 ms, TE 20 ms)

Klasse I: Segmentale Agenesie oder Hypoplasie. Die segmentale Agenesie oder Hypoplasie kann vaginal, zervikal, fundal, tubal und kombiniert vorkommen.

Klasse II: Uterus unicornis. Es handelt sich um eine isolierte Aplasie des uterinen Abschnitts eines Müller-Ganges. Ein rudimentäres Horn mit und ohne Endometrium kann vorkommen.

Klasse III: Uterus didelphys (duplex). Die Verschmelzung der Müller-Gänge bleibt aus. Es bestehen zwei vollständige Uteri.

Klasse IV: Uterus bicornis. Es sind zwei Uteri vorhanden, wobei die kaudalen medialen Gangabschnitte verschmolzen sind.

Klasse V: Uterus subseptus. Im Bereich des Cavums ist ein Septum wechselnder Ausdehnung vorhanden.

MRI-Diagnostik

Mit Hilfe der MRI lassen sich folgende Parameter zur Klassifikation von MDA erfassen:

Äußere Funduskontur: Beim normalen Uterus ist die äußere Kontur des Fundus außen konvex. Sie kann aber auch abgeflacht oder konkav erscheinen.

Interkornuale Distanz: Da die Ostien der Tuben im MRI nicht sichtbar sind, wird als interkornuale Distanz die maximale Ausdehnung des Endometriums verwendet. Die normale interkornuale Distanz liegt zwischen 2 und 4 cm.

Charakteristik der Signalintensität des Uterus: Bei Frauen im reproduktionsfähigen Alter ist der Uterus im T_1-gewichteten Bild homogen. Im T_2-gewichteten Bild mit der typischen zonalen Anatomie differenziert man das signalintensive Endometrium, die wenig signalintensive Junctionalzone und das außen liegende Myometrium, das eine mittlere Signalintensität aufweist.

Dicke des Endometriums und Myometriums sowie Relation Endometrium zu Myometrium: Die Dicke des Myometriums wird durch die Außenkontur des Uterus zum signalintensiven Endometrium gemessen. Die Junctionalzone wird hierbei mit einbezogen. Die Dicke der signalintensiven, zentralen Zone wird bestimmt und durch zwei dividiert, um die Dicke des Endometriums zu erhalten (sie sollte weniger als 4 mm betragen). Die Dicke des Endometriums variiert mit dem Menstruationszyklus, ebenso wie das Verhältnis Endometrium zu Myometrium. Die mittlere Dicke des Myometriums beträgt 18 mm.

Ausdehnung von Septen und Beurteilung der Signalintensität: Die Signalintensität von Septierungen des Uterus kann sich vom Fundus bis zum unteren Uterinsegment ändern. Das Septum wird als aus Myometrium bestehend angesehen, wenn es dieselbe Signalintensität in T_1- und T_2-gewichteten Sequenzen aufweist wie Myometrium. Die Diagnose eines fibrösen Septums wird gestellt, wenn die Signalintensität im T_1- und T_2-gewichteten Bild niedriger als diejenige der Junctionalzone ist.

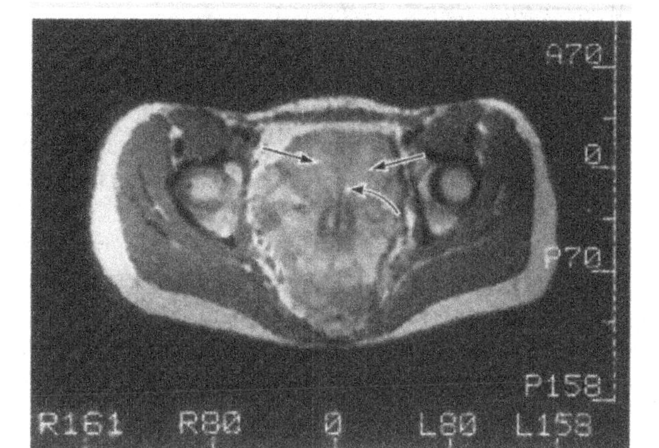

Abb. 2.5. Uterus bicornis

Dargestellt sind zwei weitgehend symmetrische Cava *(Pfeile)*. Das Septum zwischen den Cava *(gebogener Pfeil)* wechselt in der Zusammensetzung von Myometrium zu Bindegewebe in Höhe der Zervix.
(SE, TR 2000 ms, TE 20 ms)

Bei der Beurteilung von MDA ist gezielt nach dem Vorhandensein eventueller sonstiger gynäkologischer und urologischer Erkrankungen zu suchen.

Mit Hilfe der angegebenen Parameter lassen sich im MRI folgende Kriterien für die Diagnostik der verschiedenen Klassen von MDA aufzeigen (Carrington et al. 1990).

Klasse I: Segmentale Agenesie / Hypoplasie. Bei der Agenesie läßt sich kein Uterus abgrenzen, allenfalls eine residuelle amorphe Gewebemasse. Für die Hypoplasie ist bei erhaltender Relation zwischen Corpus und Zervix eine zu geringe Größe des Uterus, bezogen auf das Alter der Patientin, typisch. Die zonale Anatomie ist schwach abgrenzbar bis fehlend. Die Dicke des Endometriums und Myometriums ist reduziert.

Klasse II: Uterus unicornis. Der Uterus ist bananenförmig konfiguriert bei einem normal ausgebildeten Endometrium und Myometrium. Im rudimentären Horn (falls vorhanden) läßt sich das Endometrium je nach Typ darstellen oder nicht.

Klasse III: Uterus didelphys (duplex). Der Uterus ist doppelt angelegt mit getrenntem Corpus, Zervix und oberer Vagina. Jedes Cavum hat normales Volumen, das Endometrium und Myometrium haben normale Dicke.

Klasse IV: Uterus bicornis. Der Fundus ist flach oder konkav, wobei 2 Hörner bei vergrößertem interkornualen Abstand (größer 4 cm) sichtbar sind. Je nach Ausprägung ist das Septum verschieden weit, bis in Höhe des unteren uterinen Segments, ausgebildet. Das Septum kann aus Myometrium oder aus fibrösem Gewebe bestehen (Abb. 2.5).

Klasse V: Uterus subseptus. Der Fundus uteri ist bei normaler interkornualer Distanz nach außen konvex. Jedes Cavum hat ein verkleinertes Volumen, wobei die Dicke des Endometriums und Myometriums normal ist. Das Septum ist bindegewebig und zeigt ein niedriges Signal im T_1- und T_2-gewichteten Bild.

Weitere bildgebende Verfahren

Die Hysterographie liefert zuverlässige Aussagen über die Form und die Größe des Cavum uteri. Limitierend ist die fehlende Aussagemöglichkeit über das Endometrium und Myometrium sowie über die Gewebezusammensetzung von Septen. Gleichzeitig können vorliegende Myome die Beurteilung deutlich erschweren.
Die Laparoskopie kann die äußere Form und Größe des Uterus abklären, ohne einen Rückschluß auf die strukturelle Konfiguration zu liefern. Da es sich um ein invasives Verfahren handelt, sind daraus resultierende Komplikationen möglich. Weniger invasiv ist die Hysteroskopie.
Die Ultraschalluntersuchung ist bei vaginalen Obstruktionen nützlich, die exakte Zuordnung einer uterinen Mißbildung ist oft schwierig (Malini et al. 1984). Bessere Ergebnisse liefert die Vaginosonographie.
Die MRI ist bei uterinen Fehlbildungen das überlegene bildgebende Verfahren. Sie erlaubt, alle wichtigen diagnostischen Kriterien zu erfassen, um eine prätherapeutische Klassifizierung durchzuführen und somit ein individuelles therapeutisches Konzept zu entwickeln.

Literatur

Breen IL, Bonamo JF, Maxson WS (1981) Genital tract tumors in children. Pediatr Clin North Am 28: 355–368
Buttram VC, Gibbons WE (1979) Muellerian anomalies: a proposed classification (an analysis of 144 cases). Fertil Steril 32: 40–46
Carrington BM, Hricak H, Nuruddin RN, Secaf E, Laros RK Jr, Hill EC (1990): Muellerian Duct Anomalies: MR Imaging Evaluation. Radiology 176: 715–720
Faerber EN, Hurwitz CH (1972) Transverse vaginal septum. Br J Radiol 45: 696–698
Malini S, Valdes C, Malinak R (1984) Sonographic diagnosis and classification of anomalies of the female genital tract. J Ultrasound Med 3: 397–404
Overzier C (1961) Die Intersexualität. Thieme, Stuttgart
Reed MH, Griscan NT (1973) Hydrometrocolpos. AJR 118: 1–13
Rosenberg HK, Sherman NH, Tarry WF et al. (1986) Mayer-Rokitansky-Küster-Hauser Syndrome: US aid to diagnosis. Radiology 161: 815–819
Sorensen SS (1988) Estimated prevalence of Muellerian anomalies. Acta Obstet Gynecol Scand 67: 441–445
Stephens FD, Smith ED (1970) Anorectal malformation in children. Year Book Medical Publishers, Chicago
Struebbe EH, Willemsen WNP, Lemmens JAM, Thijn CJP, Rolland R (1993) Mayer-Rokitansky-Küster-Hauser Syndrome: Distinction Between Two Forms Based on Excretory Urographic, Sonographic, and Laparoscopic Findings. AJR 160: 331–334
Togashi K, Nichimura K, Itoh K et al. (1987) Vaginal agenesis: classification by MR imaging. Radiology 162: 675–677
Vainright Jr JR, Fulp Jr CJ, Schiebler ML (1988) MR Imaging of Vaginal Agenesis with Haematocolpos. J Comput Assist Tomogr 12: 891–893
Zanetti BE, Ferrari LR, Rossi G (1978) Classification and radiographic features of uterine malformations: hysterosalpingographic study. Br J Radiol 51: 161–70.

3 Gutartige Erkrankungen

3.1 Vulva und Vagina

Erworbene gutartige raumfordernde Prozesse der Vulva und Vagina sind selten. Die häufigste auf die Labien begrenzte Raumforderung ist der Bartholini-Abszeß. Seltener sind Gartner-Zysten der Vaginalwand. Die Vulva und Vagina können jedoch auch sekundär durch Entzündungen im kleinen Becken betroffen werden, so daß sich Fistelgänge und Abszesse ausbilden mit typischen Nekrosestraßen und Höhlen. Gelegentlich findet man gut abgegrenzte bewegliche Raumforderungen, die Lipomen entsprechen. Blutungen im kleinen Becken können posttraumatisch nach Unfällen oder bei Antikoagulation entstehen. Narbige Veränderungen der Vulva und Vagina können nach Bestrahlungen auftreten.
Im MRI zeigen Entzündungsareale eine verstärkte Signalintensität im T_2-gewichteten Bild, Abszesse die typische Verflüssigung (Abb. 3.1). Lipome weisen dieselbe Bildcharakteristik wie anderes Fettgewebe auf. Eine Kapsel läßt sich oft nicht erkennen (Abb. 3.2). Blut und Blutabbauprodukte zeigen die typische zeitabhängige Folge des Wechsels der Signalintensität.

3.2 Zervix

3.2.1 Ovula Nabothi

Ovula Nabothi sind Retentionszysten, die durch Überwachsen der Ausführungsgänge der Zervixdrüsen mit Plattenepithel entstehen. Sie haben die typischen Eigenschaften von Zysten, sind gewöhnlich rund, gut abgegrenzt und homogen mit niedriger Signalintensität im T_1-gewichteten Bild und hoher Signalintensität in T_2-gewichteten Sequenzen (Abb. 3.3) (Kier 1992).

3.2.2 Zervikale Stenose

Eine zervikale Stenose kann durch verschiedene Ursachen entstehen. Neben malignen Neubildungen können zervikale Stenosen kongenital, postinflammatorisch, postoperativ (z. B. nach Konisationen) oder nach Bestrahlungen entstehen. Durch die Stenosierung im Zervikalkanal kann es zu einem Aufstau von Sekret im Uteruscavum kommen. Sekundäre Einblutungen ins Uteruscavum führen zu Hämatometra, Entzündungen zur Pyometra. Es kommt dabei zu einer Vergrößerung des Uterus.

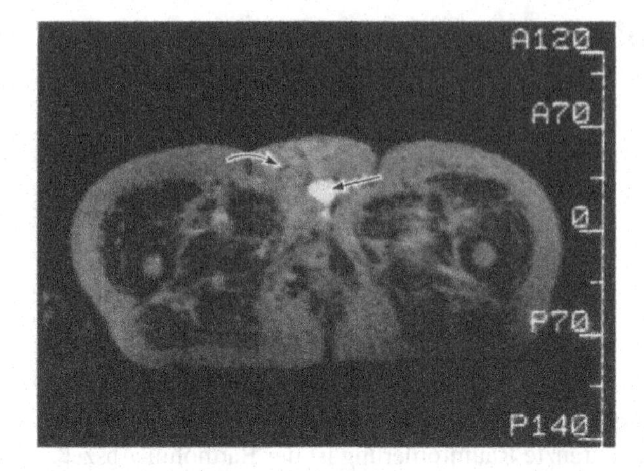

Abb. 3.1. Abszeß im Bereich des Mons pubis mit Ödem der rechten Leiste

In Höhe des Mons pubis ist ein signalintensiver Abszeß *(Pfeil)*. Die gesamte rechte Leiste ist ödematös geschwollen *(gebogener Pfeil)*.
(SE, TR 2000 ms, TE 80 ms)

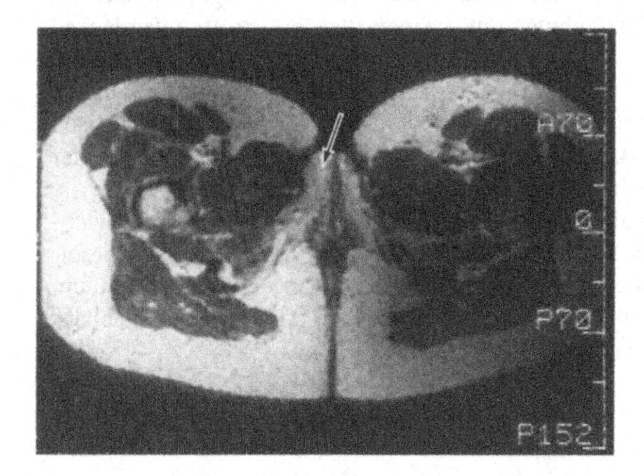

Abb. 3.2. Lipom der rechten Labia major

Das Lipom ist schlecht abzugrenzen und im Gegensatz zum eindeutigen klinischen Befund nur durch die rechtsseitige Verdickung *(Pfeil)* zu erkennen.
(SE, TR 2000 ms, TE 80 ms)

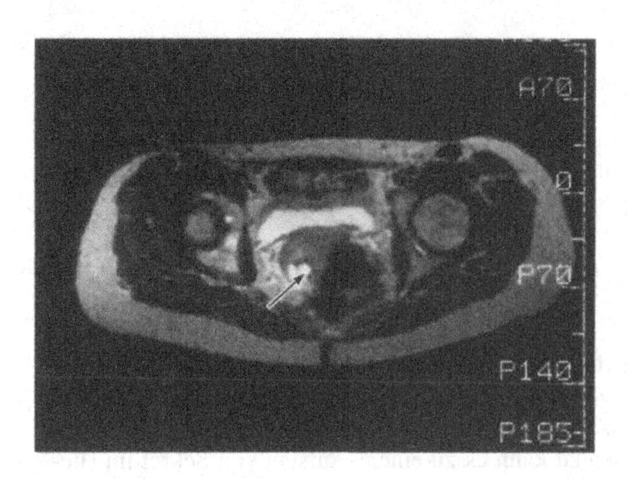

Abb. 3.3. Ovula Nabothi

Im T_2-gewichteten Bild finden sich signalreiche, glatt begrenzte, zystische Areale *(Pfeil)* im Zervixgewebe.
(SE, TR 2500 ms, TE 80 ms)

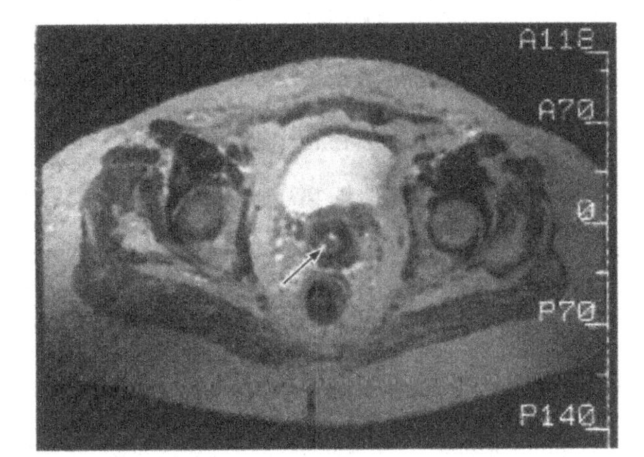

Abb. 3.4. Zervixpolyp

Zentral im Zervikalkanal läßt sich ein Zervixpolyp als signalarmes, rundliches Gebilde abgrenzen *(Pfeil)*.
(SE, TR 2000 ms, TE 80 ms)

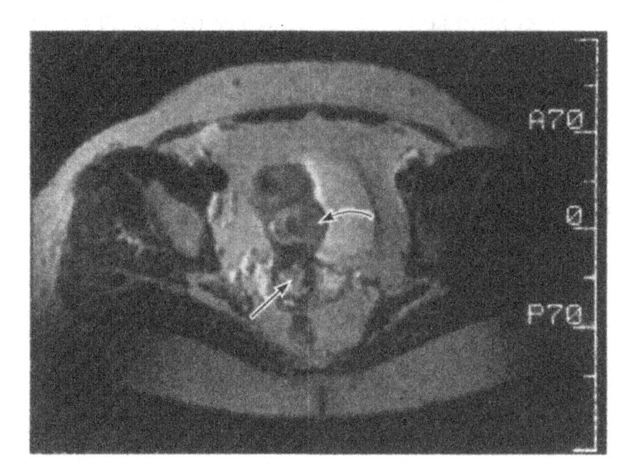

Abb. 3.5. Zervixpolyp (maligne entartet)

Der Zervikalkanal ist von einer signalarmen Raumforderung ausgefüllt *(Pfeil)*. Die Diagnose einer malignen Entartung des Zervixpolypen kann nur histologisch gestellt werden. Im mitangeschnittenen Corpus liegt ein intramurales Myom *(gebogener Pfeil)*.
(SE, TR 2000 ms, TE 80 ms)

Mit der MRI ist die zervikale Stenose nicht direkt darzustellen, wohl aber die sekundäre Vergrößerung des Uterus und das flüssigkeitsgefüllte Cavum mit der typisch hohen Signalintensität im T_2-gewichteten Bild (siehe Abb. 5.8).

3.2.3 Zervixpolypen

Zervixpolypen entstehen aus Bindegewebe, umgeben von Drüsenepithel. Sie sind fast immer gutartig, wobei jedoch maligne Entartungen beschrieben sind. Zervixpolypen erweitern den Zervikalkanal und können in die Scheide ragen.
Kernspintomographisch sind Zervixpolypen als signalarme Strukturen innerhalb des signalintensiven Zervikalepithels zu erkennen. Eine Abgrenzung zwischen der Epithelschicht des Zervikalkanals und des Polypen gelingt nicht. Über Benignität oder Malignität eines Zervikalpolypen kann mit der MRI keine Aussage gemacht werden (Abb. 3.4, 3.5).

3.3 Benigne Veränderungen des Uterus

3.3.1 Benigne Endometriumveränderungen und Präkanzerosen

Glandulär zystische Hyperplasie

Die glandulär zystische Hyperplasie (GCH), eine exzessive Proliferation der Endometriumdrüsen und des Stromas, ist meist das morphologische Ergebnis einer lang anhaltenden Follikelpersistenz mit hohem Östrogenspiegel. Das Endometrium ist mehr oder weniger stark verdickt. Die Höhe schwankt zwischen 3 und 12 mm, wobei jedoch durchaus auch 20 mm erreicht werden können. Die Oberfläche kann glatt oder polypös sein. Das Endometrium erscheint ödematös. Gelegentlich lassen sich bereits makroskopisch kleine Bläschen erkennen. Histologisch kommt es zur Vergrößerung der Schleimhautdrüsen. Die gutartige GCH kann sich zur prämalignen adenomatösen Hyperplasie entwickeln. Bei langanhaltender Östrogenstimulation besteht die Gefahr der Progression (Progressionsrate 0,5–3 %).
Die MRI kann keine beweisenden Kriterien für eine GCH aufstellen. Eine vaginale Blutung macht deshalb immer eine fraktionierte Abrasio zur histologischen Abklärung notwendig. Hinweisend ist eine hoch aufgebaute, im T_2-gewichteten Bild signalintensive Endometriumschicht, die zum Teil zystische Areale enthalten kann. Die Junctionalzone ist erhalten. Gelegentlich finden sich im Ovar Zeichen einer Follikelpersistenz. Sonderformen der GCH können zu Schleimhautpolypen führen (Abb. 3.6).
Da bei einer Endometriumdicke von > 4 mm auch ohne Symptomatologie in der Postmenopause in 3,5 % der Fälle ein Endometriumkarzinom vorliegt, sollte in diesen Fällen eine histologische Abklärung angeraten werden.

Adenomatöse Hyperplasie

Langanhaltende hohe Östrogenspiegel können zur Entwicklung einer adenomatösen Hyperplasie (AH) führen, die sich von der glandulär zystischen Form histologisch durch ein mehrreihiges Epithel und Fehlen von Zysten unterscheidet. Es

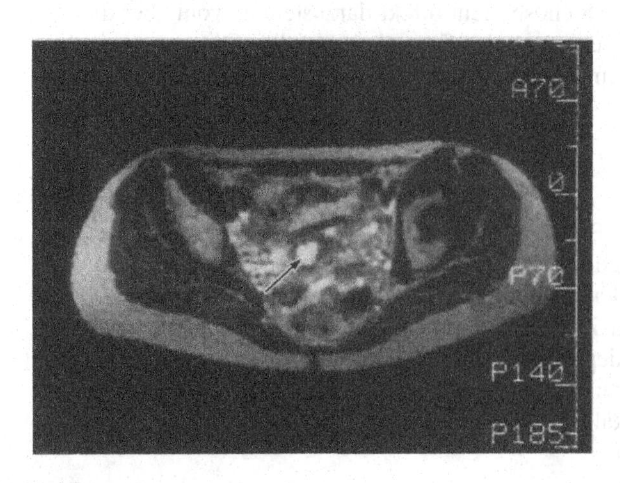

Abb. 3.6. Glandulär-zystische Hyperplasie (GCH)

Hoch aufgebautes Endometrium *(Pfeil)*. Das MR-Bild ist typisch für eine GCH, aber nicht beweisend.
(SE, TR 2500 ms, TE 80 ms)

kommt dabei zur Neubildung von Drüsen als adenomatöse Wucherungen. Je nach Ausprägung der AH teilt man sie in drei Gradstufen ein, wobei Grad II und III als Präkanzerosen bewertet werden. Bei vorhandener Disposition kann sich aus der AH durch fortgesetzte Stimulation der adenomatösen Wucherung nach unterschiedlichen Zeitintervallen ein Adenokarzinom entwickeln (Dallenbach-Hellweg 1981).
In der MRI ist bei der AH das Endometrium meist nicht so hoch aufgebaut wie bei der GCH. Zystische Strukturen gehören nicht typisch zum Bild einer AH. Eine sichere Differenzierung zwischen GCH und AH ist mit der Kernspintomographie genausowenig möglich wie die Erkennung von Frühkarzinomen.

3.3.2 Adenomyosis

Adenomyosis, auch Endometriosis genitalis interna genannt, ist das Vorkommen von Endometriumgewebe (Drüsen und Stroma) innerhalb des Myometriums. Es kann zur Ausbildung von diffusen oder, seltener, lokalisierten Hyperplasien innerhalb des Myometriums kommen. Hauptsächlich kommt die Adenomyosis im 4. und 5. Lebensjahrzehnt vor. Sie äußert sich klinisch durch Menorrhagien und zunehmende Dysmenorrhoe. Bei der Palpation wird ein vergrößerter Uterus gefunden. Die klinische Differentialdiagnose zwischen Adenomyosis uteri und Uterus myomatosus ist nicht möglich.
Bei der MRI können beide Formen der Adenomyosis unterschieden werden: die lokalisierte und die diffuse Form. Beide Formen zeichnen sich durch eine Vergrößerung des Uterus aus. Im T_1-gewichteten Bild ist die lokalisierte Läsion isointens mit dem umgebenden Myometrium, während sie bei T_2-gewichteten Sequenzen eine niedrige Signalintensität zeigt, die die normale zonale Anatomie oft unterbricht. Die Grenze zwischen der Läsion und dem Myometrium ist oft unscharf im Gegensatz zu Myomen. Seltener kommen innerhalb einer Adenomyosis signalintensive Foki vor, die sich entsprechend gut abgrenzen lassen (Abb. 3.7). Die diffuse Form ist durch eine schlecht abgrenzbare signalarme endometriumnahe Schicht mit signalreichen Herden gekennzeichnet, die sich bis in die Juctionalzone erstreckt und sich oft nicht von dieser trennen läßt. Die Diagnose sollte ab einer Dicke von 7 mm gestellt werden, wobei die Phase des Menstruationszyklus bei der Dickenbestimmung zu berücksichtigen ist. Dilatierte Gefäße im Myometrium findet man bei der Adenomyosis gewöhnlich nicht.
Die Sensitivität und Spezifität der MRI für die Diagnose einer Adenomyosis wird als sehr hoch angegeben (Togashi et al. 1988 und 1989).

3.3.3 Myome

Myome sind gutartige Neubildungen des Myometriums. Sie stellen die häufigste Gruppe gynäkologischer Tumoren und kommen bei ca. 25 % aller Frauen im gebärfähigen Alter vor.
Die meisten Frauen mit Myomen sind völlig asymptomatisch. Es kann jedoch zu unbestimmten Schmerzen im Unterbauch, zu Druckgefühl im Becken, zu Blutun-

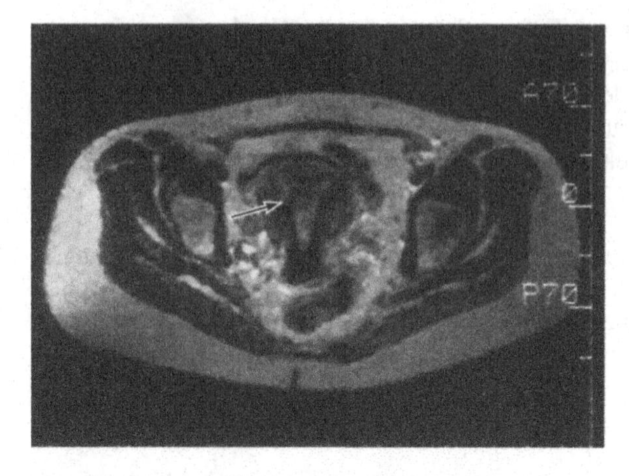

Abb. 3.7. Endometriosis interna (lokalisierte Form)

a Das T_2-gewichtete SE-Bild zeigt z. T. eine Unterbrechung der Junctionalzone *(Pfeil)*. Der Uterus erscheint vergrößert.
(SE, TR 2 000 ms, TE 80 ms)

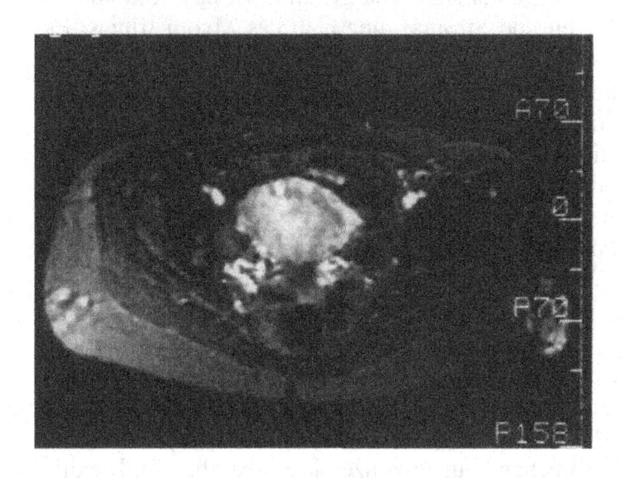

b Das T_2-gewichtete Gradientenbild läßt eine verstärkte Signalintensität der rechten Uteruswand erkennen.
(GRE, TR 100 ms, TE 9 ms, FA 110°)

gen und bei sekundärer Degeneration von Myomen, zu akuten Schmerzen kommen. In Ausnahmefällen kommt es zur Keimbesiedlung von Myomen mit Entzündungszeichen.

Makroskopisch sind Myome gut abgegrenzt, konzentrisch und rund, wenn sie nicht durch andere Myome oder angrenzende Organe sekundär deformiert werden. Die meist im Fundus und Corpus gelegenen Myome werden nach ihrer Lokalisation in intramurale, submuköse und subseröse Formen eingeteilt, wobei submuköse Formen wie Polypen in das Cavum hineinragen können, subseröse Formen zu gestielten Anhängen des Uterus werden können.

Größere Myome neigen zu degenerativen Veränderungen. Am häufigsten ist die hyaline Degeneration, die in den am schlechtesten durchbluteten zentralen Arealen vorkommt. Sie geht in ein fibrotisches Stadium über. Es kann dabei auch zur Ausbildung einer Pseudokapsel kommen. In großen Myomen kommt es auch zur myxomatösen Degeneration mit Ödembildung und nachfolgender zystischer Nekrose. Eine fettige Degeneration führt zu nachfolgenden Verkalkungen.

Die *MRI-Diagnostik von Myomen* berücksichtigt folgende *Kriterien:*

- Uterusgröße
- Kontur des Uterus
- Erhaltung der zonalen Uterusanatomie
- Zahl der Myome
- Größe der Myome
- Lage der Myome (Corpus, Isthmus, Zervix)
- Lokalisation der Myome (subserös, intramural, submukös, intraligamentär, gestielt)
- Signalintensität der Myome

MRI-Befunde bei Myomen

Die MRI zeigt bei Myomen in ca. 75 % der Fälle eine Vergrößerung des Uterus. Die äußere Kontur ist oft knotig verändert und asymmetrisch vergrößert. Ist die zonale Struktur des Uterus erhalten, handelt es sich meist um asymptomatische Patienten. Ist die zonale Struktur unterbrochen, geben die Frauen fast immer Blutungsanomalien an (Hricak et al. 1986). Eine veränderte zonale Anatomie kann den Verdacht auf ein Endometriumkarzinom lenken, so daß dann eine histologische Abklärung notwendig erscheint.
Das kernspintomographische Aussehen von Myomen läßt zwei Gruppen unterscheiden, abhängig vom Ausmaß der Degeneration. Allgemein sind T_2-gewichtete Sequenzen für die Identifikation von Myomen geeigneter als T_1-gewichtete Bilder, da sie einen hohen Kontrast zwischen Myomen und normalem Myometrium aufweisen. Myome ohne Degeneration zeigen sowohl im T_1- als auch im T_2-gewichteten Bild eine niedrigere Signalintensität als normales Myometrium (Abb. 3.8–3.11).
Zunehmende degenerative Veränderungen von Myomen äußern sich in zunehmender inhomogen verteilter Signalintensität. Kernspintomographisch kann dabei nicht zwischen hyaliner und myxomatöser Degeneration unterschieden werden. Völlig verflüssigte Nekrosen haben eine stark erhöhte Signalintensität im T_2-gewichteten Bild. Verfettete Areale zeigen auch im T_1-gewichteten Bild eine erhöhte Signalintensität, verkalkte Areale eine entsprechende SI-Abschwächung, die in den Gradientenechos besonders gut zu erkennen ist (Hamlin et al. 1985) (Abb. 3.12).
Die MRI Diagnostik von Myomen zeigt eine Genauigkeit von über 90 % bei einer Sensitivität und Spezifität von 80–90 %. Die MRI Diagnose von Myomen ist ab einem Durchmesser von 0,5 cm möglich.

Andere bildgebende Verfahren

Da die klinische Diagnose von Myomen durch Adipositas und schlechte Untersuchungsbedingungen häufig erschwert ist, ist der Einsatz bildgebender Verfahren oft notwendig.
Die perkutane Ultraschalluntersuchung liefert in 60–90 % der Patienten richtig positive Ergebnisse (Dudiak et al. 1988), ist aber in ca. 20 % aller Myomträgerin-

nen normal (Gross et al. 1983). Limitierend sind schlechte Untersuchungsbedingungen, wie eine Retroflexio des Uterus oder gleichzeitig vorliegende Adnexprozesse. Myome unter 1 cm Durchmesser können meist nicht erfaßt werden. Die Vaginosonographie ist durch die Eindringtiefe limitiert, erlaubt aber auch die Detektion von kleinen Myomen.
Die Hysterosonographie ist in der Diagnostik von Myomen der MRI gleichwertig, hat sich aber in der täglichen Routine nicht durchgesetzt, da es sich um ein invasives Verfahren handelt (Hötzinger 1991).
Die Hysteroskopie eignet sich insbesondere für die Diagnostik und gleichzeitige Therapie von submukösen Myomen. Analoges gilt für die Laparoskopie bei den subserösen Formen.

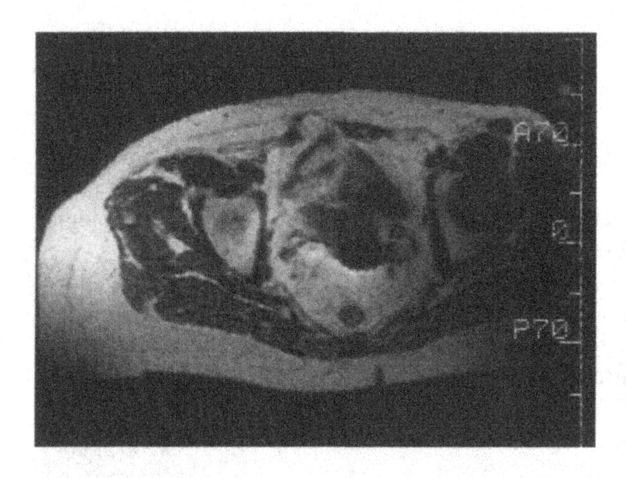

Abb. 3.8. Subseröses Fundusmyom

Das Myom ist deutlich weniger singnalintensiv als normales Myometrium. Typisch ist die glatte Begrenzung. (SE, TR 2000 ms, TE 20 ms)

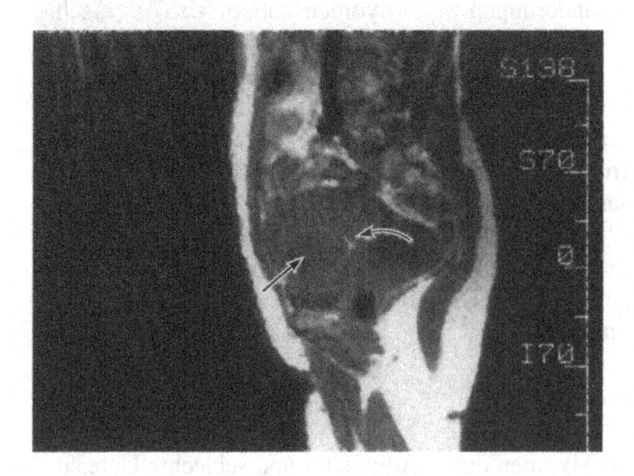

Abb. 3.9. Submuköses Corpusmyom

Deutliche Vergrößerung des gesamten Uterus. Das glatt begrenzte, signalarme Myom *(Pfeil)* führt zu einer Deformierung des Cavums *(gebogener Pfeil)*, das blutgefüllt ist bei Zustand nach Abrasio. (SE, TR 500 ms, TE 20 ms)

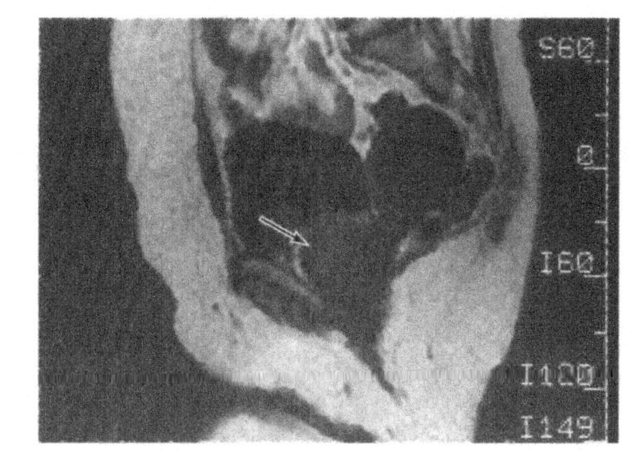

Abb. 3.10. Zervixmyom

Deutliche Deformierung der Zervix durch ein großes Myom *(Pfeil)*, das die Blase komprimiert.
(SE, TR 500 ms, TE 20 ms)

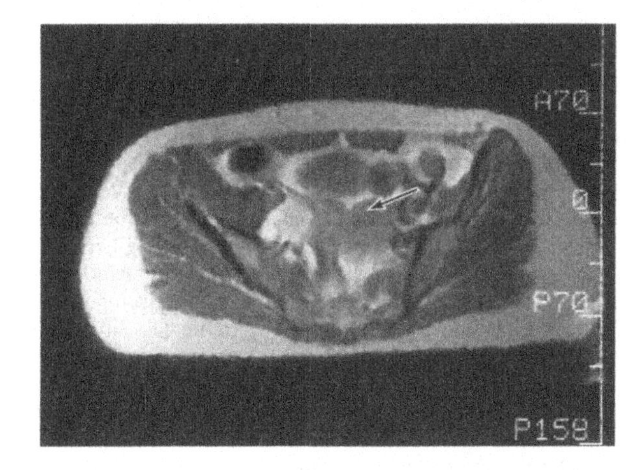

Abb. 3.11. Multiple kleine Myome

Im Fundusbereich finden sich mehrere kleine signalarme Myome *(Pfeil)* mit einem Durchmesser von knapp 0,5 cm.
(SE, TR 2000 ms, TE 20 ms)

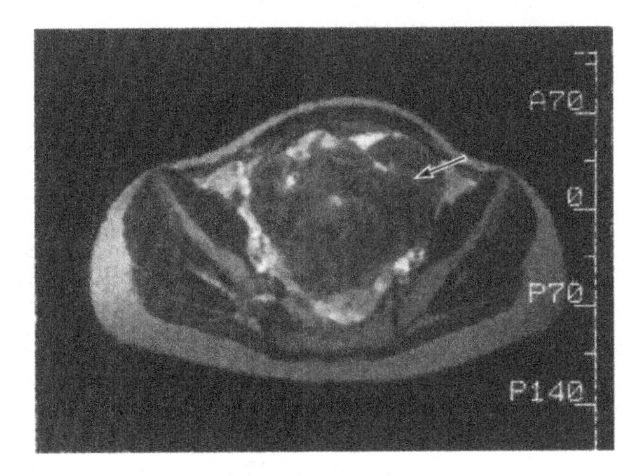

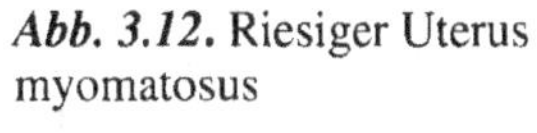

Abb. 3.12. Riesiger Uterus myomatosus

Der gewaltig vergrößerte Uterus *(Pfeil)* erscheint inhomogen mit Zonen vermehrter und verminderter SI als Zeichen für degenerativ veränderte Myome.
(SE, TR 2400 ms, TE 80 ms)

Wertung der MRI

Für die Diagnostik von Myomen ist die MRI normalerweise nicht notwendig. Typischerweise reicht die klinische Untersuchung, ggf. ergänzt durch die Sonographie. Gelingt mit diesem Verfahren eine befriedigende Abklärung nicht, kann die MRI indiziert sein. Nützlich ist die MRI in der Differentialdiagnose zu Adnexprozessen, die aufgrund ihrer zystischen Struktur mit T_2-gewichteten Sequenzen eindeutig als solche eingeordnet werden können (Weinreb et al. 1990). Sind selektive operative Maßnahmen zur Myomenuklation vorgesehen, ist die MRI eine geeignete Methode zur Lokalisation von Myomen. Dies gilt auch für die Abklärung einer durch Myomerkrankungen bedingten Infertilität oder Abortneigung (Dudiak et al. 1988). Da zunehmend eine medikamentöse Therapie der Myomerkrankungen durchgeführt wird, ist eine metrische Verlaufskontrolle dieser Maßnahmen notwendig (Andreyko et al. 1988, Williams et al. 1990). Dabei kommt es zu einer Myomverkleinerung, die erheblich sein kann (bis 50 %), die mittels MRI besser als mit anderen bildgebenden Verfahren erfaßt werden kann (Zawin et al. 1990).

Literatur

Andreyko JL, Blumenfeld Z, Marshall LA, Monroe SE, Hricak H, Jaffe RB (1988) Use of an agonistic analog of gonadotropin-releasing hormone (nafarelin) to treat leiomyomas: Assessment by magnetic resonance imaging. Am J Obstet Gynecol 158: 903–910

Dallenbach-Hellweg G (1981) Endometrium. Springer, Berlin Heidelberg New York

Dudiak CM, Turner DA, Patel SK, Archie JT, Silver B, Norusis M (1988) Uterine leiomyomas in the infertile patient: preoperative localization with MR imaging versus US und hysterosalpingography. Radiology 167: 627–630

Gross BH, Silver TM, Jaffe MH (1983) Sonographic features of uterine leiomyomas. J Ultrasound Med 2: 401–406

Hamlin DJ, Petterson H, Fitzsimmons J, Morgan LS (1985) MR imaging of uterine leiomyomas and their complications. J Comput Assist Tomogr 9: 902–907

Hoetzinger, H (1991) Hysterosonography and Hysterography in Benign and Malignant Diseases of the Uterus. J Ultrasound Med 10: 219–223

Hricak H, Tscholakoff D, Heinrichs L et al. (1986) Uterine Leiomyomas: correlation of MR, histopathologic findings and symptoms. Radiology 158: 385–391

Kier R (1992) Nonovarian Gynecologic Cysts: MR Imaging Findings. AJR 158: 1265–1269

Togashi K, Nishimura K, Itoh K, et al. (1988) Adenomyosis: diagnosis with MR imaging. Radiology 166: 111–114

Togashi K, Ozasa H, Konishi I, et al. (1989) Enlarged uterus: Differentiation between Adenomyosis and Leiomyoma with MR Imaging. Radiology 171: 531–534

Weinreb JC, Barkoff ND, Megibow A, Demopoulos R (1990) The value of MR imaging in distinguishing leiomyomas from other solid pelvic masses when sonography is indeterminate. AJR 154: 295–299

Williams IA, Shaw RW (1990) Effect of Nafarelin on uterine fibroids measured by ultrasound and magnetic resonance imaging. Eur J Obstet Gynecol Reprod Biol 34: 111–117

Zawin M, McCarthy S, Scoutt L (1990) Monitoring therapy with a gonadotropin-releating hormone analog: Utility of MR imaging. Radiology 175: 503–506

4 Infektionen

Entzündungen des inneren weiblichen Genitales sind häufige Erkrankungen, für die eine Vielzahl von Erregern verantwortlich sein kann.
Die Kolpitis kann je nach Schwere der Infektion mit einer ausgeprägten Verdikkung der Scheidenhaut und Ansammlung von Fluor vaginalis einhergehen. Es kann per continuitatem zu einer Zervizitis mit einer Auflockerung und leichten Volumenzunahme des Zervixgewebes kommen. Dringen pathogene Keime in das Cavum uteri ein, kommt es zur Endometritis. Die Infektion kann sich dann weiter auf beide Tuben ausbreiten. Die Tuben schwellen keulenförmig an. Aus den Fimbrien austretendes, infektiöses Material kann zu einer Pelvioperitonitis bis hin zu einem Abszeß im Douglas-Raum führen. Die ödematös geschwollenen Fimbrien können verkleben und so zur Pyosalpinx, bei zusätzlicher Einblutung zur Hämatosalpinx führen. Werden in die entzündlichen Verwachsungen die Ovarien sekundär miteinbezogen, bildet sich zunächst eine Perioophoritis, später ein Tuboovarialabszeß aus. Heilt die Entzündung bei verklebten Tubenenden aus, kann es durch Sekretion zur Bildung einer Hydrosalpinx kommen.
Die Kolpitis zeigt sich durch eine starke Produktion von eitrigem Fluor, Brennen in der Scheide und starke Schmerzen beim Verkehr. Die Zervizitis weist dagegen meist nur eine erhöhte Fluorproduktion auf. Die Endometritis führt je nach Schwere der Infektion zu leichten Blutungen, unspezifischen Schmerzen, selten zur akuten Symptomatik einer Adnexitis, mit der sie vergesellschaftet sein kann. Die Adnexitis setzt mit plötzlichen Unterbauchbeschwerden ohne exakte Lokalisierbarkeit, begleitet von einem starken Krankheitsgefühl, häufig mit hohem Fieber ein.
Die Inspektion und Palpation ist bei entzündlichen Erkrankungen des weiblichen Genitales die erste und wichtigste Untersuchungsmaßnahme. Die Kolposkopie kann bei der Zervizitis den Befund verdeutlichen. Im Fluornativpräparat, beurteilt mit dem Phasenkontrastmikroskop, kann schon ein Großteil der Erreger eingegrenzt werden. Eine exakte mikrobiologische Diagnose ist aber für die spezifische Therapie unbedingt notwendig.
Der kernspintomographische Nachweis einer Kolpitis oder Endometritis gelingt nicht. Normale Tuben entgehen dem MRI-Nachweis meist genauso wie diskret entzündlich geschwollene Tuben. Ein empfindliches Zeichen einer Entzündungsreaktion ist bei entsprechendem klinischen Bild freie Flüssigkeit im Douglas, die sich in T_2-gewichteten Sequenzen durch eine entsprechende Signalverlängerung zeigt. Die fortgeschrittenen Formen einer Adnexitis mit flüssigkeitsgefüllten, aufgetriebenen Tuben kann man im T_1-gewichteten Bild beidseits neben dem Uterus als Gewebevermehrung mittlerer Signalintensität erkennen, die auf T_2-gewichte-

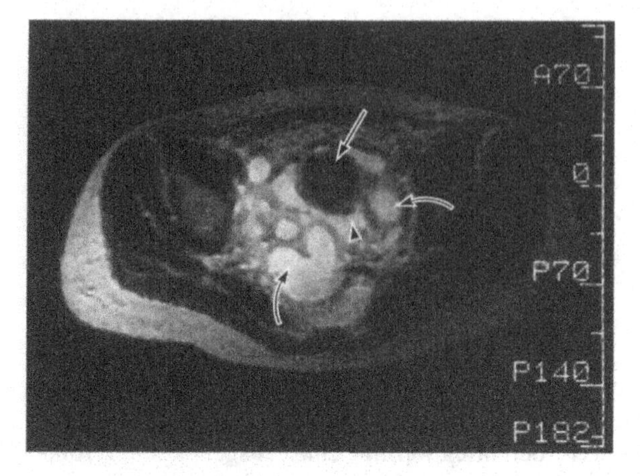

Abb. 4.1. Saktosalpinx beidseits

Die deutlich aufgetriebenen Tuben *(gebogene Pfeile)* auf beiden Seiten des Uterus *(Pfeil)* sind signalintensiv im T_2-gewichteten Bild. Im Douglas zeigt sich freie Flüssigkeit *(Pfeilspitze)*.
(SE, TR 2000 ms, TE 80 ms)

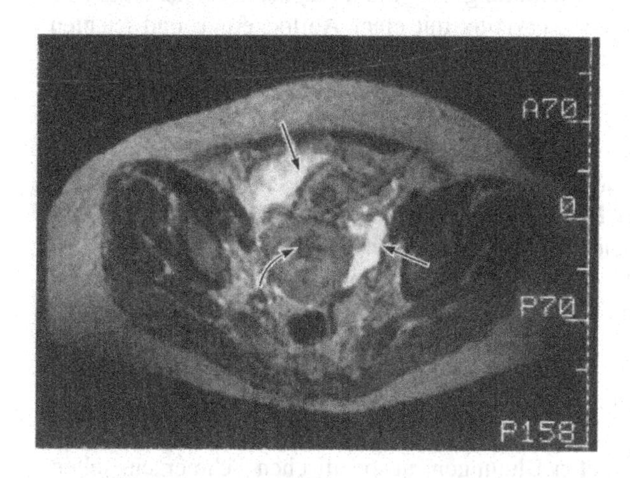

Abb. 4.2. Bilaterale Salpingitis bei Endometriumkarzinom

Im T_2-gewichteten Bild sind die aufgetriebenen Tuben *(Pfeile)* als signalintensive Strukturen erkennbar. Das Endometrium ist durch eine polypöse Tumormasse ersetzt *(gebogener Pfeil)*, die das Cavum ausfüllt.
(SE, TR 2000 ms, TE 80 ms)

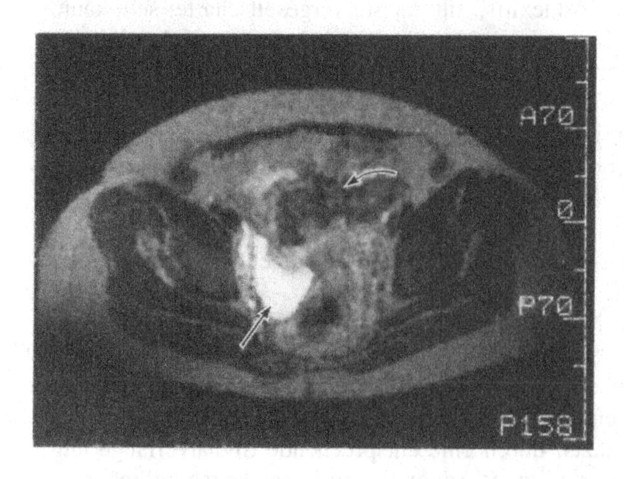

Abb. 4.3. Abszeß im kleinen Becken bei Divertikulitis im Sigma

Die Abszeßhöhle ist im T_2-gewichteten Bild signalreich *(Pfeil)*, unregelmäßig konturiert und schlecht abgegrenzt. Das schräg verlaufende Sigma *(gebogener Pfeil)* zeigt typische Ausstülpungen einer Divertikelerkrankung.
(SE, TR 2000 ms, TE 80 ms)

ten Sequenzen an Intensität zunimmt. Dabei zeigt sich meist eine unregelmäßige Pseudokapsel mit ungeordneten Septierungen, falls es zur Ausbildung eines Tuboovarialabszesses gekommen ist (Abb. 4.1–4.3).
In der MRI sind Gasblasen von Verkalkungen nur durch ihre Lage in den nicht abhängigen Teilen des Abszesses zu differenzieren. Hämorrhagische Anteile lassen sich dagegen eindeutig bestimmen (Dooms et al. 1986, Mitchell et al. 1987, Nyberg et al. 1987).
Ausgangspunkt einer Entzündung der Tuben und Ovarien sind bei jüngeren Frauen akute Infektionen, bei älteren Frauen auch Endometriumkarzinome sowie sekundäre Tuboovarialabszesse aufgrund einer Divertikulitis. MRI-Kriterien einer Divertikulitis sind dargestellte Divertikel, Verdickungen der Kolonwand, perikolische Abszeßbildung, weniger häufig Peritonitis, Fistelbildung, Kolonobstruktion. Daneben findet man gelegentlich innerhalb des Abdomens weitere Abszesse sowie eine Ureterobstruktion. Diese Veränderungen sind mit der Computertomographie sicherer zu diagnostizieren als im Kernspintomogramm (Hulnick et al. 1984). Nach abgelaufenen Entzündungen der Adnexe können Verwachsungen resultieren, die mittels MRI nicht zu erfassen sind.

Andere Bildgebungsverfahren

Neben der klinischen Symptomatologie und der klinischen Untersuchung ist die Sonographie ein effektives Verfahren zur Diagnostik entzündlicher Veränderungen des inneren weiblichen Genitales, das im breiten Maße Verwendung findet. Die perkutane Sonographie ist weitgehend durch die besser auflösende Vaginalsonographie ersetzt.
Der Einsatz der Computertomographie hat sich trotz brauchbarer Ergebnisse nicht durchgesetzt.

Wertung der MRI

Die MRI ist kein routinemäßig eingesetztes Verfahren zur Diagnostik entzündlicher Veränderungen des inneren weiblichen Genitales. Entzündungen der Vaginalschleimhaut und des Endometriums können nicht diagnostiziert werden, wohl aber Auftreibungen der Tuben und Flüssigkeit im Douglas sowie Abszeßbildungen. Dabei sollte die MRI erst nach der Sonographie, besonders nach der Endosonographie, zum Einsatz kommen, wenn diese indefinitiv oder unzureichend ist.

Literatur

Dooms GC, Hricak H, Tscholakoff D (1986) Adnexal structures: MR imaging. Radiology 158: 639–646
Hulnick DH, Megibow AJ, Balthazar EJ, Naidich DP, Bosniak MA (1984) Computed Tomography in the Evaluation of Diverticulitis. Radiology 152: 491–495
Mitchell DG, Mintz MC, Spritzer CE et al. (1987) Adnexal masses: MR imaging observations at 1.5 T, with US and CT correlation. Radiology 162: 319–324
Nyberg DA, Porter BA, Olds MO, Olson DO, Andersen R, Wesby GE (1987) MR Imaging of Hemorrhagic Adnexal Masses. J Comput Assist Tomogr 11: 664–669

5 Neoplastische Erkrankungen

5.1 Tumoren von Vulva und Vagina

Vulva

Malignome der Vulva sind seltene Erkrankungen. Es handelt sich hauptsächlich um alte Patientinnen jenseits des 60. Lebensjahres. Die Karzinome gehen meist vom medialen Anteil der Labia majora aus und wachsen exophytisch oder endophytisch. Die Tumorausbreitung ist dabei direkt in das umgebende Gewebe. Die Metastasierung ist selten hämatogen, häufiger lymphogen in die regionalen Lymphknoten. Dabei wird zuerst die oberflächliche inguinale Gruppe befallen, gefolgt von der tiefen inguinalen und iliakalen Gruppe sowie der paraaortalen Gruppe (Abb. 5.1).
Die MRI-Diagnostik kleiner exophytischer Karzinome gelingt meist nicht. Größere Tumoren imponieren als unregelmäßige Raumforderung und zeigen eine verstärkte Signalintensität im T_2-gewichteten Bild. Um den Tumor findet sich ein peritumoröses Ödem. T_1-gewichtete Sequenzen erlauben eine gute Abgrenzung des Tumors zum umgebenden Fettgewebe, insbesondere auch eine Entscheidung, ob eine Tumorinfiltration in umliegendes Gewebe wie die Blase oder Gefäßwand vorliegt (Abb. 5.2).
Rezidive von Vulvakarzinomen nach operativen oder strahlentherapeutischen Maßnahmen zeichnen sich wie Primärtumoren durch eine hohe Signalintensität im T_2-gewichteten Bild aus, wohingegen Narben eine niedrige Signalintensität aufweisen (Abb. 5.3).

Wertung der MRI

Die MRI bei Vulvakarzinomen ist für die Routinediagnostik nicht notwendig. Sie kann nützlich sein für die Frage nach einer Tumorausbreitung in benachbarte Organe sowie für die Detektion von Rest- bzw. Rezidivgewebe nach therapeutischen Maßnahmen insbesondere nach Bestrahlung.

Vagina

Vaginalkarzinome sind meist Plattenepithelkarzinome, die bei älteren Frauen vorkommen. Makroskopisch handelt es sich um exophytische, nodulär erscheinende Läsionen, die in fortgeschrittenen Fällen exulzerieren. Daneben wird auch eine

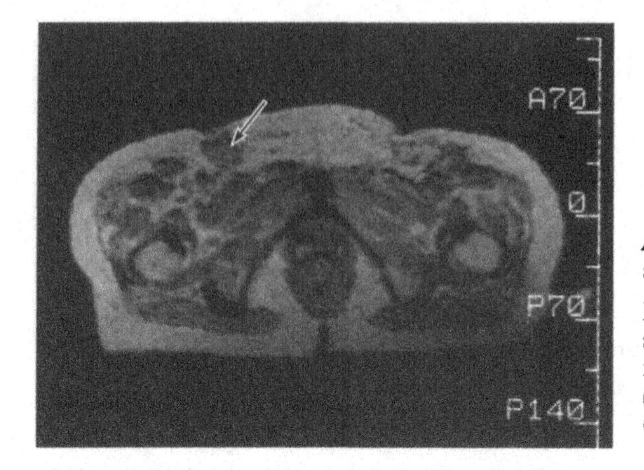

Abb. 5.1. Lymphogene Metastasierung bei Vulvakarzinom

In der rechten Leiste lassen sich pathologisch vergrößerte inguinale Lymphknoten *(Pfeil)* abgrenzen. (SE, TR 2000 ms, TE 30 ms)

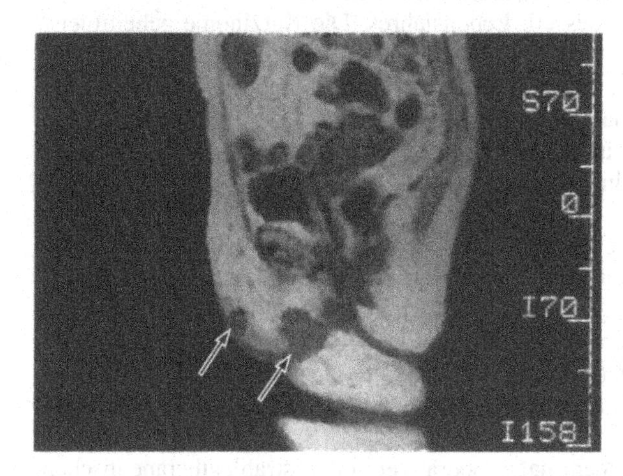

Abb. 5.2. Vulvakarzinom

Die knotige Ausbreitung des Vulvakarzinoms *(Pfeile)* in das umgebende Fettgewebe läßt sich im T_1-gewichteten Bild gut darstellen. (SE, TR 540 ms, TE 20 ms)

flächenförmige Ausbreitung beobachtet. Ausgangspunkt ist meist das hintere, kraniale Drittel der Vagina. Erst spät kommt es zu einer direkten Infiltration in das umliegende Gewebe. Ein metastatischer Lymphknotenbefall ist häufiger. Ja nach dem Tumorsitz werden Lymphknoten im Bereich der A. iliaca externa (oberes Vaginaldrittel), der A. iliaca interna (mittleres Vaginaldrittel) oder der A. iliaca communis sowie im Inguinalbereich (unteres Vaginaldrittel) befallen. Ein sekundärer metastatischer Befall der Vagina findet sich überwiegend bei Zervix-, seltener bei Endometriumkarzinomen per continuitatem.

Für die MRI-Diagnostik von Vaginalkarzinomen ist die Verwendung eines Tampons der Untersuchung ohne Tampon unterlegen, da ohne Tampon die Wandschichten meist besser abgegrenzt werden können.

Die *MRI-Diagnostik* soll Aussagen liefern zur Tumorerkennung, -charakterisierung, -lokalisation und -ausdehnung.

Wichtigstes Kriterium für die *Tumordetektion* ist eine Raumforderung der Vaginalwand mit niedriger Signalintensität in T_1-gewichteten und hoher Signalintensi-

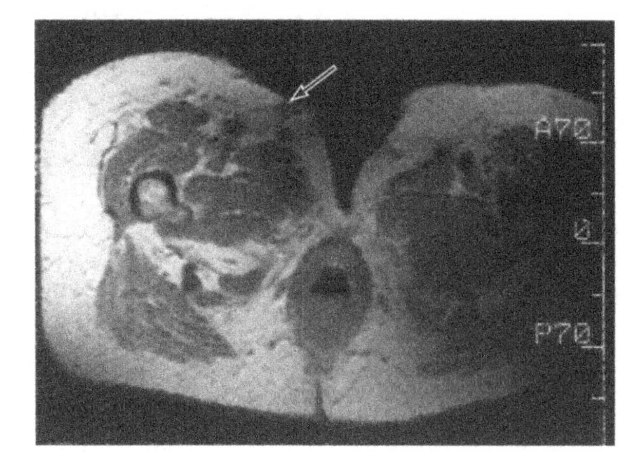

Abb. 5.3. Lokalrezidiv bei Vulvakarzinom nach Vulvektomie

a Defektzustand nach Vulvektomie mit Unterbrechung des subkutanen Fettgewebes durch eine solide Raumforderung *(Pfeil)*.
(SE, TR 2 000 ms, TE 20 ms)

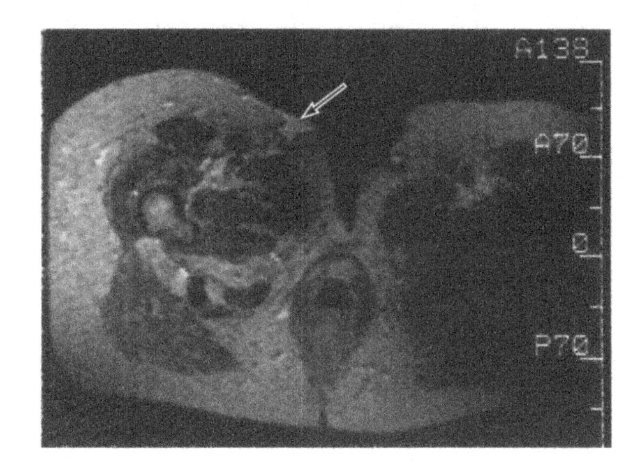

b Deutliche Zunahme der Signalintensität der Raumforderung im T_2-gewichteten Bild *(Pfeil)* als Hinweis für vitales Rezidivgewebe.
(SE, TR 2 000 ms, TE 80 ms)

tät im T_2-gewichteten Bild. Dieses Kriterium dient auch der *Charakterisierung*, da narbige Veränderungen im T_2-gewichteten Sequenzen ihre niedrige Signalintensität beibehalten (Ebner et al. 1988). Für die *Lokalisation* hat sich eine Zuordnung zum kranialen, mittleren und distalen Vaginaldrittel bewährt. Die *Tumorausdehnung und Klassifizierung* erfolgt nach der FIGO-Klassifikation.

MRI-Staging von Vaginalkarzinomen

FIGO I: Der Tumor ist auf die Vagina begrenzt. Das normale signalarme Bild der Vaginalwand ist im T_2-gewichteten Bild erhalten. Ist die Muskelschicht vollständig von Tumor infiltriert, ist das normale Bild der signalarmen Wand verschwunden, wobei das perivaginale Fettgewebe nicht verändert ist, was besonders gut im T_1-gewichteten Bild zur Darstellung kommt.

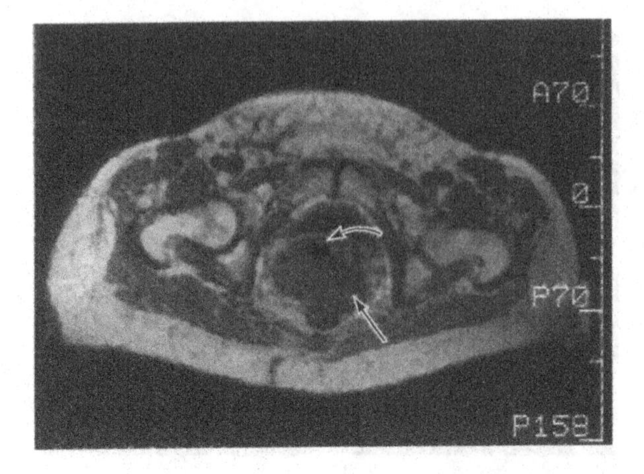

Abb. 5.4. Vaginalkarzinom Stadium II

a Die T_1-gewichtete Sequenz zeigt eine große Raumforderung, die die Beckenwand noch nicht erreicht hat *(Pfeil)*. Die tumorös bedingte Wandstarre zeigt sich durch die Luftansammlung innerhalb des Vaginalrohres *(gebogener Pfeil.*
(SE, TR 500 ms, TE 20 ms)

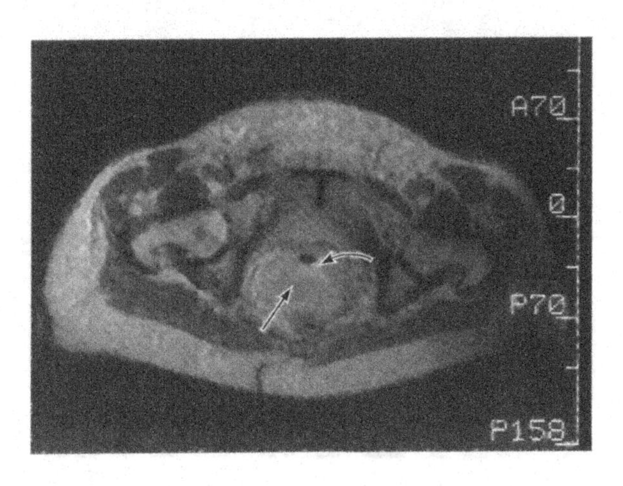

b Die T_2-gewichtete Sequenz läßt die relativ signalintensive Karzinommasse *(Pfeil)* vom zentralen Flüssigkeitsraum *(gebogener Pfeil)* abgrenzen.
(SE, TR 1200 ms, TE 80 ms)

FIGO II: Der Tumor involviert das subvaginale Gewebe ohne die Beckenwand zu erreichen (Abb. 5.4) Das signalarme Bild der normalen Vaginalwand ist im T_2-gewichteten Scan nicht mehr abzugrenzen. Bei T_1-gewichteten Sequenzen ist die Grenze zwischen Vaginalwand und Fett unscharf und unregelmäßig mit erkennbarer Raumforderung in das perivaginale Fett.

FIGO III: Der Tumor erreicht die Beckenwand. Das perivaginale Fett wird im T_1-gewichteten Bild durch signalarmes Tumorgewebe ersetzt, das bis zur Beckenwand reicht. T_2-gewichtete Sequenzen zeigen bei Infiltration des M. levator ani, des M. piriformis oder des M. obturator internus eine Signalintensitätszunahme.

FIGO IVa: Der Tumor wächst über das kleine Becken hinaus oder infiltriert die Blase oder das Rektum (Abb. 5.5). Die Abgrenzung zwischen Vagina und Blase bzw. Rektum ist aufgehoben. Auf T_1-gewichteten Sequen-

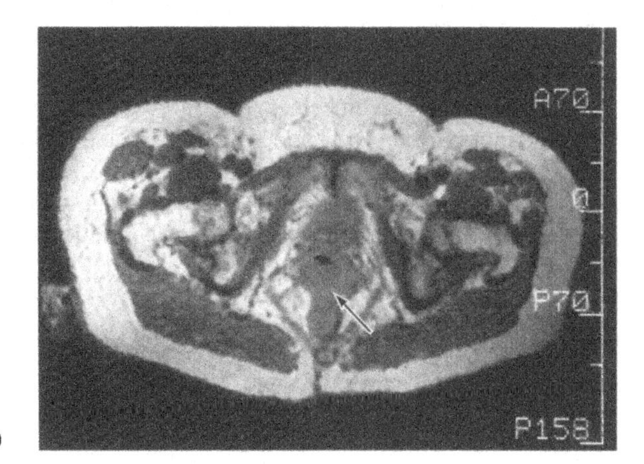

Abb. 5.5. Vaginalkarzinom Stadium IV

a Das Vaginalkarzinom hat die vordere Wand des Rektums breit infiltriert *(Pfeil)*. (SE, TR 2 000 ms, TE 20 ms)

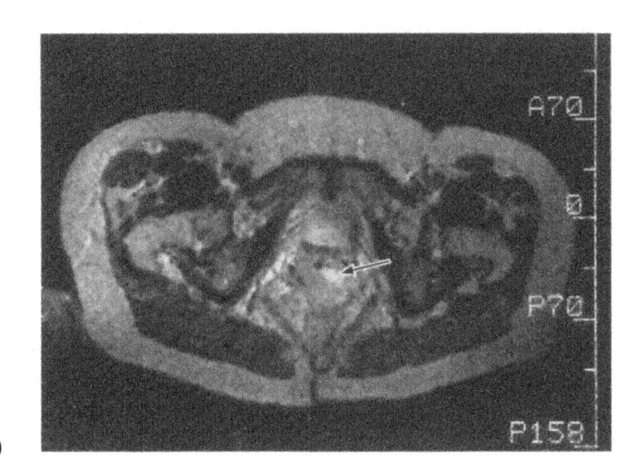

b Das T_2-gewichtete Bild zeigt die unregelmäßigen signalreichen Tumormassen *(Pfeil)*. (SE, TR 2 000 ms, TE 80 ms)

zen wird die signalarme Wand dieser Organe unscharf. Zeichen einer Infiltration von Blase oder Rektum müssen in zwei Ebenen zu sehen sein.

FIGO VIb: Tumor mit Fernmetastasen. Die MRI läßt keinen Unterschied erkennen zwischen primären Vaginalkarzinomen, metastatischen Vaginaltumoren und Rezidiven von Vaginalkarzinomen.

Größere Zahlen über die Aussagefähigkeit der MRI-Diagnostik beim Vaginalkarzinom liegen noch nicht vor. Bisherige Ergebnisse (Chang et al. 1988) zeigen eine hohe Genauigkeit der MRI.

Andere bildgebende Verfahren

Die Computertomographie erlaubt aufgrund der begrenzten Weichteilauflösung keine Differenzierung einzelner Strukturen der Vagina. Die Diagnose eines Karzinoms gelingt nur bei Vorhandensein einer Wandverdickung oder Raumforderung. Die perkutane Ultraschalluntersuchung ist für die Abklärung vaginaler Tumoren weitgehend ungeeignet. Auch die Vaginalsonographie ist suboptimal, da Veränderungen der Vaginalwand im schlecht zu beurteilenden Nahfeld des Schallkopfes liegen.

Wertung der MRI

Für die Diagnostik kleiner oberflächlicher Vaginaltumoren ist die MRI ungeeignet. Hier ist die klinische Untersuchung mit Inspektion und Palpation überlegen und ausreichend. In jedem Fall ist eine histologische Sicherung eines verdächtigen Befundes durchzuführen. Bei wandüberschreitenden Tumoren der Vagina gelingt die Erfassung der Tumorausdehnung gut. Mittels der MRI kann nicht zwischen primären Vaginalkarzinomen und einem sekundären Befall der Vagina unterschieden werden.

Literatur

Chang YC, Hricak H, Thurnher S, Lacey CG (1988) Vagina: Evaluation with MR imaging. Part II, Neoplasms. Radiology 69: 175–179

Ebner F, Kressel HY, Mintz MC et al. (1988) Tumor recurrence versus fibrosis in the female pelvis: differentiation with MR at 1,5 T. Radiology 166: 333–340

5.2 Zervixkarzinom

Das Zervixkarzinom ist bei Frauen bis zum 40. Lebensjahr neben dem Mammakarzinom die häufigste bösartige Erkrankung. Die 5-Jahres-Überlebensrate sinkt dabei von 95 % beim Carcinoma in situ auf 50–60 % für invasive Formen (Di Saia und Creasman 1984).

Ein Großteil der Zervixkarzinome sind Plattenepithelkarzinome. Sie entstehen an der Grenze zwischen Plattenepithel auf der Portiooberfläche und Zylinderepithel im Zervikalkanal. Diese Grenze ist nicht nur im Menstruationszyklus Schwankungen unterworfen, sie verlagert sich auch mit zunehmendem Alter nach innen in den Zervikalkanal. Diese endozervikalen Karzinome sind dann klinisch relativ schwierig zu identifizieren.

Makroskopisch unterscheidet man beim Zervixkarzinom zwei typische Formen:

Die exophytische (die häufigste Form), wobei der Tumor blumenkohlartig in die Scheide vorwächst, und die endophytische Form, die zur Ausbildung von großen

Kratern führt. Die von der Endozervix ausgehenden Tumoren können die Zervix tonnenförmig auftreiben.
Die Ausbreitung des Zervixkarzinoms geschieht über das direkte Vorwachsen in die Nachbargewebe, d. h. in das parazervikale und parametrane Gewebe sowie nach kaudal in die Vagina. Das infiltrative Wachstum in die direkte Umgebung kann zur Ausbildung von Blasen- und Rektumfisteln führen. Das kleine Becken wird in Spätstadien durch Tumormassen ausgemauert. Es kommt dann zur Obstruktion des Ureters mit nachfolgendem Harnaufstau.
Zu Beginn der Erkrankung sind die Patienten relativ wenig symptomatisch. Man findet Zwischen- und Kontaktblutungen. Je nach Grad des Tumorzerfalls kommt es zu übelriechendem Ausfluß. Die Beschwerden in den späteren Stadien sind durch Schmerzen im Becken bestimmt, die zum Teil fortgeleitet sein können. Bei Infiltration von Blase oder Darm stehen Symptome von seiten dieser Organe im Vordergrund.
Die lymphogene Ausbreitung geht über die externen und internen iliakalen sowie obturatorischen zu den paraaortalen Lymphknoten. Selten sind eine peritoneale Aussaat ebenso wie Leber-, Lungen-, Hirn- und Knochenmetastasen.
Die Therapie basiert auf der klinischen Klassifikation nach FIGO und erfordert je nach dem festgestellten Stadium ein differenziertes Vorgehen. Da die klinische Stadieneinteilung häufig unzureichend ist (La Polla et al. 1986), ist der Einsatz

Tabelle 5.1. Beziehungen zwischen der Stadieneinteilung (FIGO) und der TNM-Klassifikation der Zervixkarzinoms (Hermanek et al. 1987)

UICC		Cervix uteri	FIGO
Tis		Carcinoma in situ	0
T1		Begrenzt auf Cervix uteri	I
	T1A	Mikroinvasion	IA
	T1B	Invasives Karzinom begrenzt auf die Zervix	IB
T2		Ausdehnung über die Cervix uteri hinaus, aber nicht bis zur Beckenwand und nicht bis zum unteren Drittel der Vagina	II
	T2A	Parametrium frei	IIA
	T2B	Parametrium befallen	IIB
T3		Ausdehnung bis zum unteren Drittel der Vagina und/oder zur Beckenwand / Hydronephrose	III
	T3A N0	Vagina unteres Drittel, Beckenwand frei	IIIA
	T3B, jedes N	Beckenwand / Hydronephrose	IIIB
T4, jedes N		Befall von Harnblase / Rektum / Ausdehnung über das kleine Becken hinaus	IVA
M1, jedes T, jedes N		Fernmetastasen	IVB

bildgebender Verfahren wünschenswert. Während die klinische Untersuchung die tatsächliche Tumorausbreitung eher überschätzt, unterschätzt sie die Ausdehnung endophytischer Tumorformen ebenso wie die Ausdehnung in Richtung Corpus uteri.

Die klinische Stadieneinteilung basiert auf der UICC- und der FIGO-Klassifikation (Tabelle 5.1).

Mit zunehmendem Tumorstadium steigt die Wahrscheinlichkeit des Lymphknotenbefalls von 20 % im Stadium I, über 25–40 % im Stadium II, auf 35–50 % im Stadium III.

Die Prognose verschlechtert sich mit zunehmendem Tumorstadium, mit Invasion von Lymph- oder Blutgefäßen, mit zunehmender Tumorgröße bzw. Tumorvolumen (DiSaia und Creasman 1984).

Eine prätherapeutische Stadieneinteilung ist von überragender Bedeutung, da die Therapie stadienabhängig gehandhabt wird.

MRI-Diagnostik

Tumordetektion

Auf T_1-gewichteten Sequenzen erscheint der Uterus homogen und Tumorgewebe unterscheidet sich nicht von gesundem Gewebe. Protonengewichtete und T_2-gewichtete Bilder erlauben eine Gewebsdifferenzierung, wobei Karzinomgewebe eine deutlich höhere SI aufweist als normales Zervixgewebe. Im Gegensatz zum CT erlaubt die MRI somit eine direkte Darstellung der Karzinomausdehnung, wobei ein minimaler Durchmesser von über 0,5 cm erreicht sein muß, um ein Karzinom erkennen zu können. Die Signalerhöhung von Tumorgewebe ist unspezifisch, da sie auch bei entzündlichem Gewebe vorkommt.

Tumorstaging

MRI-Kriterium für das Tumorstaging ist die Ausdehnung des Karzinoms in das Zervixgewebe:

- Keine Invasion in das Stroma (intaktes Stroma mit gleichmäßiger Dicke der Zervix)
- Partielle Invasion in das Stroma (der äußere Rand der Zervix behält eine niedrige SI bei)
- Vollständige Invasion durch das Stroma (der äußeren signalarme Rand der Zervix läßt sich nicht mehr abgrenzen)
- Ausdehnung des Tumorgewebes zur Vagina, nach lateral zur Beckenwand oder nach kranial zum Corpus uteri. Bei Invasion in den Uterus Zerstörung der zonalen Anatomie
- Befall von Blase oder Rektum

Tabelle 5.2. Gegenüberstellung der FIGO-Klassifikation und entsprechender Befunde im MR

FIGO-Klassifikation		MR-Befund
0	Carcinoma in situ	Kein Hinweis auf tumoröse Raumforderung
I	Tumor begrenzt auf die Zervix	
IA	Mikroinvasion	Kein Hinweis für eine tumoröse Raumforderung
IB	Klinisch sichtbare Invasion	Erkennbarer Tumor, der auf axialen Bildern von einem signalarmen Ring normalen Zervixgewebes umgeben ist
II	Tumorausdehnung über die Zervixgrenzen, aber nicht bis zur Beckenwand oder in das untere Vaginaldrittel	
IIA	Parametrien frei bei Vaginalbefall	Segmentale Unterbrechung der signalarmen Vaginalwand
IIB	Infiltration des Parametriums	Tumorausdehnung durch den signalarmen Ring der Zervix nach lateral
III	Tumorausdehnung zur Beckenwand oder in das untere Drittel der Vagina	
IIIA	Ausdehnung bis in das untere Vaginaldrittel	Gleicher Befund wie bei IIA mit Tumorausdehnung bis in das untere Vaginaldrittel
IIIB	Tumorausdehnung bis zur Beckenwand, Hydronephrose	Tumorausdehnung nach lateral bis zur Beckenwand
IVA	Beteiligung der Schleimhaut von Blase und/oder Rektum und/oder Ausdehnung außerhalb des kleinen Beckens	Segmentale Unterbrechung der Rektum- oder Blasenschleimhaut
IVB	Fernmetastasen	Nachweis entsprechender Metastasen

Die Tumorausdehnung nach kranial über das Os internum des Zervikalkanals füllt zum einen das Cavum aus, führt zum anderen bei Infiltration in das Myometrium zu einer Zerstörung der zonalen Anatomie.

Beschreibung wichtiger MRI-Kriterien der FIGO-Klassifikation

FIGO I B: Der Tumor breitet sich innerhalb des zervikalen Stromas aus. Bei einem T_2-gewichteten Bild ist signalarmes Stromagewebe der Zervix entweder partiell oder vollständig durch Tumorgewebe ersetzt. Das Parametrium behält jedoch seine normale SI bei. Die Struktur des Parametriums ist unverändert. Der äußere Rand zur Zervix ist glatt begrenzt. Im T_1-betonten Bild ist das perizervikale Fettgewebe scharf und gut abgegrenzt zur Zervix (Abb. 5.6–5.8).

FIGO II A: Der Tumor reicht in das kraniale Vaginaldrittel. Im T_2-betonten Bild findet sich ein Verlust der niedrigen SI der normalen Vaginalwand. Zu differenzieren ist dabei die Situation, daß der Tumor lediglich als Zapfen in die Vagina oder in die Fornices ohne Invasion reichen kann. Kernspintomographisch behält dabei die Vaginalwand ihre niedrige SI (Abb. 5.10).

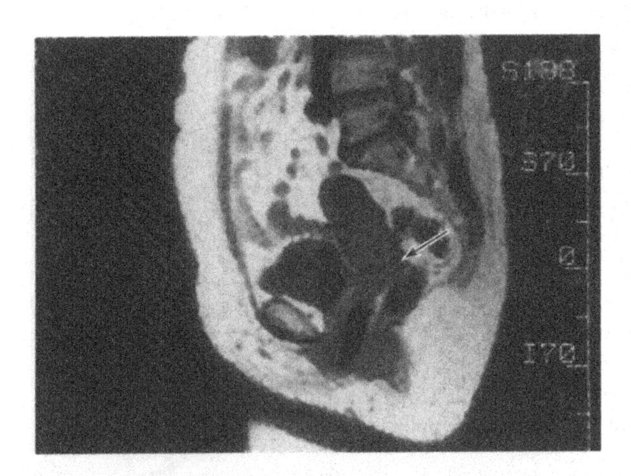

Abb. 5.6. Zervixkarzinom FIGO I b

a Die Zervix ist tonnenförmig aufgetrieben *(Pfeil)*. Das T_1-gewichtete Bild erlaubt keine Differenzierung zwischen normalem und tumorös befallenem Zervixgewebe.
(SE, TR 540 ms, TE 20 ms)

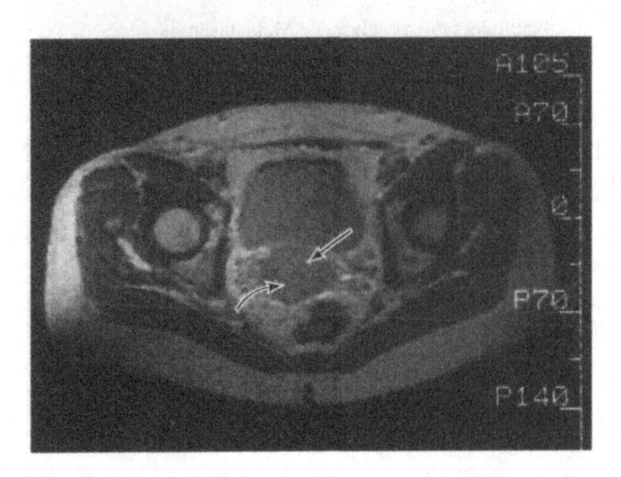

b Im protonengewichteten Axialbild läßt sich neben dem signalreichen Karzinomgewebe *(Pfeil)* noch signalarmes normales Zervixgewebe *(gebogener Pfeil)* erkennen.
(SE, TR 2000 ms, TE 40 ms)

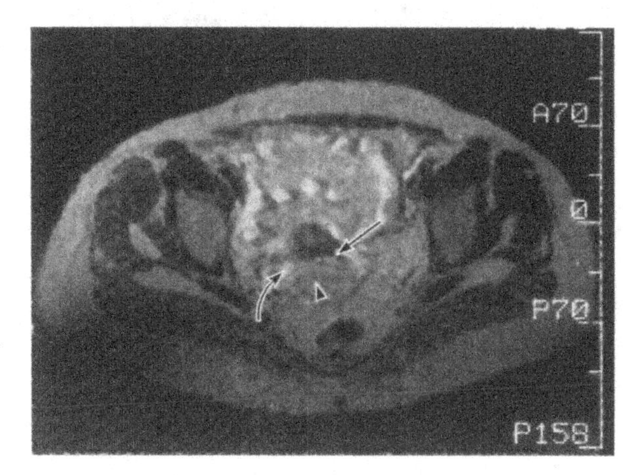

Abb. 5.7. Zervixkarzinom FIGO I b mit Befall der hinteren Muttermundslippe

Die Zervix ist nach dorsal klobig aufgetrieben. Die tumorös durchsetzte, hintere Muttermundslippe zeigt ein relativ helles Signal *(Pfeilspitze)*. Nach lateral ist das Gewebe ödematös aufgequollen *(gebogener Pfeil)*, wodurch es verstärkt signalintensiv ist. Der Zervikalkanal ist abgrenzbar *(Pfeil)*.
(SE, TR 2000 ms, TE 80 ms)

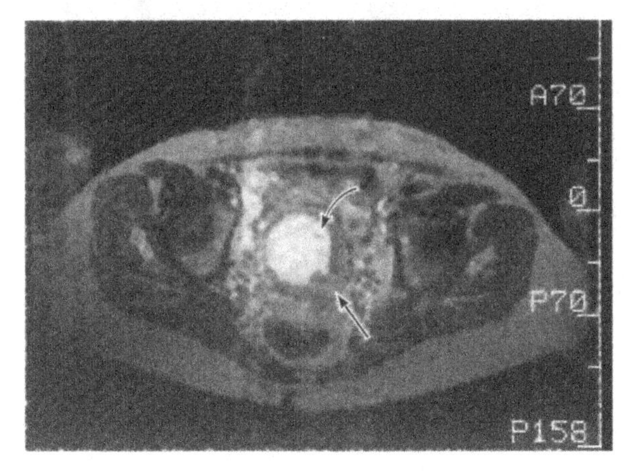

Abb. 5.8. Zervixkarzinom FIGO I b mit großer Retention im Cavum uteri

Tumoröse Gewebevermehrungen *(Pfeil)* im Zervixbereich können zur Abflußbehinderung führen mit sekundärer Retention *(gebogener Pfeil)* im Cavum uteri.
(SE, TR 2000 ms, TE 80 ms)

FIGO II B: Befall des Parametriums: Im T_2-gewichteten Bild findet sich ein Verlust der niedrigen SI des zervikalen Stromas zusätzlich mit einer Raumforderung im Parametrium mit unregelmäßiger SI. Im T_1-betonten Bild ist die laterale Begrenzung der Zervix unregelmäßig mit einer parametranen Gewebsvermehrung (Abb. 5.9).

Im Stadium FIGO III A und III B finden sich die gleichen Kriterien wie im Stadium II A und II B, wobei die distale Vagina durch den Tumor erreicht ist, bzw. die Beckenwand (Abb. 5.11).

FIGO IV A: Bei Invasion von Blase oder Rektum findet sich ein Verlust der niedrigen SI der Schleimhäute im T_2-gewichteten Bild. Dieser Befund sollte in zwei Ebenen darstellbar sein (Abb. 5.12 und 5.13).

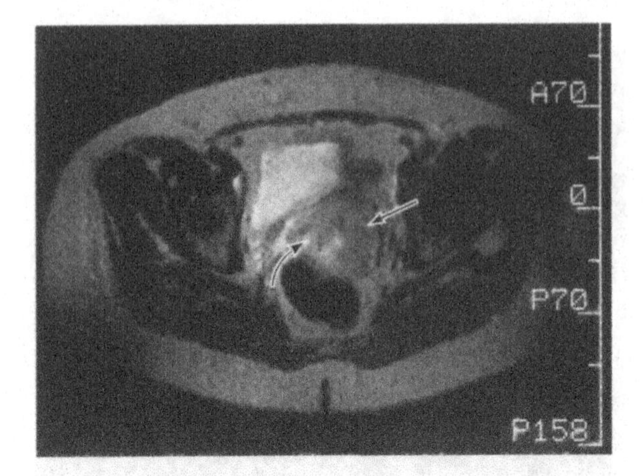

Abb. 5.9. Zervixkarzinom FIGO II b

Die Zervix ist monströs aufgetrieben *(Pfeil)*. Zum rechten Parametrium hin überschreitet der Tumor die Organgrenzen. Die Signalintensität ist hier vermehrt *(gebogener Pfeil)*.
(SE, TR 2000 ms, TE 80 ms)

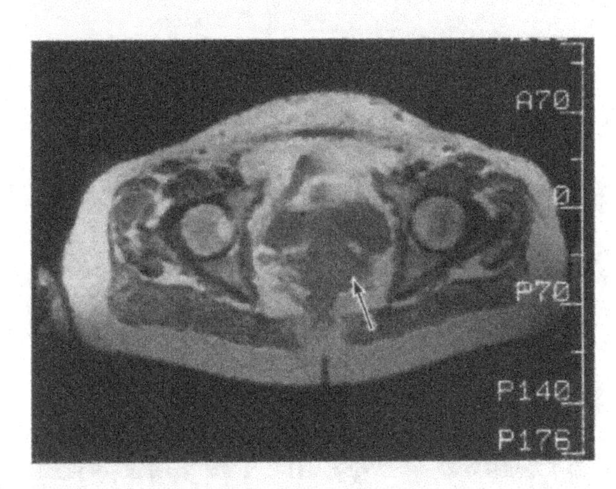

Abb. 5.10. Zervixkarzinom FIGO II a

Tumorinvasion in die proximale Vagina mit deutlicher Gewebsvermehrung und Unterbrechung der signalarmen Struktur der normalen Vaginalwand *(Pfeil)*.
(SE, TR 2000 ms, TE 20 ms)

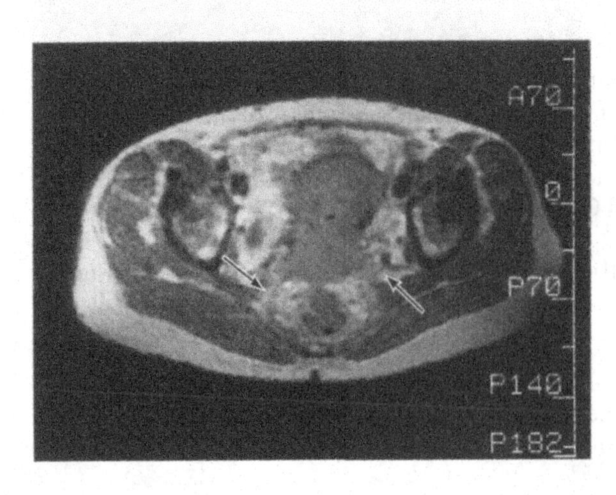

Abb. 5.11. Zervixkarzinom FIGO III b

Zervixtumor, der beidseits mit Ausläufern *(Pfeile)* bis zur Beckenwand reicht.
(SE, TR 2000 ms, TE 20 ms)

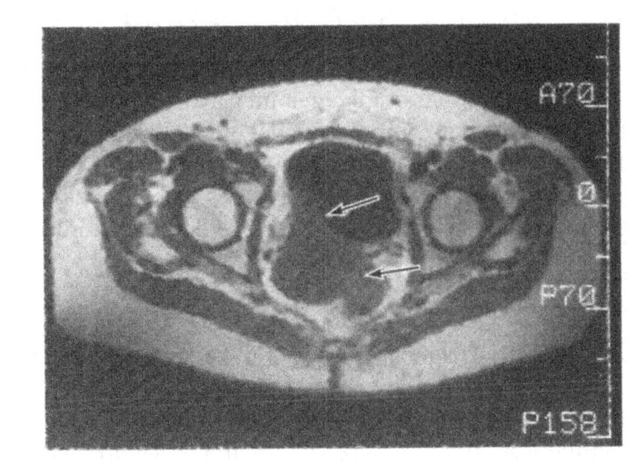

Abb. 5.12. Zervixkarzinom FIGO IV a

Tumorinfiltration von Blase und Rektum *(Pfeile)*.
(SE, TR 500 ms, TE 20 ms)

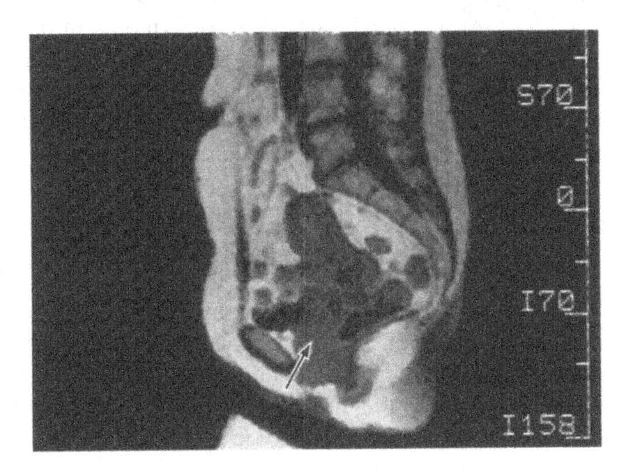

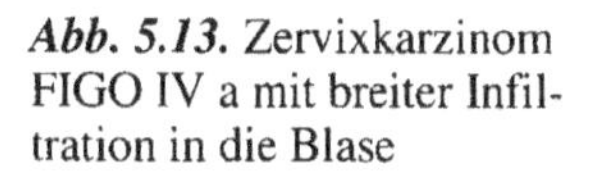

Abb. 5.13. Zervixkarzinom FIGO IV a mit breiter Infiltration in die Blase

a Das T_1-gewichtete Sagittalbild zeigt das Zervixkarzinom mit einer bis in das untere Vaginaldrittel tumorös verdickten Vagina, die von der Blasen- und Rektumwand nicht mehr abzugrenzen ist *(Pfeil)*.
(SE, TR 540 ms, TE 20 ms)

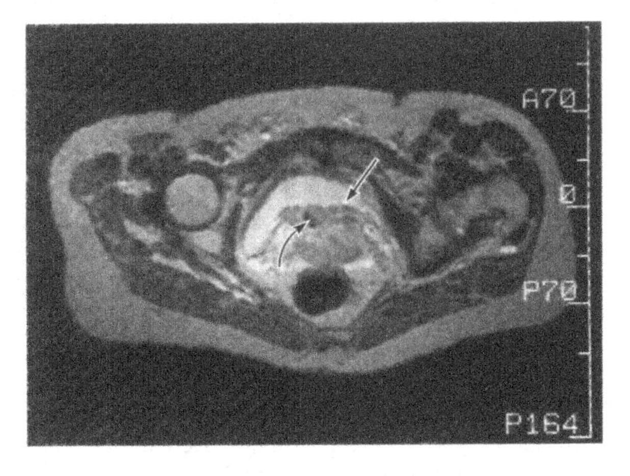

b Das T_2-gewichtete axiale Bild läßt in dieser Schnittebene die breite Infiltration des signalreichen Tumors in die Blase erkennen *(Pfeil)*. Im Tumor ist eine signalarme, luftgefüllte Nekrosehöhle abzugrenzen *(gebogener Pfeil)*.
(SE, TR 2000 ms, TE 80 ms)

Zusatzbefunde im kleinen Becken beim Zervixkarzinom

Als *Sekundärzeichen eines Zervixkarzinoms* können Vergrößerungen des Uterus und Flüssigkeitsansammlungen im Cavum angesehen werden. Bei Sekundärinfektion entsteht eine Pyometra, wobei diese beim Endometriumkarzinom häufiger ist. Die MR-Diagnostik beim Zervixkarzinom zeigt bei ungefähr der Hälfte der Patienten zusätzliche Veränderungen des inneren weiblichen Genitales. In erster Linie handelt es sich dabei um Myome oder Raumforderungen der Ovarien.

MRI-Untersuchungstechnik

Für die MRI-Diagnostik von Zervixkarzinomen sind vor allem die axiale und sagittale Schnittführung geeignet, letztere insbesondere zur Darstellung der Beziehung von Zervix zur Blase und Rektum. In Ergänzung kann die koronare Schnittführung zur Darstellung der parametranen Tumorausdehnung hilfreich sein.
Für die Diagnostik von Tumorgewebe sind T_2-gewichtete Sequenzen entscheidend. Die Ausdehnung eines Zervixkarzinoms in die Parametrien oder das parazervikale Fett ist gekennzeichnet durch einen Ersatz der normalen Struktur des Fettgewebes. Zur Diagnose sind hier T_1-gewichtete Bilder hilfreich, da das signalreiche Fett durch signalarmes Tumorgewebe ersetzt wird. Befunde dieser Art sind unspezifisch, sie können auch durch entzündliche Infiltrationen hervorgerufen werden.

MRI-Diagnostik: Aussagefähigkeit

Die *Lokalisation* des Tumors kann mit einer Genauigkeit von 90 % bestimmt werden, wobei Tumoren ab einer Größe von 5 mm erfaßt werden können. So läßt sich insbesondere auch die Ausdehnung endozervikaler Tumoren gut darstellen, genauso wie die Ausbreitung in Richtung Corpus uteri. Die *Größe* des Tumors kann mit einer Genauigkeit auf 0,5 cm von 70 % angegeben werden. Das Tumorvolumen korreliert gut mit operativ gesicherten Werten. Bei der *Diagnose von invasiven Formen des Zervixkarzinoms* (Stadium IB oder höhere Stadien) läßt sich eine Genauigkeit von 95 % bei einer Sensitivität von 92 % und einer Spezifität von 100 % erreichen. Der *Befall der Parametrien* kann mit einer Genauigkeit von 89 % bei einer Sensitivität von 76 % und Spezifität von 94 % bestimmt werden. Der Befall der *Beckenwand,* der *Blase* und des *Darms* wird mit einem positiven Predictive value von 75 % bzw. 67 % bzw. 100 % angegeben. Die *Ausdehnung des Tumors* in die Vagina wird mit einer Gesamtgenauigkeit von 83 % angegeben. Die Diagnostik bei Befall der *Vagina* zeigt eine Genauigkeit von 72 %, eine Sensitivität von 70 %, und eine Spezifität von 72 %. Die *Genauigkeit der MRI zum Staging* von Zervixkarzinomen ist 76 % (Burghardt et al. 1989, Hricak et al. 1988, Rubens et al. 1988, Togashi et al. 1991).
Falsch-negative Befunde ergeben sich bei mikroskopischer Tumorausbreitung in die Parametrien, *falsch-positive Befunde* eines parametranen Befalls durch das Bild eines entzündlichen Ödems in der parazervikalen Region. Die klinische Relevanz ist eher von untergeordneter Bedeutung. Falsch positive Befunde können auch bei Tumorausdehnung in die Vagina erhoben werden, wenn die Tumorzapfen

lediglich in die Vagina ragen, ohne jedoch die Wand zu infiltrieren und die im MRI-Bild nicht zu differenzieren ist.
Die *Diagnostik von Lymphknotenmetastasen* bei Zervixkarzinomen im MRI geschieht nach den gleichen Kriterien wie im CT. Da derzeit auch im MRI die Differenzierung zwischen metastatisch befallenen und reaktiv veränderten Lymphknoten nicht möglich ist, sind gegenwärtig die gleichen Ergebnisse wie im CT zu beobachten.

Andere bildgebende Verfahren

Die Computertomographie hat im Vergleich zur MRI eine schlechtere Weichteilauflösung, so daß Tumorgewebe nicht direkt von normalem Zervixgewebe zu unterscheiden ist. Für die CT-Diagnostik von Zervixkarzinomen ist man deshalb auf indirekte Zeichen einer Raumforderung oder Tumorinfiltration angewiesen. Als Hinweis für eine parametrane Raumforderung gelten ein schlecht definierter, lateraler Rand der Zervix, eine verstärkte streifige Zeichnung des Parametriums mit Obliteration des parametranen Fetts durch eine exzentrische Weichteilmasse (Vick et al. 1984). Die Grenzen der Aussagemöglichkeiten der CT liegen in der fehlenden Möglichkeit der Differenzierung einer tumorösen von einer entzündlichen Gewebsvermehrung sowie der Schwierigkeiten der Diagnose einer beginnenden Blasen- oder Rektuminfiltration. Die Genauigkeit der Diagnose einer parametranen Infiltration wird mit 70 % angegeben (Kim et al. 1990). Ein Vorteil der CT-Untersuchung ist die Möglichkeit, das gesamte Abdomen in einem Untersuchungsgang zu erfassen.
Die perkutane Ultraschalluntersuchung liefert für die Diagnostik beim Zervixkarzinom keine richtungsweisende Hilfestellung. Aufgrund der häufig schlechten Untersuchungsbedingungen (Adipositas, Darmüberlagerung) können kleine Karzinome oft nicht dargestellt, große nicht in ihrer vollen Ausbreitung erfaßt werden. Bessere Ergebnisse sind mit endosonographischen Verfahren (Vaginosonographie, Rektosonographie) zu erreichen (Hötzinger et al. 1989).

Wertung der MRI

Für die Diagnose des Zervixkarzinoms stehen die klinische Untersuchung und die histologische Sicherung im Vordergrund. Da das klinische Staging bei Zervixkarzinomen in 34–39 % aller Patienten falsch ist, die optimale Therapie aber stadienabhängig modifiziert wird, kann die MRI wichtige Informationen liefern (Rubens et al. 1988). Mit der hohen Weichteilauflösung ist die MRI in der Lage, Tumorgewebe direkt darzustellen und von gesundem Gewebe abzugrenzen. Invasives Tumorwachstum kann mit einer Genauigkeit von 95 % dargestellt werden, während oberflächlich wachsende Tumoren dem Nachweis entgehen können. Dies liegt am fehlenden Kontrast zwischen signalreichem Tumorgewebe und Zervixepithel.
Die Lokalisation, die Tumormasse, die Infiltrationstiefe in Zervix, Corpus und Parametrien als wichtigste Prognosefaktoren können gut erfaßt werden. Für

den fehlenden Parametrienbefall zeigt die Kernspintomographie eine hohe Vorhersagegenauigkeit. Wenn die Rektum- und Blasenwand eindeutig erhalten sind, kann auf die Zystokopie und Rektoskopie verzichtet werden. Bei unklaren kernspintomogrpahischen Verhältnissen ist nach wie vor die Zystoskopie und Rektoskopie notwendig, da zwischen reaktiver Blasen- bzw. Rektumschleimhautschwellung und Tumorbefall nicht unterschieden werden kann. Ebensowenig kann mittels MRI ermittelt werden, wie tief die Tumorinfiltration in die Blasen- oder Rektumwandschichten reicht.
Die Lymphknotendiagnostik bringt im Vergleich zur CT-Untersuchung im Augenblick noch keine Vorteile.

Literatur

Burghardt E, Hofmann HMH, Ebner F et al. (1989) Magnetic Resonance Imaging in Cervical Cancer: A Basis for Objective Classification. Gynecol Oncol 33: 61–67

DiSaia PJ, Creasman WT (1984 Clinical Gynecologic Oncology. 2nd ed. Mosby, St. Louis

Hermanek P, Scheibe O, Spiessek B, Wagner G (Hrsg.) (1987) TNM-Klassifikation maligner Tumoren. Springer, Berlin

Hötzinger H, Atzinger A, Ries G (1983) Transrektale Ultraschalltomographie des weiblichen Genitales: Erste Ergebnisse. Röntgenpraxis 36: 387–391

Hricak H, Lacey CG, Sandles LG, Chang YC, Winkler ML, Stern JL (1988) Invasive Cervical Carcinoma: Comparison of MR Imaging and Surgical Findings. Radiology 166: 623–631

Kim SH, Choi BI, Lee HP, et al. (1990) Uterine Cervical Carcinoma: Comparison of CT and MRI Findings. Radiology 175: 45–51

Rubens D, Thornbury JR, Angel C et al. (1988) Stage I b Cervical Carcinoma: Comparison of Clinical, MR and Pathologic Staging. AJR 150: 135–138

Togashi K, Nishimura K, Sagoh T et al. (1989) Carcinoma of the Cervix: Staging with MR Imaging. Radiology 171: 245–251

Vick CW, Walsh JW, Wheelock JB, Brewer WH (1984) CT of the normal and abnormal parametria in cervical cancer. AJR 143: 597–603

5.3 Tumoren des Uterus

5.3.1 Endometriumkarzinom

Das Endometriumkarzinom gehört zu den häufigsten Karzinomen des weiblichen Genitales mit ansteigender Tendenz. Der Altersgipfel liegt bei 65 Jahren.
Histologisch handelt es sich zum größten Teil um Adenokarzinome.
Endometriumkarzinome nehmen ihren Ursprung an der Oberfläche des Endometriums. Die häufigste Lage ist fundusnahe am Hinterrand und in den Tubenecken.
Endometriumkarzinome können lokalisiert oder diffus wachsen. Sie können das Cavum ausfüllen und den Zervikalkanal obstruieren. Hämatometra und Pyometra sind bekannte Komplikationen. Das Wachstum von Endometriumkarzinomen ist zunächst überwiegend exophytisch. Das Tumorgewebe breitet sich dabei im Ca-

vum uteri aus, das erheblich aufgeweitet werden kann. Bei infiltrierendem Wachstum kommt es zu einer Durchsetzung des Myometriums. Die Serosa wird dabei lange respektiert. In fortgeschrittenen Fällen werden Nachbarorgane wie Blase und Rektum per continuitatem infiltriert. Zervixnahe gelegene Endometriumkarzinome verhalten sich im Ausbreitungsmuster wie Zervixkarzinome mit einer bevorzugten Ausbreitungsrichtung in die Parametrien. Sehr selten ist eine Tumorausbreitung über die natürliche Öffnung der Tuben in die freie Bauchhöhle. Die lymphogene Karzinomausbreitung im Bereich des Fundus uteri erfolgt entsprechend der Lymphbahnen der Mesosalpinx und des Lig. suspensorium ovarii zu den paraaortalen Lymphknoten. Auch die Ausbreitung entlang des Lig. teres uteri zu den inguinalen Lymphknoten ist möglich. Im unteren Abschnitt des Corpus uteri entspricht die lymphogene Ausbreitung derjenigen des Zervixkarzinoms.

Klinik: Irreguläre Blutungen bzw. Schmierblutungen sind meist der wichtigste Hinweis auf ein Endometriumkarzinom. Eitriger und fleischwasserfarbener Ausfluß weisen auf einen zerfallenen Tumor. Unspezifische Unterleibsbeschwerden sind nicht selten.

Klinische Diagnostik

Die fraktionierte Abrasio ist zur Gewinnung der Histologie nach wie vor die wichtigste Maßnahme. Bei der Hysteroskopie kann eine gezielte Biopsie entnommen werden.
Die sicherste Stadieneinteilung ist durch das operative Staging möglich. Die klinische Einteilung nach der FIGO-Klassifikation ist demgegenüber weniger zuverlässig (Boronow et al. 1984).
Die Therapie des Endometriumkarzinoms basiert auf dem Grad der Tumorausbreitung. Aus diesem Grund ist ein prätherapeutisches Staging notwendig (DiSaia und Creasman 1989).

Prätherapeutisches Staging

Die Klassifikation von Endometriumkarzinomen geschieht nach der FIGO- bzw. UICC-Einteilung (Tabelle 5.3).
Bei der Diagnosestellung gehören 85 % aller Patienten mit einem Endometriumkarzinom zum FIGO-Stadium I. Dabei liegt in 23 % bereits eine Tumoraussaat außerhalb des Uterus vor (Lymphknoten, Adnexe, Peritoneum). Die Tumoreindringtiefe in das Myometrium korreliert positiv mit der Anzahl pathologisch befallener Lymphknoten. So steigt die Anzahl einer Lymphknotenmetastasierung von 3 % bei oberflächlichem Myometriumbefall auf über 40 % bei tiefer myometraler Invasion. Eine Metastasierung oder eine zunehmende myometrane Infiltration bedingen eine zunehmende schlechtere Prognose (Creasman et al. 1987). Es bietet sich deshalb für ein individuelles Therapiekonzept an, das Ausmaß der myometranen Tumorinfiltration in das Myometrium zu berücksichtigen. Dies gelingt mit der Hysterosonographie (Hötzinger 1991), der Vaginosonographie und der MRI.

Tabelle 5.3. Klinische Stadieneinteilung des Endometriumkarzinoms nach der FIGO- und der UICC-Klassifikation (American Joint Committee on Cancer 1983, DiSaia und Creasman 1989)

FIGO-Klassifikation	Corpus uteri / Kriterien der Karzinomausbreitung	UICC-Klassifikation
0	Präinvasives Karzinom (Ca in situ)	Tis
I	Karzinom begrenzt auf das Corpus uteri	T1
IA	Tumor auf das Endometrium beschränkt	T1a
IB	Invasion bis zur Hälfte der Dicke des Myometriums	T1b
IC	Invasion über die Hälfte des Myometriums	
II	Karzinomausbreitung auf die Zervix, nicht außerhalb	T2
III	Karzinomausbreitung außerhalb des Uterus, aber innerhalb des kleinen Beckens	T3
IVA	Tumor wächst in die Mukosa von Blase oder Rektum ein und/oder überschreitet die Grenzen des kleinen Beckens	T4
IVB	Fernmetastasen einschließlich intraabdominaler und/oder inguinaler Lymphknoten	M1

MRI-Kriterien für die Diagnostik des Endometriumkarzinoms

Folgende MRI-Befunde sind für die Diagnostik des Endometriumkarzinoms von Bedeutung:

- Uterusgröße: Eine Uterusvergrößerung kann primär durch den Tumor bedingt sein oder durch davon unabhängige Veränderungen.
- Länge des Uteruscavums: Die Länge des Uteruscavums wird vom kranialsten Punkt des Cavums bis zum Os externum des Zervikalkanals in der Sagittalebene gemessen. Die Bedeutung der Länge des Uteruscavums ist gering.
- Erscheinungsbild des Endometriums: Die Dicke des Endometriums bei Frauen im reproduktionsfähigem Alter oder bei postmenopausalen, die eine Hormonsubstitution erhalten, darf 1 cm nicht übersteigen. Bei postmenopausalen Frauen ohne Östrogensubstitution wird eine endometriale Dicke von über 4 mm als pathologisch angesehen.
- Tumorlokalisation: Die Tumorlokalisation wird folgenden Regionen zugeordnet: Fundus, Corpus, Ausbreitung zur Zervix, nicht näher bestimmbar.
- Infiltrationstiefe
- Ausdehnung in die Zervix
- Tumorausbreitung in die Blase, das Rektum oder außerhalb des kleinen Beckens
- Beschreibung und Größe der lokoregionären Lymphknoten

Tumordarstellung im MRI

Tumordetektion

Kleine Karzinome, die exophytisch wachsen, zeigen im MR-Bild ein ähnliches Signal wie benachbartes Endometrium. Die Differenzierung kann schwierig bis unmöglich sein. Daneben besteht bei signalarmen Foci im T_2-gewichteten Bild die Schwierigkeit in der Differenzierung zu Blutkoageln, z. T. gegen degenerativ veränderte submuköse Leiomyome (Brown et al. 1990).
Gößere Tumoren zeigen als Kriterium eine Aufweitung des Cavums, sowie eine fokale unregelmäßige Masse mit veränderter Signalintensität im Vergleich zum Endometrium.

Infiltration in das Myometrium

Liegt keine Infiltration in das Myometrium vor, bleibt die Junctionalzone ungestört ebenso wie das darunterliegende Myometrium. In den Fällen, wo sich die Junctionalzone nicht abgrenzen läßt, bleibt die Grenze Endometrium/Myometrium glatt.
Eine oberflächliche Tumorinfiltration ist durch eine unregelmäßige Endometrium-Myometrium Grenze oder durch eine segmentale Unterbrechung der Junctionalzone gekennzeichnet. Der signalintensive Tumor darf dann maximal bis zur inneren Hälfte des Myometriums reichen.
Bei einer tiefen Tumorinfiltration durchdringt das signalintensive Karzinomgewebe die Muskulatur bis zur Serosa.

Zervixbefall

Bei Befall der Zervix findet sich eine Aufweitung des Zervikalkanals mit inhomogenem Signalmuster. Bei Infiltration in das Zervixgewebe wird das signalarme Zervixgewebe durch signalreiches Karzinomgewebe ersetzt.

MRI-Staging von Endometriumkarzinomen nach der FIGO-Klassifikation

I: Tumor begrenzt auf das Corpus uteri
IA: Tumor begrenzt auf das Endometrium, Junctionalzone abgrenzbar, Endometrium/Myometriumgrenze scharf (Abb. 5.14 und 5.15)
IB: Oberflächliche Infiltration bis zur inneren Hälfte des Myometriums, segmentale Unterbrechung der Junctionalzone, Grenze Endometrium/Myometrium irregulär, Signalintensität des Tumors dehnt sich bis zur inneren Hälfte des Myometriums aus (Abb. 5.16)
IC: Tiefe Myometriuminfiltration, residuelles Myometrium dünn, zur Serosa ist ein Rest enthalten, kein Wachstum über die Serosa hinaus (Abb. 5.17)
II: Tumorausdehnung auf Corpus und Zervix. Die SI des Tumors dehnt sich in den Zervikalkanal aus, in T_2-betonten Bildern ist das signalarme Zervixgewebe mehr oder weniger durch Tumorgewebe ersetzt (Abb. 5.18)

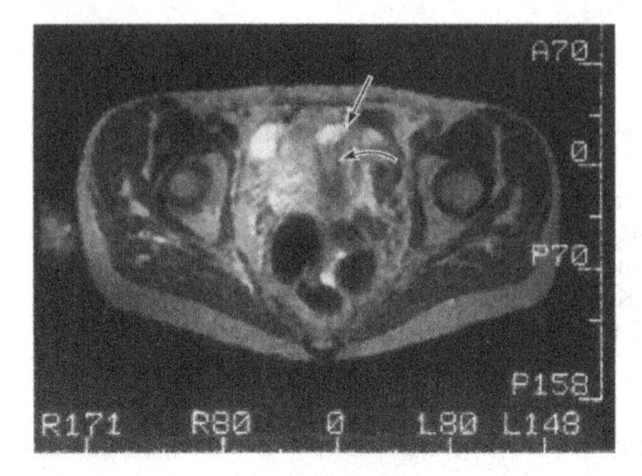

Abb. 5.14. Endometriumkarzinom FIGO IA

Keine myometrale Infiltration. Vom signalreichen Endometrium lassen sich kleine polypöse Karzinomanteile abgrenzen *(Pfeil)*. Die Junctionalzone *(gebogener Pfeil)* ist intakt.
(SE, TR 2000 ms, TE 80 ms)

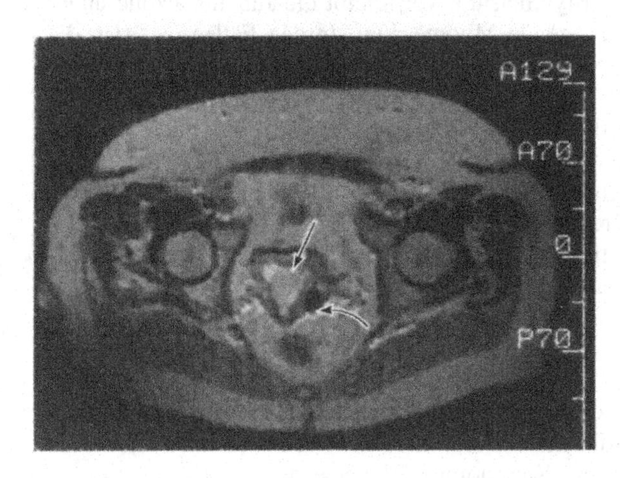

Abb. 5.15. Endometriumkarzinom FIGO IA

Das aufgetriebene Cavum ist fast vollständig von Karzinomgewebe ausgefüllt *(Pfeil)*. Der postmenopausale Uterus läßt die Junctionalzone nicht abgrenzen. Eine Infiltration in das Myometrium zeigt sich nicht. Nebenbefund ist ein kleines signalarmes Myom *(gebogener Pfeil)*.
(SE, TR 2000 ms, TE 80 ms)

III: Tumorausdehnung außerhalb des Uterus, Unterbrechung der Serosa, dargestellt in 2 Ebenen (Abb. 5.19)
IV: Tumor außerhalb des kleinen Beckens oder Invasion von Blase oder Rektum
IVA: Tumorinvasion in Blase und Rektum. Im T_2-Bild direkte Tumorinvasion mit entsprechender Unterbrechung der Blasen- oder Rektumschleimhaut (Abb. 5.20)
IVB: Fernmetastasen

Die Genauigkeit der MRI für das Staging von Endometriumkarzinomen liegt über 90 %. Die Genauigkeit der Bestimmung der myometranen Infiltration liegt über 80 % (Hricak et al. 1987, Chen et al. 1990). Die Detektionsrate von Endometriumkarzinomen in der Kernspintomographie liegt über 80 %. Die Spezifität der MRI für die Diagnostik von Endometriumkarzinomen ist gering. Die Differenzierung zur glandulär-zystischen oder adenomatösen Hyperplasie gelingt nicht. Genausowenig können Blutkoagel sicher abgegrenzt werden.

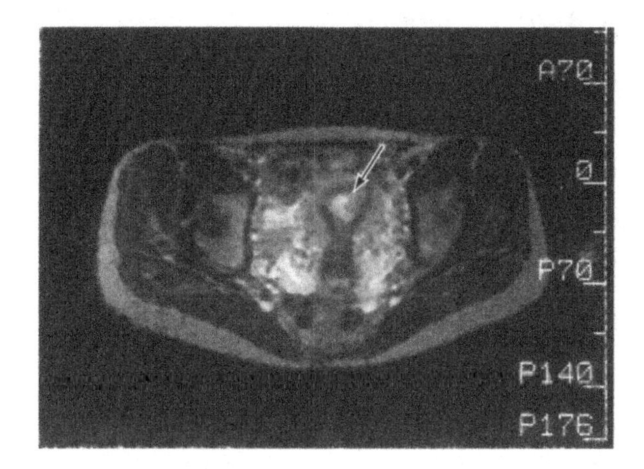

Abb. 5.16. Endometriumkarzinom FIGO IB, oberflächliche Infiltration

Das Cavum ist größtenteils von einer polypösen, wenig signalintensiven Tumormasse *(Pfeil)* ausgefüllt, die bis zur Junctionalzone reicht, diese partiell unterbricht. (SE TR 2000 ms, TE 80 ms)

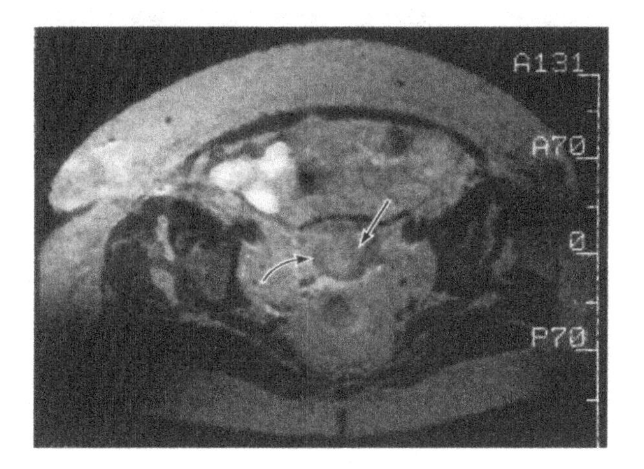

Abb. 5.17. Endometriumkarzinom FIGO IC, tiefe myometrale Infiltration

Das Cavum ist aufgeweitet und von unregelmäßigem Karzinomgewebe ausgefüllt *(Pfeil)*. Das Myometrium ist ausgedünnt und rechts von Tumorgewebe vollständig durchsetzt *(gebogener Pfeil)*. (SE, TR 2000 ms, TE 20 ms)

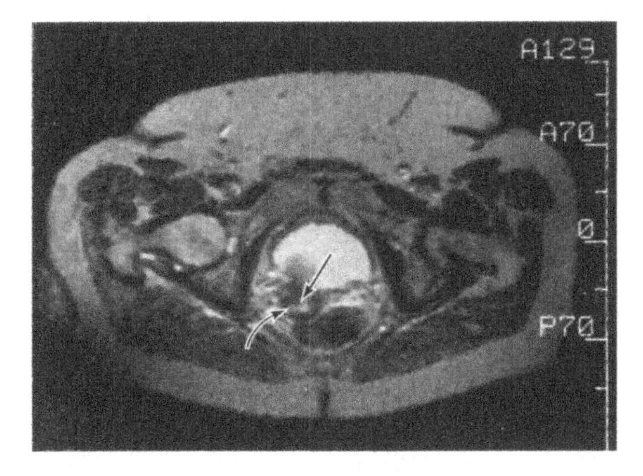

Abb: 5.18. Endometriumkarzinom FIGO II

Der Zervikalkanal ist aufgeweitet und zum Teil von signalärmeren Tumormassen *(Pfeil)* ausgefüllt. Das äußere Zervixgewebe *(gebogener Pfeil)* ist intakt. (SE, TR 2000 ms, TE 80 ms)

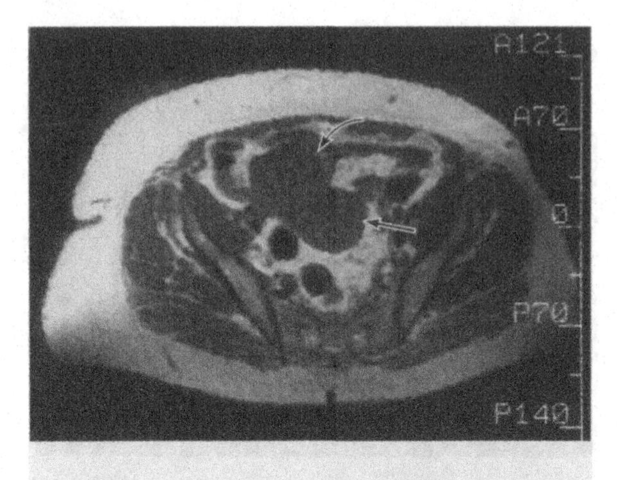

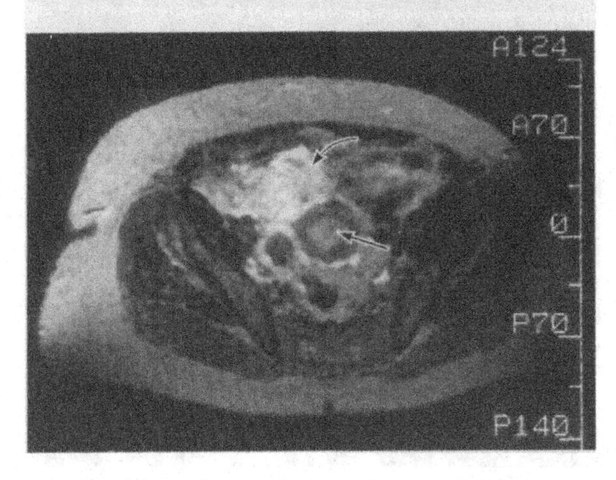

Abb. 5.19. Endometriumkarzinom FIGO III

a Das T_1-gewichtete Bild zeigt keine Gewebsdifferenzierung innerhalb des Uterus *(Pfeil)*, jedoch eine direkt adhärente Raumforderung *(gebogener Pfeil)*. (SE, TR 600 ms, TE 20 ms)

b Im T_2-gewichteten Bild ist das Cavum von irregulären Tumormassen ausgefüllt *(Pfeil)*. Die dem Uterus adhärente tumoröse Raumforderung ist stark signalintensiv mit inhomogen verteilten, signalarmen Anteilen. Die Unterscheidung zu einem nekrotischen, gestielten Myom ist schwierig *(gebogener Pfeil)*. (SE, TR 2000 ms, TE 80 ms)

Die Uterusgröße kann zwar exakt bestimmt werden, sie ist jedoch ohne direkte Beziehung zur Tumorausbreitung. Bei einer Vergrößerung des Uterus über 8 cm Sondenlänge liegt nur in ca. 1/3 der Fälle ein Stadium III oder IV nach FIGO vor. Die Differentialdiagnose zwischen vitalem Tumorgewebe und nekrotischen Anteilen kann unmöglich sein. T_1-gewichtete Bilder sind hierfür ungeeignet. Die Differenzierung kann auch mit T_2-gewichteten Sequenzen schwierig sein. Vorteile bringt die Applikation von Gd-DTPA i.v.

Lymphknotendiagnostik

Wie bei der CT ist auch bei der MRI das Kriterium der Lymphknotengröße entscheidend, weil anhand der Signalintensität in der Nativuntersuchung eine Differenzierung zwischen einem malignombefallenen Lymphknoten und einem hyperplastisch veränderten Lymphknoten nicht möglich ist (Chang et al. 1989).

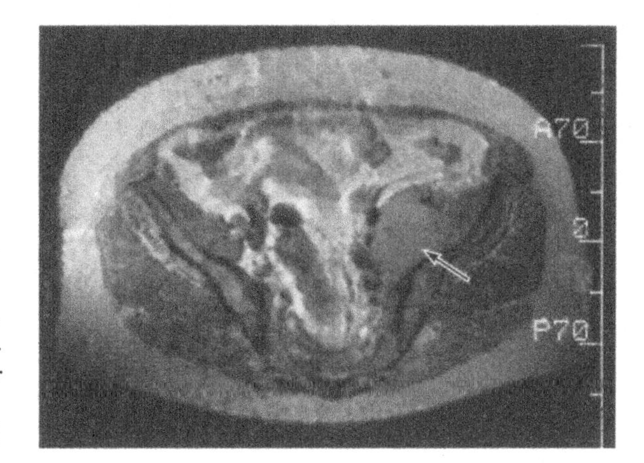

Abb. 5.20. Endometriumkarzinom FIGO IVb

a Große Beckenwandmetastase *(Pfeil)* bei diffuser peritonealer Metastasierung (hier nicht dargestellt).
(SE, TR 2000 ms, TE 20 ms)

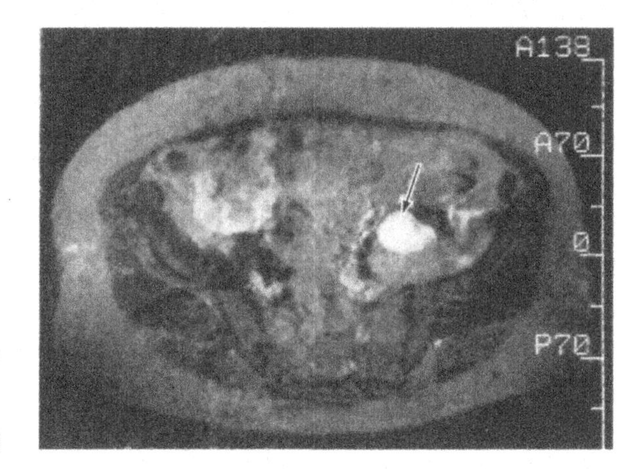

b Im T_2-gewichteten Bild lassen sich die nekrotischen Anteile der Metastase *(Pfeil)* durch ihren Signalreichtum gut abgrenzen.
(SE, TR 2000 ms, TE 80 ms)

Andere bildgebende Verfahren

Die Computertomographie wurde zum Staging von Endometriumkarzinomen eingesetzt, wobei die Unterscheidung zwischen Stadium I und II von Stadium III und IV gelingt. Schwierig ist hingegen die Unterscheidung zwischen Stadium I und Stadium II sowie die exakte Bestimmung der Infiltrationstiefe (Balfe et al. 1983, Walsh et al. 1982).
Die perkutane Ultraschalluntersuchung erlaubt keine genaue Stadienzuordnung beim Endometriumkarzinom (Fleischer et al. 1987). Gute Ergebnisse zeigen endosonographische Verfahren, wie die Vaginalsonographie (Mendelson et al. 1988) und die Hysterosonographie (Hötzinger 1991), wobei es sich hier jedoch um ein invasives Verfahren handelt.

Wertung der MRI

Die klinische Stadieneinteilung des Endometriumkarzinoms ist unbefriedigend, so daß der Einsatz bildgebender Verfahren für eine differenzierte Therapie notwendig ist. Die MRI kann Endometriumkarzinome direkt darstellen und eine oberflächliche von einer tiefen myometralen Infiltration unterscheiden. Der Nachweis oberflächlicher Karzinome gelingt nicht immer, ebensowenig wie die Differenzierung zu benignen Schleimhautveränderungen. Aus diesem Grund ist zur Diagnosestellung immer die histologische Untersuchung zu fordern.

Literatur

American Joint Committee on Cancer (1983) Eds. Beahrs OH and Myers MH. Manual for Staging of Cancer 2nd ed. Philadelphia Lippincott

Balfe DM, Van Dyke I, Lee KT, Weyman PJ, McClennan BL (1982) Computed tomography in malignant endometrial neoplasms. J Comput Assist Tomogr 7: 677–683

Boronow RC, Morrow CP, Creasman WT et al. (1984) Surgical staging in endometrial cancer: clinical-pathologic findings of a prospective study. Obstet Gynecol 63: 825–832

Brown JJ, Thurnher S, Hricak H (1990) MR Imaging of the uterus: Low-signal-intensity abnormalities of the endometrium and endometrial cavity. Magn Reson Imag 8: 309–313

Chang YCF, Arrive L, Hricak H (1989) Gynecologic Tumor Imaging. Semin in Ultrasound, CT and MRI 10: 29–42

Chen SS, Rumancik WM, Spiegel G (1990) Magnetic Resonance Imaging in Stage I Endometrial Carcinoma. Obstet Gynecol 75: 274–277

Creasman WT, Morrow P, Bundy BN et al. (1987) Surgical pathologic spread patterns of endometrial cancer. Cancer 60: 2035–2041

DiSaia PJ, Creasman WT (1989) Clinical Gynecologic Oncology. 3d ed. Washington DC, Mosby

Fleischer AC, Dudley BS, Entman SS et al. (1989) Myometrial invasion by endometrial carcinoma: Sonographic assessment. Radiology 165: 307–310

Hötzinger H (1991) Hysterosonography and Hysterography in Benign and Malignant Diseases of the Uterus. J Ultrasound Med 10: 259–263

Hricak H, Stern JL, Fisher MR, Shapeero LG, Winkler ML, Lacey CG (1987) Endometrial Carcinoma Staging by MR Imaging. Radiology 162: 297–305

Mendelson EB, Bohm-Velez M, Joseph N, Neiman HL (1988) Endometrial abnormalities: evaluation with transvaginal sonography. AJR 150: 139–142

Walsh JW, Goplerud DR (1982) Computed tomography of primary, persistent, and recurrent endometrial malignancy. AJR 139: 1149–1154

5.3.2 Seltene Malignome des Uterus

Maligner Müller-Mischtumor

Maligne Müller-Sarkome stammen von pluripotenten Stromazellen ab und enthalten karzinomatöse und sarkomatöse Elemente. Sie kommen bei postmenopausalen Frauen vor, wobei sich anamnestisch in einem Teil der Fälle eine Bestrahlung des Beckens eruieren läßt. Maligne Müller-Tumoren wachsen aggressiv mit frühzeitiger Invasion in das Myometrium und Aussaat in das Peritoneum. Die klinische Symptomatik unterscheidet sich nicht von der des Endometriumkarzinoms.
Die MRI zeigt meist einen vergrößerten Uterus mit aufgeweitetem Cavum sowie Hinweise für eine tiefe Infiltration in das Myometrium. Der Tumor hat bei T_1-gewichteten Sequenzen eine niedrige Signalintensität. Ist es zu Einblutungen gekommen, finden sich entsprechend signalintensive Bezirke. In T_2-gewichteten Sequenzen ist der Tumor heterogen (Abb. 5.21), zum Teil deutlich signalintensiv, so daß sich die Abgrenzung zu nekrotisch zerfallenden Myomen (die häufig kombiniert vorkommen) dann nicht exakt erfassen läßt (Worthington et al. 1986, Shapeero and Hricak 1989).

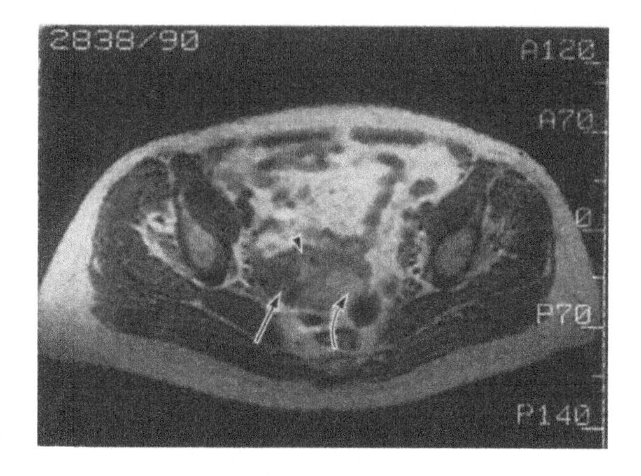

Abb. 5.21. Maligner Müller-Mischtumor

Es findet sich ein deutlich vergrößerter Uterus mit unregelmäßiger SI verursacht durch Myome *(Pfeil)*, Retention *(gebogener Pfeil)* sowie Tumorgewebe *(Pfeilspitze)*, wobei sich die Grenzen nicht eindeutig bestimmen lassen. (SE, TR 2 500 ms, TE 30 ms)

Müller-Sarkome können in der MRI nicht von Endometriumkarzinomen unterschieden werden. Hinweisend sind große Tumormassen, tiefe myometrane Infiltration und ausgedehnte intraperitoneale Metastasen.

Metastatischer Befall des Uterus

Der Uterus kann metastatisch befallen werden von anderen gynäkologischen Tumoren, vor allem Ovarialkarzinomen, jedoch auch von Mamma-, Magen-, Darm-, Nierenkarzinomen und Malignen Melanomen.
Die Artdiagnose ist im MRI nicht spezifisch und wird erst durch die histologische Untersuchung möglich.

Literatur

Shapeero LH, Hricak H (1989) Mixed Müllerian sarcoma of the uterus: MR imaging findings. AJR 153: 317–319
Worthington JL, Balfe DM, Lee JKT et al. (1986) Uterine neoplasms: MR imaging. Radiology 159: 725–730

5.4 Ovarialtumoren

Ovarialkarzinome gehören mit zirka 19 000 neu entdeckten Fällen pro Jahr in den USA zu den häufigen malignen Tumoren der Frau (Young et al. 1989).
Ovarialtumoren zeigen eine große Vielfalt im histologischen Bild, das von tumorähnlichen Läsionen über benigne zu malignen Tumoren reicht. Die Einteilung geschieht nach der WHO-Klassifikation (Tabelle 5.4).

Tabelle 5.4. WHO-Klassifikation von Ovarialtumoren (Serov et al. 1973)

I	Epitheliale Tumoren
II	Tumoren des sexuell differenzierten Parenchyms
III	Lipidzelltumoren
IV	Keimzelltumoren
V	Gonadoblastome
VI	Weichteiltumoren, nicht ovarspezifisch
VII	Unklassifizierbare Tumoren
VIII	Sekundäre (metastatische Tumoren)
IX	Tumorähnliche Veränderungen

Die klinische Einteilung der Ovarialkarzinome geschieht nach der FIGO-Klassifikation und dem TNM-Schema (Tabelle 5.5).
Maligne Ovarialtumoren breiten sich lokal direkt um die Ovarien aus. Oft werden das kontralaterale Ovar und der Uterus befallen. In fortgeschrittenen Fällen kommt es zur intraperitonealen Aussaat von Tumorzellen, zu lymphatischer und selten zur hämatogenen Metastasierung. Tumorzellen, die in der Peritonealflüssigkeit zirkulieren, werden durch die Lymphwege am Zwerchfell drainiert, wobei der Hauptabflußweg über die rechte Seite verläuft. Subdiaphragmale Metastasen sind deshalb unter dem rechten Zwerchfell häufiger. Die direkte lymphatische Metastasierung ist primär zu den paraaortalen Lymphknoten, sekundär zu den iliakalen Gruppen. Hämatogen bedingte Fernmetastasen befallen vor allem die Leber, die Lunge oder die Pleura.

Tabelle 5.5. FIGO- und TNM-Klassifikation von Ovarialtumoren

FIGO[1]	TNM[2]	Tumor extension
	T_X	Primärtumor kann nicht abgegrenzt werden
	T_0	Kein Nachweis eines Primärtumor
	Tis	Carcinoma in situ
I	T_1	Tumor begrenzt auf die Ovarien
Ia	T_{1a}	Tumor auf ein Ovar begrenzt; Kapsel intakt, kein Tumorgewebe auf der Oberfläche
Ib	T_{1b}	Tumor auf beide Ovarien begrenzt; Kapseln intakt, kein Tumorgewebe auf der Oberfläche
Ic	T_{1c}	Tumor auf ein oder beide Ovarien begrenzt mit einem der folgenden Punkte: Kapsel rupturiert, Tumor auf der Ovaroberfläche, maligne Zellen im Aszites oder in der Peritonallavage
II	T_2	Tumor involviert ein oder beide Ovarien mit Ausdehnung ins kleine Becken
IIa	T_{2a}	Ausdehnung auf Uterus und/oder Tuben
IIb	T_{2b}	Ausdehnung auf andere Beckenorgane
IIc	T_{2c}	Ausdehnung im Becken mit malignen Zellen im Aszites und/oder in der Peritoneallavage
III	T_3 und oder N_1	Tumor involviert ein oder beide Ovarien mit mikroskopisch bestätigter peritonealer Metastasierung außerhalb des kleinen Beckens und/oder regionaler Lymphknotenmetastasierung
IIIa	T_{3a}	Mikroskopische peritoneale Metastasen außerhalb des kleinen Beckens
IIIb	T_{3b}	Makroskopische peritoneale Metastasen außerhalb des kleinen Beckens unter 2 cm Durchmesser
IIIc	T_{3c} und oder N_1	Peritoneale Metastasen Größe ab 2 cm Durchmesser und/oder regionale Lymphknotenmetastasen
IV	M_1	Fernmetastasen außer peritonealen Metastasen

[1] FIGO = International Federation of Gynecology and Obstetrics
[2] TNM = Tumor, node, metastasis

Das klinische Bild gutartiger Ovarialtumoren ist wenig spezifisch. Kleine Tumoren machen entweder überhaupt keine klinischen Symptome oder unbestimmte Unterbauchbeschwerden. Die seltenen hormonaktiven Tumoren machen Symptome abhängig vom produzierten Hormon. Große Tumoren verursachen Beschwerden durch Verdrängungserscheinungen im Becken. Auch bösartige Tumoren des Ovars verursachen erst im fortgeschrittenen Stadium Symptome. Im Vordergrund stehen unbestimmte abdominelle Beschwerden, eine Zunahme des Leibesumfangs, Schmerzen und vaginale Blutungen.

Prognostische Faktoren bei malignen Ovarialtumoren sind das Verbleiben makroskopischer Tumorreste nach der Erstoperation, das Tumorgrading, die FIGO-Klassifikation, das Patientenalter und die histologische Klassifizierung.

5.4.1 Epitheliale Tumoren

Epitheliale Tumoren machen 60 % der Ovarialtumoren aus. Man unterscheidet seröse (35–40 %), endometroide (15–25 %), muzinöse (6 bis 10 %), Klarzelltumoren (5 %), Brenner-Tumoren (unter 1%), undifferenzierte Formen (15–30 %). Epitheliale Tumoren können jedes Lebensalter betreffen. 80 % der Patientinnen sind älter als 40 Jahre.

Seröse Zystadenome

Seröse Zystadenome sind häufig. Sie machen ca. 20 % aller benignen Ovarialtumoren aus und kommen häufig im Reproduktionsalter vor.
Makroskopisch handelt es sich um uni- oder multilokuläre, glatte zystische Strukturen mit einem Durchmesser von 5–10 cm. Sie sind mit seröser Flüssigkeit gefüllt und können blutig tingiert sein.

Seröse Tumoren vom Borderlinetyp

Die Prognose ist besser als bei serösen Zystadenokarzinomen. Spätrezidive nach 10–15 Jahren sind beschrieben, so daß die Nachsorge hier eine besondere Bedeutung hat.
Makroskopisch finden sich häufig papilläre Gewebsvermehrungen zusätzlich zum Bild wie beim serösen Zystadenom.

Seröse Zystadenokarzinome

Es handelt sich um den häufigsten malignen Ovarialtumor, der 40 % aller ovarialen Malignome ausmacht. In 40–50 % findet sich ein bilaterales Vorkommen. Solide Gewebsanteile sind typisch. Die Größe übersteigt oft 10 cm. Häufig wächst der Tumor organüberschreitend mit intraabdomineller Aussaat.

Muzinöse Tumoren

Muzinöse Zystadenome

Muzinöse Zystadenome sind relativ häufig und machen ca. 20 % aller benignen Ovarialtumoren aus. Meist sind jüngere Frauen zwischen 30 und 50 Jahren betroffen. Die Größe kann enorm werden mit einem mittleren Durchmesser zwischen 10 und 30 cm. Charakteristisch ist ein zystisches vielfach gekammertes Aussehen. Die Flüssigkeit der Zysten ist muzinös von unterschiedlicher Viskosität. Bei einer Spontanruptur kommt es zu einer Implantation von Tumorzellen im gesamten Peritoneum, zum sog. *Pseudomyxoma peritonei.*

Muzinöse Tumoren vom Borderlinetyp

Makroskopisch ist keine Differenzierung zum benignen muzinösen Zystadenom möglich. Die äußere Oberfläche ist meist glatt. In ca. 50 % finden sich innenliegende papilläre Strukturen sowie solide Gewebsverdichtungen ohne Stromainvasion.

Muzinöse Zystadenokarzinome

Muzinöse Zystadenokarzinome sind relativ selten und machen ca. 5–20 % aller malignen Ovarialtumoren aus bei einem Altersgipfel von ca. 60 Jahren.
Das makroskopische Aussehen ist ähnlich wie bei den benignen Formen. Es findet sich ein multizystisches Wachstum mit papillären soliden Anteilen. Einblutungen und Nekrosen sind möglich, ebenso wie oberflächliche Adhäsionen. Häufig ist eine intraabdominelle Aussaat.

Endometroide Tumoren

15–20 % aller primären Ovarialkarzinome sind vom endometroiden Typ. Es handelt sich somit nach den serösen Zystadenokarzinomen um die zweithäufigste Form. Der Altersgipfel liegt bei 50 und 60 Jahren. 30 % kommen bilateral vor. Nicht selten liegt eine gleichzeitige Endometriose im kleinen Becken vor. In 15–50 % finden sich endometriode Tumoren gemeinsam mit einem Endometriumkarzinom. Makroskopisch liegt ein zystischer oder solider Tumor vor, häufig mit Blutungen oder Nekrosearealen. Mikroskopisch besteht bei endometroiden Tumoren eine Ähnlichkeit zu Adenokarzinomen des Endometriums.

Klarzellkarzinome

Klarzellkarzinome entstehen histogenetisch aus dem Müller- (paramesonephrischen) Gewebe. Klarzellkarzinome machen 5–10 % aller Ovarialkarzinome aus. Der Altersgipfel liegt zwischen 40 und 80 Jahren. Der Durchmesser der Tumoren ist zwischen 2 und 30 cm. Es handelt sich makroskopisch um zystische Tumoren mit hämorrhagischen Abschnitten, die in 40 % der Fälle bilateral vorkommen.

Brenner-Tumoren

Brenner-Tumoren sind selten und machen ca. 1–2 % aller Ovarialtumoren aus. Sie entstehen aus dem Oberflächenepithel des Ovars. Brenner-Tumoren sind überwiegend benigne. Der Altersgipfel liegt zwischen 45 und 50 Jahren, der Durchmesser liegt zwischen 2 und 8 cm. Frauen mit Brenner-Tumoren sind in den meisten Fällen asymptomatisch. Eventuell liegt klinisch eine Blutungsanomalie vor. Makroskopisch handelt es sich um solide, feste Tumoren, die wie Fibrome imponieren und nur selten zystische Komponenten zeigen, wobei jedoch periphere Verkalkungen vorkommen können. Die Differentialdiagnose zu anderen soliden Ovarialtumoren ist von der Bildgebung her nicht möglich.
Ein Drittel der Patienten mit einem Brenner-Tumor haben einen 2. Ovarialtumor.

Unklassifizierbare epitheliale Tumoren

Unklassifizierbare epitheliale Tumoren lassen sich keiner der oben genannten Gruppe zuordnen. Meist handelt es sich um undifferenzierte Tumoren, die nicht selten nekrotisch zerfallen.

MRI-Diagnostik

Epitheliale Ovarialtumoren stellen sich als größtenteils zystische Raumforderungen im kleinen Becken dar, die eine erhebliche Größe erreichen können. Die typische Zyste zeigt Signalarmut im T_1-gewichteten Bild, Signalreichtum im T_2-gewichteten Bild. Die Zysten können aus Flüssigkeiten unterschiedlicher Zusammensetzungen bestehen, relativ zu Fett hypo- oder hyperintens sein. Gutartige zystische epitheliale Tumoren zeigen eine glatte Wandbegrenzung, während ein zunehmender Anteil solider, unregelmäßig konfigurierter Areale für Malignität spricht (Abb. 5.22–5.27). Eine sichere Zuordnung vom MRI-Befund zum histologischen Bild gelingt nicht. Die Kriterien zur Unterscheidung von Benignität und Malignität eines Tumors sind dieselben wie im CT, wobei mit der MRI keine besseren Ergebnisse erreicht werden (Smith et al. 1988). Solide unregelmäßig konfigurierte Tumoranteile sowie ein Durchmesser über 5 cm sprechen für Malignität. Es gelingt die Erfassung der Größe, der Begrenzung, der Lokalisation, bis zu einem gewissen Grad der Gewebszusammensetzung (Nachweis von Blutung, Nekrosen, Verkalkungen) sowie der Beziehung zu den Nachbarorganen (Uterus, Blase, Rektum).

Andere bildgebende Verfahren

Die Sonographie erlaubt eine dynamische Untersuchung des kleinen Beckens. Dabei gelingt eine sichere Unterscheidung zwischen zystischen und soliden Gewebsanteilen. Bei der perkutanen Ultraschalluntersuchung sind solide Tumoren der Ovarien unter einer Größe unter 2 cm gelegentlich schwer zu erfassen. Bei zystischen Tumoren kann das Volumen exakt bestimmt werden. Ein pathognomonisches Ultraschallmuster für bestimmte Tumoren gibt es nicht. Vollständig zystische Tumoren sind mit großer Wahrscheinlichkeit gutartig. Eine Vorhersage über Malignität gelingt im Ultraschall in 87 % (Requard et al. 1981). Ein effektives Staging oder eine Erfassung einer möglichen Blasen- oder Darmbeteiligung gelingt nicht zuverlässig. Die endovaginale Sonographie bietet gute Ansätze für die Detektion von Ovartumoren mit einer Sensitivität von 76 % (Jain et al. 1993).
Das CT gibt Hinweise für eine Differenzierung von benignen und malignen Ovarialtumoren. Malignitätsververdächtig sind folgende Veränderungen: verdickte Wand, dicke Septen, papillöse Wucherungen, solide Anteile bei unterschiedlicher variabler Größe (Fukuda et al. 1986). Peritoneale Metastasen werden nur in ca. 60 % entdeckt, hauptsächlich in der rechten subphrenischen Region, im Omentum majus und im Douglas-Raum (Buy et al. 1988). Peritoneale Absiedlungen unter einer Größe von 1,5 cm entgehen meist der Diagnose.

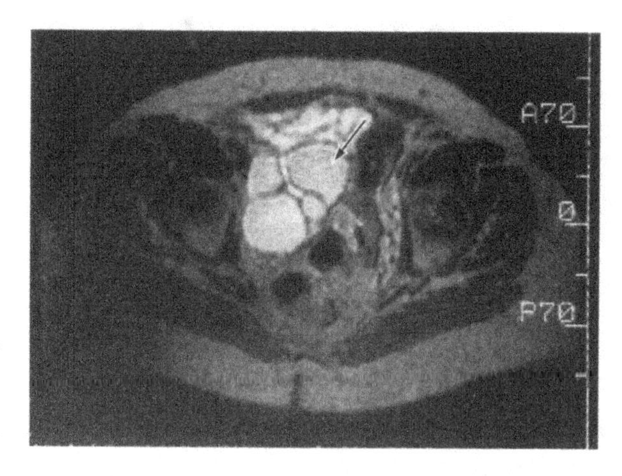

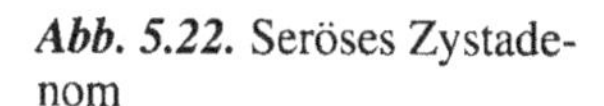

Abb. 5.22. Seröses Zystadenom

Der rechts im kleinen Becken liegende große zystische Tumor ist glatt berandet und läßt mehrere dünne Septierungen ohne wesentliche solide Gewebselemente erkennen *(Pfeil)*.
(SE, TR 2 000 ms, TE 80 ms)

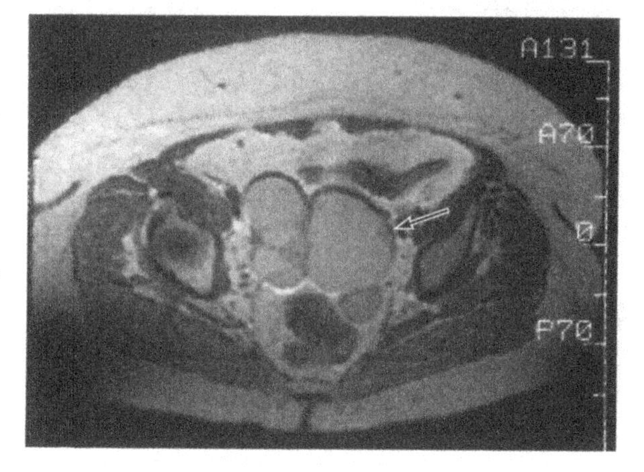

Abb. 5.23. Seröses Zystadenom (histologisch Borderlinetumor)

Der vorwiegend zystische Ovarialtumor zeigt zahlreiche Septierungen, wobei die Zystenwände stellenweise bereits unregelmäßige Gewebsvermehrungen erkennen lassen *(Pfeil)*.

a SE, TR 2 000 ms, TE 30 ms

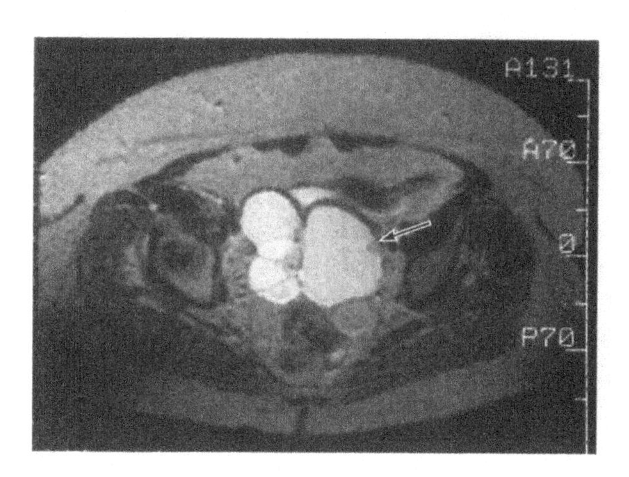

b SE, TR 2 000 ms, TE 80 ms

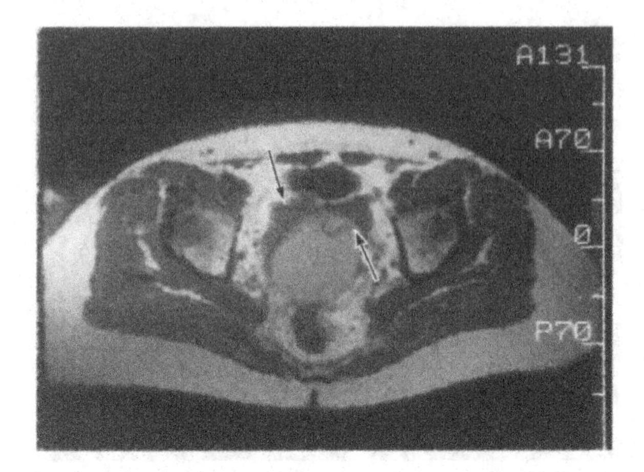

Abb. 5.24. Seröses Zystadenokarzinom

Neben zystischen Elementen finden sich sowohl an der Zysteninnen- als auch an der -außenwand polypöse solide Areale *(Pfeile)*, die im protonengewichteten Bild relativ homogen erscheinen *(**a**)*, im T_2-gewichteten Bild dagegen inhomogen *(**b**)*

a SE, TR 2 000 ms, TE 30 ms

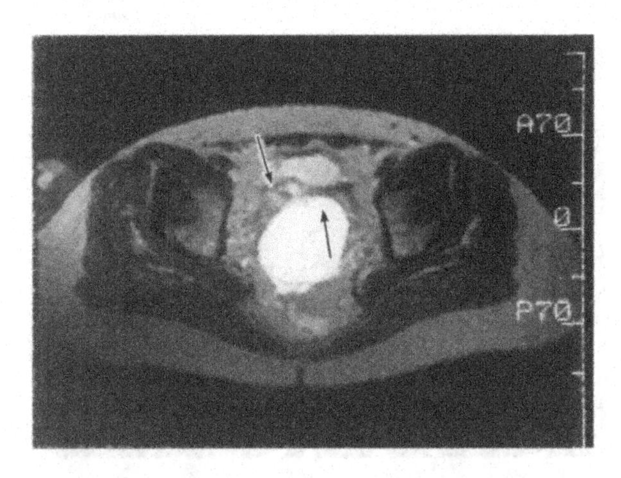

b SE, TR 2 000 ms, TE 80 ms

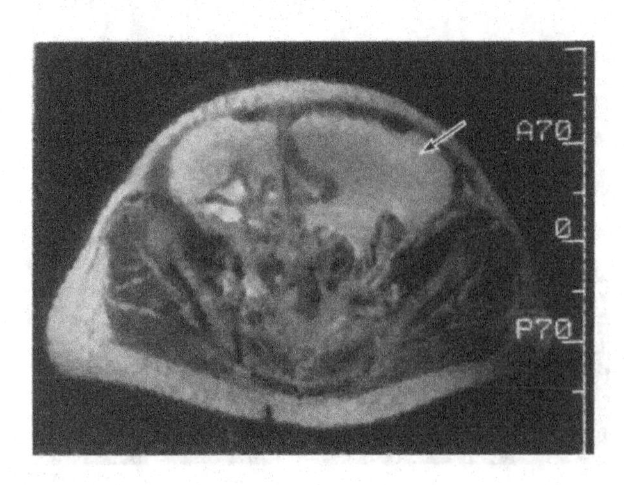

Abb. 5.25. Zystadenokarzinom mit peritonealer Aussaat und Aszites

Ausgedehnter Aszites im kleinen Becken *(Pfeil)* als Hinweis einer peritonealen Metastasierung. (SE, TR 1 200 ms, TE 80 ms)

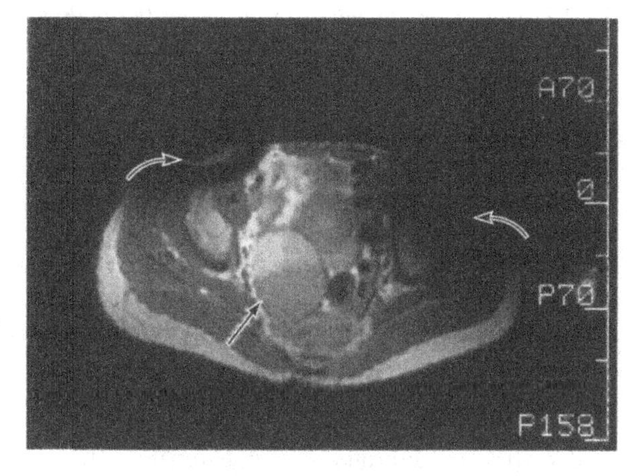

Abb. 5.26. Muzinöses Zystadenom

Der rechtsseitig neben dem Uterus liegende zystische Ovarialtumor *(Pfeil)* ist durch dünne Septen gekammert. Die einzelnen Kammern zeigen, bedingt durch den unterschiedlichen Eiweißgehalt des Zysteninhalts, unterschiedliche Signalintensität. Nebenbefundlich finden sich bilateral von der Bauchwand ausgehend Auslöschungsartefakte durch Metall *(gebogene Pfeile)*.
(SE, TR 2 000 ms, TE 20 ms)

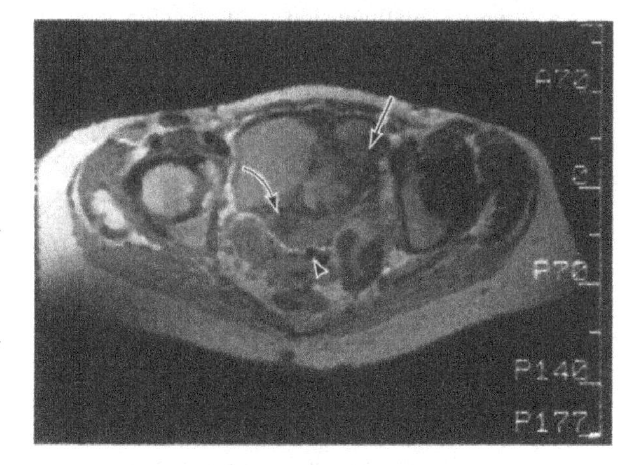

Abb. 5.27. Muzinöses Zystadenokarzinom

Das kleine Becken ist ausgefüllt von einer unregelmäßigen zystisch-soliden Tumormasse *(Pfeil)*, die mit dem Uterus myomatosus *(gebogener Pfeil)* und Darmschlingen verbacken ist. Die mit dargestellte Sigmaschlinge zeigt eine ausgeprägte Divertikulose *(Pfeilspitze)*

a SE, TR 2 500 ms, TE 20 ms

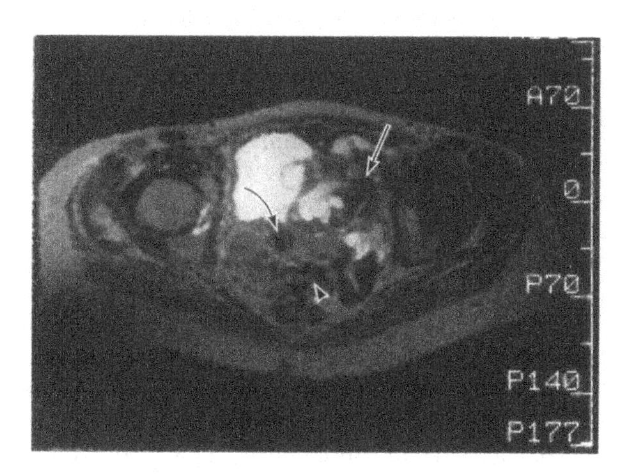

b SE, TR 2 500 ms, TE 80 ms

5.4.2 Tumoren des sexuell differenzierten Parenchyms

Ovariale Fibrome und Thekome

Fibrome und Thekome des Ovars sind selten. Fibrome sind hormonell inaktiv. Typischerweise sind sie einseitig und gutartig. Sie machen bis zu 5 % aller Ovartumoren aus, kommen bei Frauen mittleren Lebensalters vor und sind häufig asymptomatisch.
Bei gleichzeitigem Vorliegen von Aszites und rechtsseitigem Pleuraerguß spricht man vom *Meigs-Syndrom,* das man bei weniger als 1 % dieser Patienten findet. Thekome können im Gegensatz zu Fibromen hormonaktiv sein.

MRI-Diagnostik

In der MRI sind Fibrome gut abgegrenzte, solide Gewebsvermehrungen des Adnexbereichs mit mittlerer bis niedriger Signalintensität im T_1-gewichteten Bild und niedriger Signalintensität im T_2-gewichteten Bild vergleichbar mit dem Aussehen von Leiomyomen. Bei direktem Kontakt zum Uterus kann die Abgrenzung schwierig sein (Abb. 5.28 und 5.29).

Andere bildgebende Verfahren

Im Ultraschall und CT können Fibrome und Thekome als Raumforderung identifiziert werden. Eine artspezifische Charakterisierung gelingt nicht (Athey et al. 1987).

Granulosazelltumoren

Granulosazelltumoren machen ca. 2 % aller Ovartumoren aus. Sie stellen Neubildungen von Stromazellen des Ovars dar. Betroffen sind neben Frauen mittleren Alters häufig Frauen in der Postmenopause, selten Kinder. Dort können sie eine Pubertas praecox verursachen. Bei Frauen im reproduktionsfähigen Alter stehen irreguläre Blutungen, bei älteren Frauen Postmenopausenblutungen im Vordergrund. Bei älteren Patentinnen mit einem Granulosazelltumor findet man gehäuft Endometriumkarzinome. Typisch ist eine Neigung zur Ausbildung von Lokalrezidiven viele Jahre nach der Primärtherapie.

MRI-Diagnostik

Granulosazelltumoren stellen sich als lobulierte, solide Raumforderung dar. Die SI im T_1-gewichteten Bild ist mittel, im T_2-gewichteten Bild hoch und inhomogen. Spezifische diagnostische Kriterien gibt es nicht (Abb. 5.30). Differentialdiagnostisch müssen im MRI eingeblutete Ovarzysten, Endometriosezysten, Extrauteringravidität, Haematosalpinx abgegrenzt werden (Varma et al. 1990).
Fortgeschrittene Tumoren können zu einer Invasion benachbarter Organe und sogar zu knöchernen Destruktionen im Os sacrum führen.

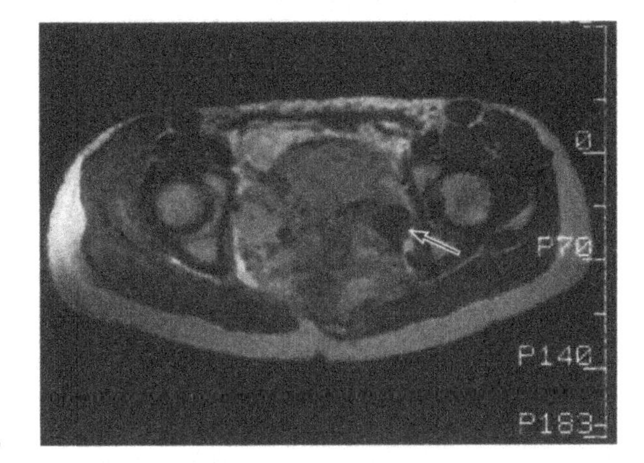

Abb. 5.28. Fibrom des linken Ovars

Das linke Ovar zeigt im protonengewichteten Bild eine signalarme, gut abgrenzbare Raumforderung *(Pfeil)*, die einem Fibrom entspricht. (SE, TR 2 000 ms, TE 20 ms)

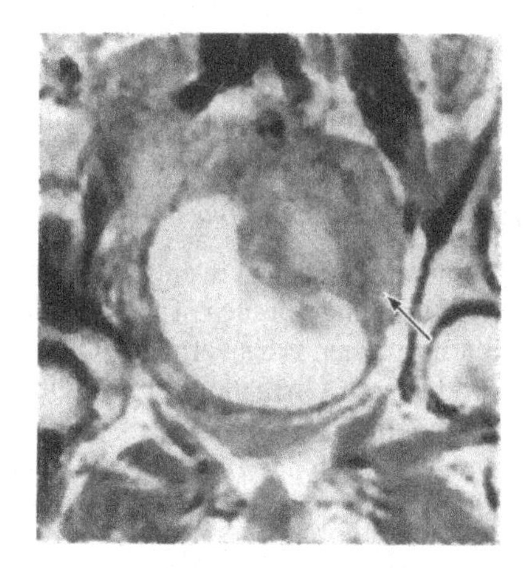

Abb. 5.29. Malignes Adenofibrom

Das kleine Becken ist durch einen großen Tumor weitgehend ausgefüllt, der unregelmäßig nach außen und innen begrenzte solide und zystische Anteile zeigt *(Pfeil)*. (Die Bilder wurden freundlicherweise von Prof. Dr .B. Hamm, Berlin, zur Verfügung gestellt)

a SE koronare Schnittführung TR 2 000 ms, TE 20 ms

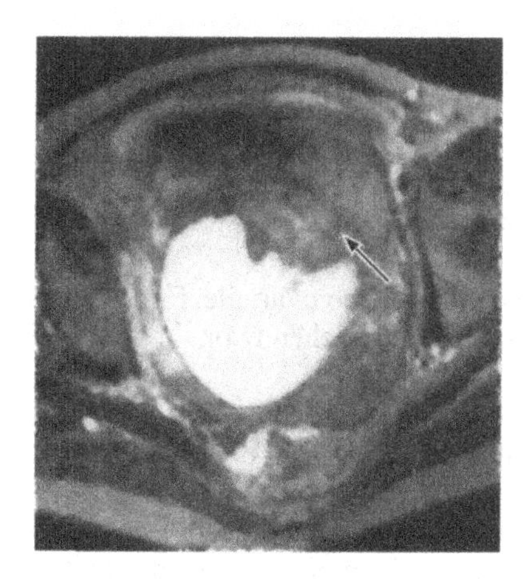

b SE axiale Schnittführung TE 2 000 ms, TE 80 ms

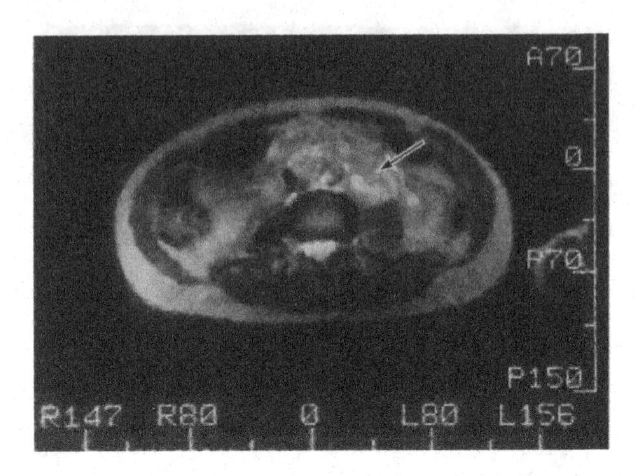

Abb. 5.30. Maligner Granulosazelltumor

Unregelmäßig zystische, jedoch überwiegend solide Tumoranteile dehnen sich als Lymphknotenmetastasen bis über das kleine Becken aus und ummauern den prävertebralen Raum *(Pfeil)*. Die histologische Diagnose eines Granulosazelltumors ist im MRI nicht zu stellen.
(SE, TR 2 000 ms, TE 80 ms)

Andere bildgebende Verfahren

Das Bild von Granulosazelltumoren im CT und Ultraschall ist unspezifisch.

Sertoli-Leydig-Tumoren: Androblastome

Sertoli-Leydig-Zelltumoren machen weniger als 0,5 % aller Ovartumoren aus. Meist handelt es sich um junge Frauen. Tumoren dieser Art können entweder keine Hormonaktivität aufweisen oder vermehrt Östrogene oder aber auch virilisierende Hormone produzieren (Arrhenoblastom). Übergänge von benignen zu malignen Formen sind möglich.
Makroskopisch handelt es sich um Tumoren mit wechselnden zystischen und soliden Strukturen. Häufig findet man degenerativ veränderte nekrotische Areale.

Bildgebung

Das Bild der Sertoli-Leydig-Tumoren ist in der MRI unspezifisch genauso im Ultraschall und CT.

5.4.3 Lipidzelltumoren

Lipidzelltumoren sind seltene ovarielle Tumoren. Erfahrungen über ihr Bild in der MRI liegen noch nicht ausreichend vor.

5.4.4 Keimzelltumoren

Keimzelltumoren umfassen eine Anzahl von Tumoren unterschiedlicher Histologie, die sich von primitiven Keimzellen der embryonalen Gonaden herleiten. Es gibt eine Reihe von Klassifikationen, wobei sich eine modifizierte histologische

WHO-Klassifikation (Serov et al. 1973) bewährt hat. Die Keimzelltumoren umfassen Disgerminome und Tumoren aus pluripotenten Zellen wie Embryonalzellkarzinome. Hieraus können einerseits Teratome mit Untergruppen, andererseits Tumoren aus extraembryonischem Gewebe abgeleitet werden wie das Chorionkarzinom und der Dottersacktumor.

Disgerminome

Disgerminome entstehen aus Germinativzellen wie das Seminom. Es handelt sich um einen Tumor, der 1–2 % der primären Ovarialtumoren und ca. 3–5 % aller Ovarialmalignome ausmacht. Das Jugend- bis frühe Erwachsenenalter wird betroffen.
Makroskopisch handelt es sich um solide, runde bis ovale Tumoren, die lobuliert und glatt sind und eine glänzende fibröse Kapsel zeigen bei einem Durchmesser von 2–50 cm. Die Wachstumstendenz kann erstaunlich schnell sein.

Embryonalzellkarzinom

Das Embryonalzellkarzinom ist die am wenigsten differenzierte Form der Keimzelltumoren. Meist findet man das Embryonalzellkarzinom kombiniert mit anderen Keimzelltumoren. Das Wachtstumsverhalten ist aggressiv.

Endodermalsinustumoren (Dottersacktumoren)

Es handelt sich um einen seltenen malignen Tumor mit einem Altersgipfel von 19 Jahren, d. h. es ist ein Tumor der Ovarien jugendlicher Frauen. Der Alphafetoprotein-Spiegel (AFP) ist ein wichtiger Tumormarker. Die Tumoren selbst werden relativ groß, mit einem Durchmesser zwischen 20 und 30 cm. Sie sind größtenteils zystisch, wobei zentral solide Elemente mit zahlreichen Septierungen vorliegen. Aszites ist häufig genauso wie eine Ausbreitung in Leber, Peritoneum, Lymphknoten, Darm und Lunge. In 15 % findet man eine Assoziation mit zystischen Teratomen. An einen Endodermalsinustumor sollte man bei großen inhomogenen Tumoren junger Frauen denken.

Chorionkarzinom

Die reine ovarielle Form eines Chorionkarzinoms ist sehr selten. Im Zusammenhang mit einer Gravidität muß an eine Metastase einer Trophoblasterkrankung gedacht werden.

Teratome

Nach der WHO-Klassifikation teilt man Teratome in reife (90 %), unreife und Sonderformen wie die Stroma ovarii oder den Karzinoidtumor ein.

Zystisches Teratom (Dermoidzyste)

Das zystische Teratom ist relativ häufig und macht ca. 5–25 % aller Ovartumoren aus. Betroffen sind vor allem Frauen in der reproduktiven Lebensphase mit einem Altersgipfel zwischen dem 30. und 40. Lebensjahr. Der Durchmesser der Tumoren liegt zwischen 5 und 15 cm. Makroskopisch handelt es sich um solide Tumoren mit zystischen Anteilen von nodulärer bis glatter Kontur. Innerhalb des Teratoms läßt sich vielfach eine Weichteilmasse abgrenzen, die Rokitansky-Protuberanz. Sie entsteht als Ausstülpung der inneren Oberfläche der Zyste und enthält festes Material. Mitunter finden sich innerhalb des Tumors Haare, Zähne und Knorpelgewebe.

Struma ovarii

Es handelt sich um eine seltene Form der ovarialen Teratome (2–3 %). Die Größe liegt meist unter 10 cm. Makroskopisch imponiert das Gewebe wie Schilddrüsengewebe.

MRI-Diagnostik zystischer Teratome

Die MRI-Diagnose zystischer Teratome beruht auf folgenden Kriterien (Abb. 5.31–5.33):

- Schichtungsphänomen zwischen flüssigen und soliden Anteilen
- Fett innerhalb des Tumors
- Fett- Flüssigkeitsschichtzeichen
- Chemical-Shift-Artefakte
- Polypoide Gewebsverdichtung innerhalb des Tumors (Rokitansky-Protuberanz)
- Verkalkungen

Fettige Areale innerhalb des Tumors zeigen eine ähnliche Signalintensität wie subkutanes Fettgewebe. Alte Hämatome können in T_1-gewichteten Sequenzen eine ähnlich hohe Signalintensität aufweisen. Diese bleibt bei T_2-gewichteten Sequenzen bestehen im Gegensatz zu Fett, das dann deutlich weniger signalintensiv ist. Die interne Struktur zystischer Teratome ist typisch durch geschichtete flüssige und solide Anteile sowie zum Teil durch nach innen wachsende Anteile soliden Gewebes, die Rokitansky-Protuberanz. Die Signalintensität der flüssigen Anteile ist durch den großen Eiweißgehalt hoch. Mit zunehmenden Anteilen darin eingelagerten Materials, z. B. Haaren nimmt die Signalintensität bei T_2-gewichteten Sequenzen ab. Der Fettgehalt der Tumoren führt zu den charakteristischen Chemical-Shift-Artefakten (Togashi et al. 1987).
Insgesamt ist das MRI-Bild zystischer Teratome typisch und erlaubt die Diagnose mit hoher Wahrscheinlichkeit. Differentialdiagnostisch sind Hämatome sowie Endometriosezysten zu unterscheiden. Fettsupprimierende Sequenzen sind dabei hilfreich (Stevens et al. 1993)

Abb. 5.31. Zystisches Teratom

Die große linksseitig im kleinen Becken gelegene Raumforderung ist signalarm im protonengewichteten Bild ***(a)***, signalreich im T_2-gewichteten Bild. Am äußeren Rand *(Pfeil)* zeigt sich ein typischer Chemical-Shift-Artefakt. Ventral liegt die sog. Rokitansky-Protuberanz *(gebogener Pfeil)*

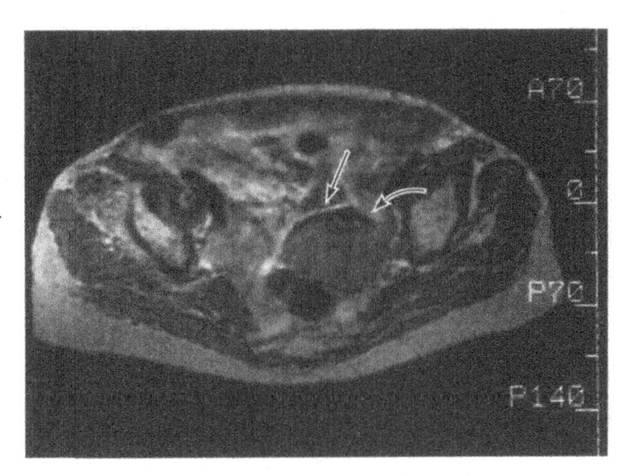

a SE, TR 2 000 ms, TE 20 ms

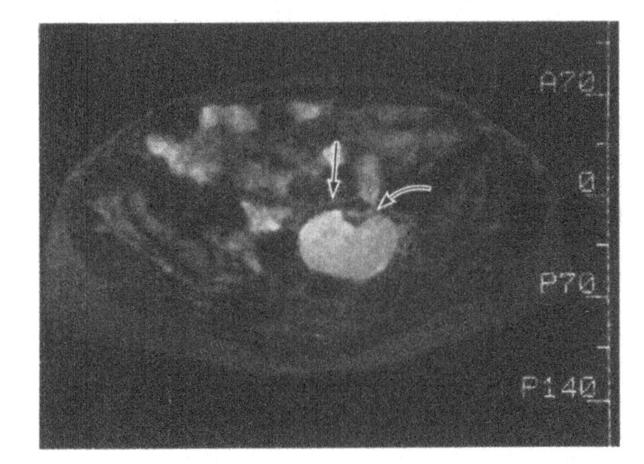

b SE, TR 2 000 ms, TE 80 ms

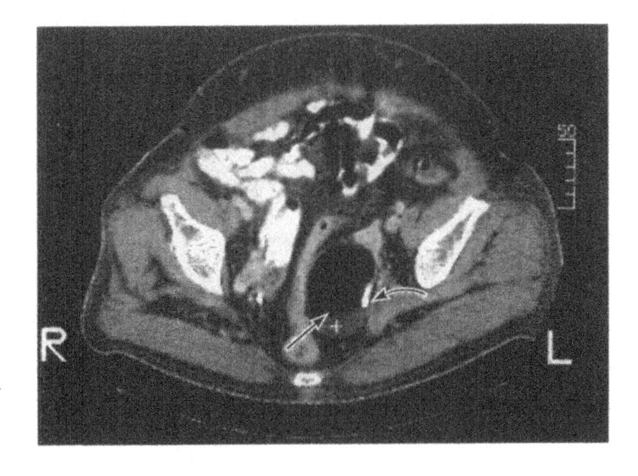

Abb. 5.32. Zystisches Teratom: CT-Untersuchung

Im linksseitig gelegenen Teratom ist ein Fett-Flüssigkeitsspiegel *(Pfeil)* zu erkennen. An der lateralen Zystenwand ist eine Verkalkung *(gebogener Pfeil)*

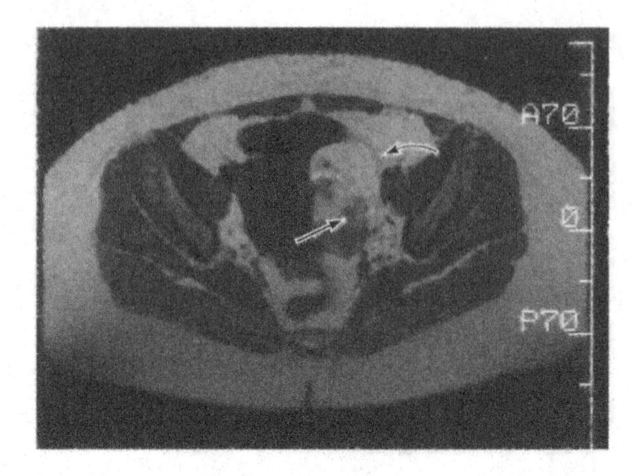

Abb. 5.33. Zystisches Teratom

Linksseitige Dermoidzyste mit flottierendem zentralen Gewebe *(Pfeil)*, spezifischem Chemical-shift-Artefakt *(gebogener Pfeil)*

a SE, TR 500 ms, TE 20 ms

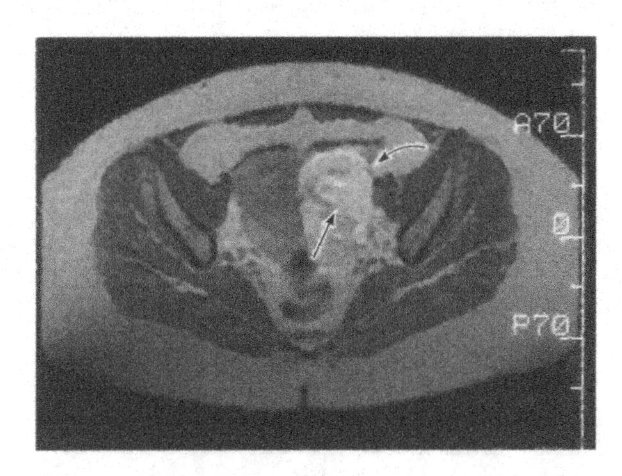

b SE, TR 2 000 ms, TE 30 ms

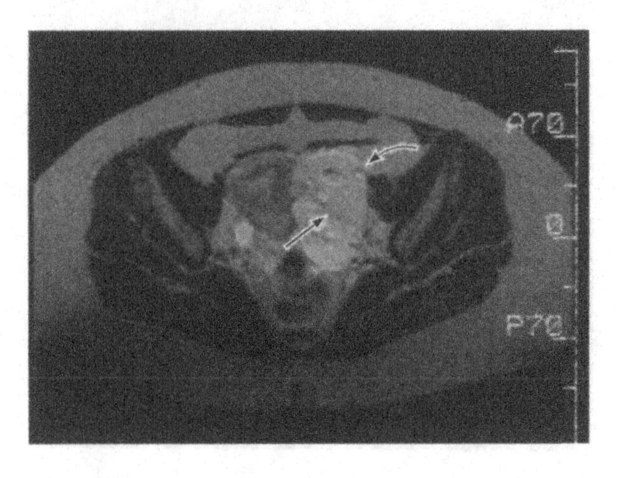

c SE, TR 2 000 ms, TE 80 ms

Andere bildgebende Verfahren

Das Ultraschallbild von zystischen Teratomen variiert, abhängig von der Zusammensetzung. Knochen, Zähne etc. sind echogen, zeigen einen dahinter liegenden Schallschatten. Zysten sind echoleer. Insgesamt ist das Bild unspezifisch. Die Rokitansky-Protuberanz ist echoreich, die Form relativ charakteristisch, falls sie abgegrenzt werden kann (Quinn et al. 1985). Die Detektionsrate von zystischen Teratomen im Ultraschall ist relativ gering (ca. 75 %), wobei die Tumoren größtenteils solide erscheinen (Laing et al. 1981).
Im CT können Verkalkungen, Knochen, Haare, Fett sowie der Rokitansky-Tuber gut abgegrenzt werden (Friedman et al. 1982). Im CT sind bei zystischen Teratomen folgende Strukturen abzugrenzen: Fett in 93 %, Verkalkungen oder Zahnbildungen in 56 %, Rokitansky-Protuberanz 81 %, Haare 65 %, Fett-Flüssigkeitsspiegel 12 %. Die Diagnose ist in ca. 98 % möglich (Buy et al. 1989).

MRI-Diagnostik von Keimzelltumoren

Keimzelltumoren und deren Sonderformen wie die Struma ovarii zeigen in der MRI mit Ausnahme des zystischen Teratoms ein unspezifisches Bild einer Raumforderung der Ovarien mit zystischen und soliden Anteilen. Verkalkungen können vorkommen (Matsumoto et al. 1990).

5.4.5 Gonadoblastome, nicht ovarspezifische Weichteiltumoren, unklassifizierbare Tumoren

Gonadoblastome, nicht-ovarspezifische Weichteiltumoren und unklassifizierbare Tumoren stellen zahlenmäßig eine unbedeutende Gruppe von Ovartumoren dar. Das MRI-Bild ist unspezifisch und erlaubt lediglich die Diagnose einer Raumforderung sowie deren Ausdehnung (Abb. 5.34).

5.4.6 Metastasen

Die Ovarien und die Vagina sind die häufigsten Lokalisationen für Metastasen im Genitalbereich, abhängig vom Primärtumor (Mazur et al. 1984). Metastasierungswege sind direkte Invasion, lymphatische Metastasierung (wichtigster Weg), hämatogene Aussaat sowie peritoneale Implantate.
Bei den Primärtumoren sind von Bedeutung: Gastrointestinaltrakt (meist Adenokarzinome), Mammakarzinome, Endometriumkarzinome, Zervixkarzinome. Ovarielle Metastasen kommen in 50–80 % bilateral vor. Gelegentlich sind sie schwer von primären Ovarialkarzinomen zu unterscheiden. Bei Absiedelung aus dem Gastrointestinaltrakt spricht man von *Krukenberg-Tumoren* (Krukenberg 1896). Der Begriff Krukenberg-Tumor hat sich allgemein bei allen Metastasen am Ovar eingebürgert. In der engeren Definition spricht man von Krukenberg-Tumoren der Ovarien bei sarkomatösem Stroma sowie Tumorzellen vom Siegelringtyp mit intrazellulärem Muzin.

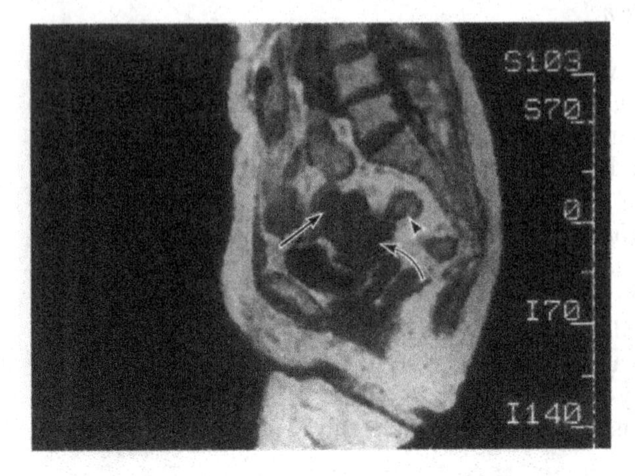

Abb. 5.34. Ovarialkarzinom: unklassifizierbare Form

a Eine wenig signalintensive knotige Raumforderung *(Pfeil)* läßt sich schlecht vom atrophischen Uterus *(gebogener Pfeil)* abgrenzen und scheint adhärent mit angrenzenden Darmschlingen *(Pfeilspitze)*. (SE sagittale Schnittführung TR 500 ms, TE 20 ms)

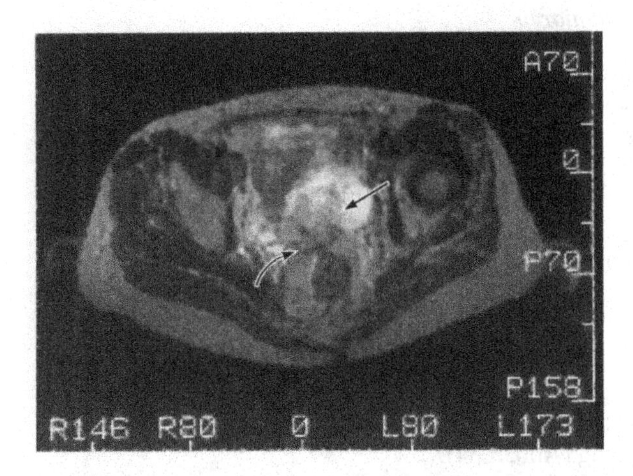

b Der maligne Ovarialtumor zeigt zystische und unregelmäßig blumenkohlartig wuchernde solide Gewebsmassen mit unscharfer Begrenzung nach außen *(Pfeil)*. Der direkte Kontakt zum Dünndarm und zum perirektalen Fett läßt auf wandüberschreitendes Wachstum schließen *(gebogener Pfeil)*. Die Diagnose einer histologisch unklassifizierbaren Tumorform kann im MRI nicht gestellt werden. (SE axiale Schnittführung, TR 2 000 ms, TE 80 ms)

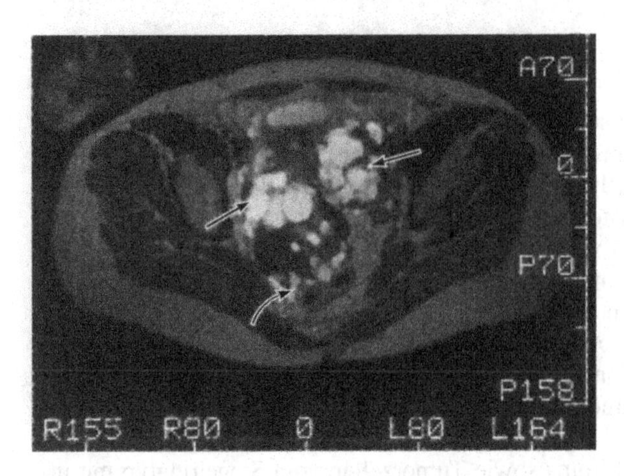

Abb. 5.35. Krukenberg-Tumor beider Ovarien bei Magenkarzinom

Beide Ovarien sind deutlich vergrößert. Hinweisend sind bei Metastasen zahlreiche zystische und solide Anteile *(Pfeile)*, die jedoch nicht beweisend für die Diagnose sind. Gering ausgebildeter Aszites *(gebogener Pfeil)* um die Tumormassen.
(SE, TR 2 000 ms, TE 80 ms)

Makroskopisch sind Metastasen in den Ovarien solide Raumforderungen, die seltener zystisch sind. Häufig findet man eine peritoneale Aussaat.

MRI-Diagnostik

Für die MRI-Diagnostik gelten die gleichen Kriterien wie im CT. Ovarmetastasen sind Tumoren mit wechselnden soliden und zystischen Anteilen.
Bei der diagnostischen Abklärung von Ovarmetastasen ist in jedem Fall neben der Untersuchung des kleinen Beckens eine Darstellung des gesamten Abdomens notwendig, um vergrößerte Lymphknoten retroperitoneal und in der Mesenterialwurzel nachzuweisen ebenso wie peritoneale und hepatische Metastasen. Solide Tumoranteile zeigen bei T_1-gewichteten Sequenzen eine mittlere Signalintensität, die bei T_2-gewichteten Sequenzen zunimmt. Das MRI-Bild ist unspezifisch. Aszites ist häufig (Abb. 5.35).
Statistisch auswertbare Zahlen über die Wertigkeit der MRI bei Ovarmetastasen liegen bisher nicht vor. Zu bedenken ist, daß die Ovarien der einzige Ort von Metastasen im Bauchraum sein können. Insbesondere bei gleichzeitigem Vorliegen von Ovarialtumoren und Lebermetastasen sollte man an einen Krukenberg-Tumor denken.

Andere bildgebende Verfahren

Im CT sind metastatische Tumoren zystisch (45 %), gemischt zystisch-solide (40 %), sowie rein solide (15 %) (Megibow et al. 1985). Das Aussehen imponiert wie dasjenige primärer Ovarialkarzinome. Typisch sind bilaterale Tumormassen, dicke Wände, Septierungen, papilläre Wucherungen, irreguläre Verkalkungen, zusätzlich Zeichen einer diffusen Metastasierung wie Aszites, sowie Peritonealkarzinose (Mata et al. 1988).
Im Ultraschall ist das Bild von Ovarialmetastasen ähnlich dem beim primären Ovarialkarzinom. Eine Unterscheidung gelingt von der Bildgebung her nicht.

Lymphome

Selten sind Non-Hodgkin-Lymphome in den Ovarien lokalisiert. Frauen jeden Alters können davon betroffen werden. Klinisch stehen unbestimmte abdominelle Beschwerden sowie eine Zunahme des Leibesumfanges im Vordergrund. Ausgehend von den Ovarien kann es zu einer Generalisierung kommen, oder die Ovarien können umgekehrt bei einer Generalisierung im Bauchraum befallen werden.

MRI-Diagnostik

Im MRI erscheinen Lymphome des Ovars als solide Gewebsmassen mittlerer Signalintensität im T_1-gewichteten Bild, mit hoher Signalintensität bei T_2-gewichteten Sequenzen. Das Bild ist nicht spezifisch. Hinweisend für Lymphome können gleichzeitig vorkommende vergrößerte abdominelle Lymphome sein.

5.4.7 Tumorähnliche Veränderungen der Ovarien

Der Ursprung nicht neoplastischer Zysten ist das Oberflächenepithel oder der Graf-Follikel. Bei zystischen Strukturen unter 3 cm spricht man von *zystischen Follikeln,* über 3 cm von einer *Follikelzyste.*

Follikelzysten

Follikelzysten kommen in jedem Alter vor der Menopause vor. Sie erreichen einen Durchmesser von 7–8 cm.
Makroskopisch ist die äußere Oberfläche glatt und die Zyste enthält klare wäßrige Flüssigkeit. Follikelzysten machen normalerweise eine spontane Involution durch. In seltenen Fällen können sie persistieren und in ungewöhnlichen Fällen auch anhaltend Östrogene produzieren.
Follikelzysten verursachen meist keine klinischen Symptome, gelegentlich Mißgefühl im kleinen Becken. Bei Spontanruptur kann es zu einer Blutung und selten zum Bild eines akuten Abdomens kommen.

MRI-Diagnostik

Die Kernspintomographie zeigt eine rein zystische Raumforderung, wobei solide Anteile nicht zu erkennen sind. Das Signal ist homogen, signalarm im T_1-, signalreich im T_2-gewichteten Bild (Abb. 5.36). Normalerweise findet man kein Blut, keinen hohen Proteingehalt, glatte Wand, keine sekundären Malignitätszeichen. Möglich ist ein erhöhter Proteingehalt, wodurch eine Verkürzung der T_1-Zeit erreicht wird. Bei Blutungen findet man das typische zeitabhängige MRI-Bild von Blutabbauprodukten.

Corpus-luteum-Zysten

Corpus-luteum-Zysten sind hämorrhagische Zysten. Corpora lutea entwickeln sich im normalen weiblichen Menstruationszyklus und verschwinden im Rahmen dieses Zyklus. Gelegentlich kommt es zu einer verzögerten Regression. Die Progesteronproduktion des normalen Corpus luteum bleibt dann bestehen, wodurch Blutungsunregelmäßigkeiten vorkommen. Eine Corpus-luteum-Zyste kann platzen, wodurch es zur Blutung in den freien Bauchraum kommen kann. Bei Rückbildung der Zyste entsteht eine hormoninaktive Corpus-albicans-Zyste. Klinisch zeigen Patienten mit einer Corpus-luteum-Zyste neben Blutungsanomalien Unterbauchschmerzen, die bei Zystenruptur akut werden können.

MRI-Diagnostik

In der MRI findet sich das typische Bild einer hämorrhagischen zystischen Raumforderung der Ovarien. T_1- und T_2-gewichtete Sequenzen zeigen die altersabhängigen Veränderungen der SI von Blut innerhalb einer zystischen Raumforderung (Abb. 5.37). Differentialdiagnostisch müssen Endometriosezysten, eingeblutete Zysten sowie eine Extrauteringravidität abgegrenzt werden. Zusätzliche Laborun-

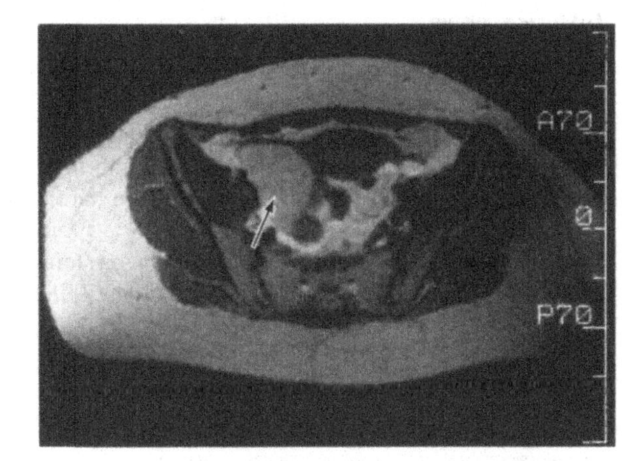

Abb. 5.36. Follikelzyste rechtes Ovar

Die Follikelzyste *(Pfeil)* des rechten Ovars ist homogen und von einer dünnen, glatten Kapsel umgeben. (SE, TR 2 000 ms, TE 20 ms)

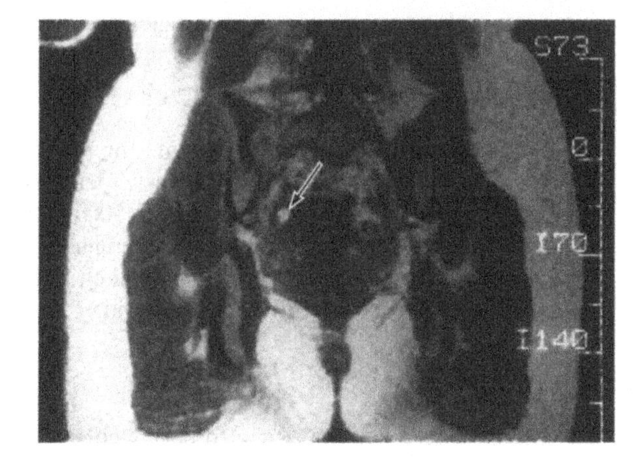

Abb. 5.37. Corpus-luteum-Zyste rechtes Ovar

Der Koronarschnitt zeigt in der T_1-gewichteten Sequenz im rechten Ovar einen glatt begrenzten, signalreichen Bezirk *(Pfeil)* entsprechend einer Corpus-luteum-Zyste. (SE, TR 640 ms, TE 30 ms)

tersuchungen (Leukozyten, Beta-HCG-Wert) sowie Verlaufskontrollen sind notwendig. Im Gegensatz zu Dermoiden findet sich kein Fett mit den dafür charakteristischen MR-Kriterien.

Theka-Lutein-Zysten

Wie der Name sagt, werden Theka-Lutein-Zysten durch die Theka interna gebildet. Diese Zysten können in der Schwangerschaft, besonders beim Auftreten einer Blasenmole oder beim Chorionkarzinom sowie bei Patienten, die Gonadotropine erhalten, sehr groß werden. Makroskopisch handelt es sich um multilobulierte Zysten, die teilweise hämorrhagisch werden können.

MRI-Diagnostik

Das MRI-Bild von Theka-Lutein-Zysten ist unspezifisch. Hinweise auf die Diagnose liefern anamnestische Daten.

Inklusionszysten

Es handelt sich meist um Patienten mit ausgedehnten pelvinen Verwachsungen, vor allem bei vorangegangenen Eingriffen oder nach „pelvic inflammatory disease" (PID) sowie einer Endometriose. Die Patienten geben unbestimmte Beschwerden im kleinen Becken an. Gelegentlich kann man eine Raumforderung im kleinen Becken tasten. In der Vorgeschichte sind häufig Voroperationen vorausgegangen.
Makroskopisch sehen peritoneale Inklusionszysten wie Ovarialzysten aus, histologisch findet man hyperplastische mesotheliale Zellen.

MRI-Diagnostik

Mit der MRI sind peritoneale Inklusionszysten nicht von Follikelzysten oder von paraovarialen Zysten zu unterscheiden. Die Kernspintomographie zeigt im T_1-gewichteten Bild signalarme, im T_2-Bild signalreiche Strukturen. Evtl. ist die Wand durch Verwachsungen verzogen, solide Gewebsvermehrungen liegen nicht vor.

Paraovarialzysten

Paraovarialzysten liegen im Lig. latum. Ihr Ursprung ist paramesonephrisches mesotheliales Gewebe, gelegentlich Reste der Wolff-Gänge. Paraovarialzysten kommen bei Patientinnen im Alter von 40–50 Jahren vor. Mögliche Komplikationen sind Blutung, Torsion, Ruptur und Sekundärinfektion. Makroskopisch handelt es sich um kleinere Zysten, die mit Flüssigkeit gefüllt sind und von einer einfachen Ovarialzyste nicht zu differenzieren sind.

MRI-Diagnostik

Die MRI zeigt zystische Raumforderungen, bei denen eine Einblutung die Differentialdiagnose zur Endometriose unmöglich macht. Bei soliden Anteilen läßt sich ein Zystadenom nicht abgrenzen. Hier ist nur eine differentialdiagnostische Eingrenzung möglich.

Andere bildgebende Verfahren

Das sonographische Bild zystischer tumorähnlicher Veränderungen der Ovarien ist unspezifisch. Man findet Zysten mit oder ohne Binnenechos, abhängig vom Aufbau der Zyste (Alpern et al. 1984).

Endometriosezysten

Endometriosezysten entstehen durch Endometriumgewebe außerhalb des Uteruscavums, wobei meist das kleine Becken betroffen ist. Die häufigste Lokalisation betrifft die Ovarien, die Serosaoberfläche des Uterus, das uterosakrale Ligament oder den Douglas-Raum. Die zyklische Aktivität des ektopen Endometriums mit Proliferation, Schwellung, Extravasation von Blut sowie nachfolgender Fibrose

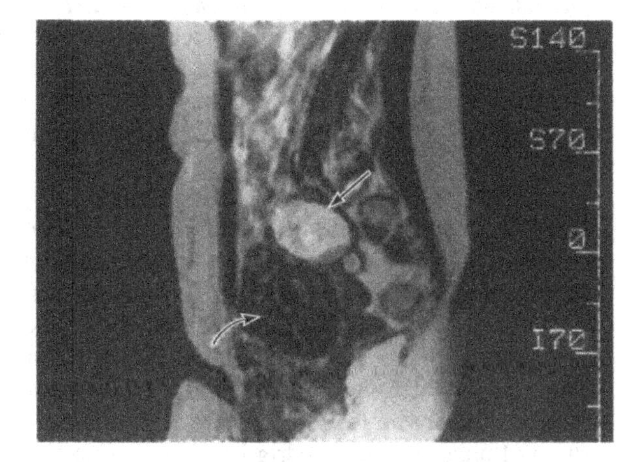

Abb. 5.38. Endometriosezyste

Die T_1-gewichtete sagittale Sequenz zeigt über der Harnblase *(gebogener Pfeil)* eine signalreiche zystische Struktur *(Pfeil)* mit glatter Wand, einem basalen Schichtungsphänomen und einer kleinen Satellitenzyste. Die Endometriosezyste ist durch Verwachsungen direkt der Harnblase und dem Uterus adhärent.
(SE, TR 500 ms, TE 20 ms)

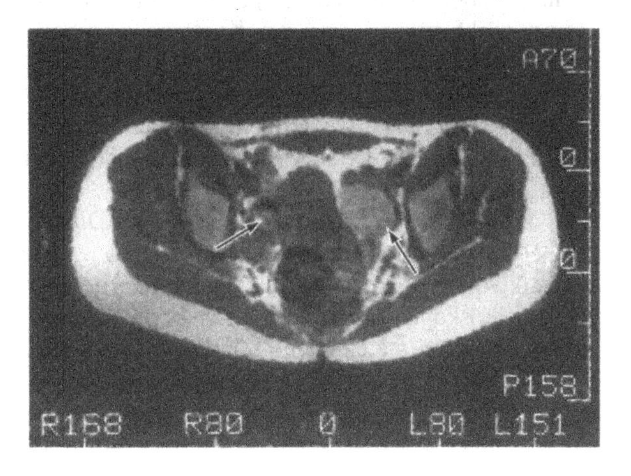

Abb. 5.39. Endometriosezysten beider Ovarien

Beide Ovarien zeigen ein Areal unregelmäßig vermehrter Signalintensität im T_1-gewichteten Bild *(Pfeile)*.
(SE, TR 500 ms, TE 20 ms)

und Adhäsionen führt zu zahlreichen Beschwerden. Dabei klagen die Patienten über Dysmenorrhoe, Rektumbeschwerden, Tenesmen, intermediäre Krämpfe, in 30–40 % über Infertilität. Makroskopisch kann man Endometriosezysten einzeln oder multipel vorfinden mit einer Zystenwand, die dünn, jedoch auch fibrotisch verdickt sein kann. Die zystischen Anteile sind häufig braun durch Blutabbauprodukte. Die Größe kann 20 cm erreichen. Satellitenzysten innerhalb der Wand oder an der Oberfläche sind nicht selten.

MRI-Diagnostik

Die MRI-Diagnose einer zystischen Endometriose stützt sich auf folgende Kriterien: Raumforderung meist im kleinen Becken mit Adhäsionen zu umliegenden Organen, multilokuläres Aussehen mit einem Zysteninhalt mit kurzen T_1- und langen T_2-Werten, wie sie für Blutabbauprodukte typisch sind, dicke fibröse Kapselwand und Schichtenbildung innerhalb der Zysten (Nishimura et al. 1987). Bei T_1-

gewichteten Bildern sind hyperintense Läsionen bei weitem am häufigsten. Bei kleinen Endometriosezysten findet sich jedoch oft Hypointensität bei T_1- und T_2-gewichteten Bildern. Das vielfältige Bild der Signalintensität entsteht durch die Tatsache, daß sich in der Läsion immer wieder neue Blutungen auf altem Blut auflagern können (Abb. 5.38 und 5.39). Unter strikter Anwendung dieser Kriterien läßt sich eine Sensitivität von 90 %, eine Spezifität von 98 % und eine Genauigkeit von 96 % erreichen (Togashi et al. 1991).
In der Differentialdiagnostik sind eingeblutete Ovarialzysten, mucinöse Zysten mit einem hohen Proteingehalt, Dermoidzysten (Fettanteile) oder Ovarialkarzinome abzugrenzen (Arrive et al. 1989, Mitchell et al. 1987). Die Unterscheidung von Endometriosezysten und anderen hämorrhagischen Adnexzysten gelingt bei einem Teil der Fälle nicht (Outwater et al. 1993). *Endometrioseimplantate* im Abdomen sind mit der Kernspintomographie nicht besonders gut zu erfassen. Es liegt eine Sensitivität von lediglich 13 % vor, was daran liegt, daß die Signalintensitäten von Implantaten oft niedrig ist, da sie aus nicht aktivem Endometrium bestehen. Darüber hinaus sind Implantate oft klein (unter 1 cm), die Peristaltik am Darm wirkt störend, und der Kontrast zwischen Implantat, Darm und Fett ist schlecht. Adhäsionen als zusätzliches Kriterium für Endometrioseimplantate sind gekennzeichnet durch den Verlust klar definierter Zwischenräume, verzogenes Rektum oder Blase, bei großen Tumoren einen retroflektierten fixierten Uterus und Flüssigkeit im Douglas-Raum. Es handelt sich hierbei jedoch um unspezifische Zeichen.
Zusammenfassend erreicht die MRI bei der Diagnose der zystischen Endometriose bei Vorliegen typischer Kriterien eine hohe Genauigkeit. Dies ist für die Diagnostik von Endometioseimplantaten im Peritonealraum nicht der Fall, so daß hier die Laparoskopie das diagnostische Verfahren der Wahl bleibt. Für die Verlaufskontrolle unter medikamentöser Therapie ist die MRI geeignet (Zawin et al. 1989).

Andere bildgebende Verfahren

Die CT-Untersuchung ist der Ultraschalluntersuchung in der Diagnostik der zystischen Endometriose nicht überlegen. Im Ultraschall kann man zystische Strukturen erkennen, die Blut enthalten, bei glattem Rand und glatter Septierung. Der Befund ist unspezifisch. So können komplizierte peritoneale Zysten, Tuboovarialabszesse, „pelvic inflammatory disease", hämorrhagische Ovarialfollikel, Corpusluteum-Zysten ähnlich aussehen. Die Sensitivität der Ultraschalluntersuchung liegt bei 65 % (Friedman et al. 1985). Bessere Ergebnisse werden mit der Vaginosonographie erreicht.

Polyzystische Ovarien

Bei Patientinnen mit polyzystischen Ovarien sind Menstruationsanomalien, Sterilität, mäßige Adipositas sowie eine Virilisierungstendenz typisch. Makroskopisch sind die Ovarien groß mit verdickter, blasser Oberfläche und zahlreichen Follikeln unter einer glatten Kapsel. Laborwerte zeigen eine pathologische LH: FSH-Relationen, einen hohen freien Testosteron- oder einen hohen LH-Wert.

MRI-Diagnostik

In der Kernspintomographie kann man im typischen Fall im T_2-Bild multiple, signalintensive, zystische Follikel erkennen, die sich besser als im Ultraschall abgrenzen lassen (Mitchell et al. 1986). Die Anordnung der zystischen Follikel im Ovar ist peripher mit einem größeren zentralen Stromaanteil.

Andere bildgebende Verfahren

Die perkutane Ultraschalluntersuchung erlaubt in den meisten Fällen die Darstellung der Größe und Morphologie der Ovarien. Die obere Grenze des normalen Volumens eines Ovars liegt bei 7,5 cm^3. 30 % der Patientinnen mit polyzystischem Ovar zeigen jedoch ein normales Ovarvolumen. Das wichtigste Kriterium im Ultraschall sind deshalb vergrößerte Follikel (mehr als 5 pro Ovar) mit einem Durchmesser von 0,5–0,8 cm. Die gleichen Kriterien gelten für die Vaginalsonographie, die der perkutanen Ultraschalluntersuchung aufgrund der besseren Auflösung für diese Fragestellung überlegen ist.
Die Computertomographie spielt für die Diagnostik von polyzystischen Ovarien keine Rolle.
Die Rolle der MRI in der Diagnostik polyzystischer Ovarien ist zur Zeit noch nicht klar. Klinisch zeigt sich ein weites Spektrum zwischen normalen Frauen, solchen mit gelegentlichen Menstruationsanomalien und amenorrhoischen Frauen mit klassischem *Stein-Leventhal-Syndrom.* Die Diagnose beruht nicht auf der Bildgebung allein. Vorrangig sind klassische klinische und Laborparameter. Wenn das MRI-Bild typisch ist, kann auf eine Laparoskopie verzichtet werden.

MRI-Differenzierung benigner und maligner Ovartumoren

Die Charakterisierung von Tumoren der Ovarien und die Einschätzung, ob es sich um einen benignen oder malignen Prozeß handelt, ist ein erhebliches klinisches und radiologisches Problem.
Kriterien für die Unterscheidung zwischen benignen Ovartumoren und malignen Läsionen wurden für die Sonographie und die CT erarbeitet (Moyle et al. 1983, Fukuda et al. 1986).
Für Benignität spricht typischerweise das Vorliegen eines zystischen Tumors mit glatter, gut definierter, dünner Wand ohne Binnenstrukturen.
Für die MRI-Diagnostik lassen sich folgende *Kriterien* zur Unterscheidung benigner und maligner zystischer Ovartumoren anwenden:

- Größe der Läsion
- Struktur der Zyste ohne oder mit soliden Elementen
- Wanddicke
- Unregelmäßigkeiten, Wucherungen der Zystenwand
- Nekrosen, Einblutungen
- Septierungen
- Abgrenzbarkeit der Läsion

Für *Malignität* sprechen folgende Kriterien:

- Größe über 4 cm
- Gemischt zystisch-solide Struktur
- Wanddicke über 3 mm
- Unregelmäßige Wand
- Nekrosen, Einblutungen
- Septierungen
- Schlechte Abgrenzbarkeit der Läsion

Sekundäre Malignitätszeichen sind:

- Aszites
- Pathologische Gewebsauflagerungen am Peritoneum oder Netz
- Befall von übrigen Organen des kleinen Beckens
- Lymphknotenvergrößerung

MRI-Differenzierung benigner zystischer Ovartumoren

Mit Hilfe von T_1- und T_2-gewichteten Spin-Echo-Sequenzen gelingt eine gewisse Gewebsdifferenzierung, die einen bedingten Rückschluß auf das zugrundeliegende histologische Bild bei Ovartumoren erlaubt. In Einzelfällen kann zur weiteren Differenzierung auch die Anwendung spezieller Sequenzen, wie z. B. STIR-Sequenzen zur selektiven Unterdrückung des Fettsignals, sinnvoll sein. Während sich die Absolutmessung von Signalintensitäten nicht durchgesetzt hat, bietet sich für den täglichen klinischen Gebrauch der visuelle Vergleich zu Fettgewebe und Muskelgewebe an. Mit Hilfe des Vergleichs der Signalintensität lassen sich bestimmte charakteristische Erscheinungsbilder von Ovarialtumoren herausarbeiten (Mawhinney et al. 1988).

Tabelle 5.6. Charakterisierung der Signalintensität (SI) zystischer Ovartumoren durch T_1- und T_2-gewichtete Spin-Echo-Messungen (modifiziert nach Mawhinney et al. 1988)

Sequenz			
	T_1-gewichtet	T_2-gewichtet	Zystischer Ovartumor
	Niedrig	Hoch	Follikelzyste Zystadenom
SI	Mittel/hoch	Mittel/hoch	Dermoid hämorrhagische Zyste Endometriosezyste
	Mittel	Niedrig	Solider Tumor mit hoher fibröser Komponente

Für die Differenzierung zwischen Dermoiden und hämorrhagischen Zysten bzw. zystischen Endometrioseherden kann die Anwendung von fettsupprimierenden Sequenzen hilfreich sein. Dadurch läßt sich das für Dermoide typische Fettsignal weitgehend unterdrücken.
Insgesamt läßt sich eine relativ hohe diagnostische Sicherheit bei der Diagnose einfacher und hämorrhagischer Zysten, der zystischen Endometriose und bei Dermoiden erreichen. Überschneidungen der Signalintensitäten kommen vor, so daß die histologische Diagnose nicht ersetzt werden kann.

MRI Staging und Follow-up von malignen Ovarialtumoren

Ziel mittels bildgebender Verfahren ist es, folgende Punkte zu klären:

- lokale Tumorausbreitung,
- Kapseldurchbruch,
- Lymphknotenbefall,
- Aszites,
- peritoneale Metastasierung,
- Fernmetastasierung.

Die lokale Tumorausbreitung läßt sich durch die hohe Weichteilauflösung der MRI gut erfassen. Maligne Ovarialtumoren zeigen solide und zystische Anteile, die von Uterus, Rektum, Blase sowie sonstigen Beckenweichteilen abgegrenzt werden müssen. Mit der MRI kann die Frage der mikroskopischen Tumorausdehnung nicht beantwortet werden, d. h. offen bleiben muß die Diagnose einer mikroskopischen Tumorinvasion in die Blase, das Rektum oder auch ein mikroskopischer Kapseldurchbruch.
Die Diagnose metastatisch befallener Lymphknoten wird in der MRI wie bei der Computertomographie nach dem Kriterium der Vergrößerung über ca. 1,5 cm gestellt (Dooms et al. 1984).
Peritoneale Tumoraussaat ist durch Aszitesbildung und Tumorimplantate im Peritonealraum (Serosa, Netz, Mesenterium) gekennzeichnet. Schwierig bis unmöglich ist es, mit der MRI die Diagnose von Peritonealmetastasen unter einem Durchmesser von ca. 2 cm, von subdiaphragmalen Absiedelungen, sowie von Absiedelungen an der Oberfläche des Kolons zu stellen. Die Sensitivität bei der Diagnose peritonealer Absiedelungen liegt lediglich bei 19 % bei einer Spezifität von 96 % (Fishman-Javitt et al. 1987).
Tumormetastasen in Leber, Lunge und Pleura können in der MRI bei einer Untersuchung des Beckens nicht gleichzeitig erfaßt werden. Insgesamt ist die MRI zum Staging von Ovarialtumoren wenig effektiv.
Zur Zeit bleibt die Computertomographie das bildgebende Verfahren zum Staging von Ovarialkarzinomen, da Läsionen in ca. 64 % entdeckt werden können (Buy et al. 1988). Die häufigste Läsion von peritonealen Metastasen ist die rechte subphrenische Region, das große Netz sowie der Douglas-Raum. Durch die Computertomographie wird jedoch die Laparotomie zum Staging von Ovarialtumoren nicht ersetzt (Shields et al. 1985).
Ausgedehnte Tumormassen bei fortgeschrittenen Ovarkarzinomen erfordern bei primärer Inoperabilität eine Polychemotherapie. Aufgrund der toxischen Neben-

wirkungen ist eine zuverlässige Abschätzung über das Vorhandensein von restlichem Tumorgewebe notwendig. Die CT liefert wichtige Informationen über das Vorhandensein von residuellem Tumorgewebe vor Second-look-Operationen. In selektiven Fällen kann die Second-look-Operation durch die CT unnötig werden. Die CT ist jedoch nicht in der Lage, eine diffuse kleinknotige peritoneale Karzinose zu diagnostizieren (Silverman et al. 1988).

Wertung bildgebender Verfahren bei Ovarialtumoren

Es existieren noch keine prospektiven Studien über die therapeutischen Konsequenzen des Einsatzes der Kernspintomographie bei Ovarialtumoren. Für CT und Ultraschall hat sich gezeigt, daß eine Differenz zwischen klinischer Einschätzung und CT- oder Ultraschallergebnis in ca. 45 % der Fälle besteht, wobei eine Änderung der Therapie nach einer CT-Untersuchung lediglich in 17 %, nach einer Ultraschalluntersuchung in 10 % erreicht wurde (Gore et al. 1989). Die Indikationsstellung für die Anwendung bildgebender Verfahren beim Ovarialkarzinom ist deshalb kritisch zu sehen. Dies gilt sicherlich auch für die Kernspintomographie, insbesondere dadurch, daß aufgrund der technischen Gegebenheiten bei der Untersuchung des kleinen Beckens das restliche Abdomen nicht gleichzeitig mit erfaßt werden kann. Die Staginglaparotomie bleibt beim Ovarialkarzinom das diagnostische Verfahren der Wahl. Für die Screeninguntersuchung ist die MRI sicherlich zur Zeit nicht geeignet. Hier bietet die Vaginosonographie kombiniert mit der Dopplersonographie und der Farbkodierten Dopplersonographie interessante Ansätze. Wichtige Hinweise können mit der MRI bei der Frage der Ausdehnung und der Differentialdiagnose von Ovarprozessen gewonnen werden. Auch die Differentialdiagnose von Konglomerattumoren des kleinen Beckens bei vaginalsonographisch unklaren Befunden wird durch die MRI entscheidend erleichtert (Abb. 5.40).

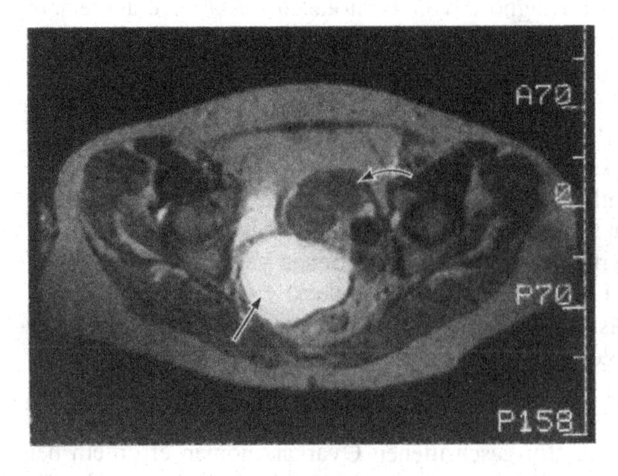

Abb. 5.40. Konglomerattumor im kleinen Becken

Der große Konglomerattumor im kleinen Becken zeigt im T_2-gewichteten Bild verschiedene Anteile. An der rechten Seite findet sich ein zystischer Ovartumor *(Pfeil)*, der dem Uterus myomatosus *(gebogener Pfeil)* breit adhärent ist. Die eindeutige Zuordnung einzelner Anteile von Konglomerattumoren ist mit MRI deutlich besser möglich als mit CT. (SE, TR 2 000 ms, TE 80 ms)

Literatur

Alpern MB, Sandler MA, Madrazo BL (1984) Sonographic features of paraovarian cysts and their complications. Am J Roentgenol 143: 157–160
Arrive L, Hricak H, Martin MC (1989) Pelvic endometriosis: MR imaging. Radiology 171: 687–692
Athey PA, Malone RS (1987) Sonography of ovarian fibromas/thecomas. J Ultrasound Med 6: 431–436
Buy JN, Ghossain MA, Moss AA et al. (1989) Cystic teratoma of the ovary: CT detection. Radiology 171: 697–701
Buy JN, Moss AA, Ghossain MA et al. (1988) Peritoneal implants from ovarian tumors: CT findings. Radiology 169: 691–694
Dooms GC, Hricak H, Crooks LE et al. (1984) Magnetic Resonance Imaging of Lymph nodes: Comparison with CT. Radiology 153: 719–728
Fishman-Javitt MC, Lovecchio IL, Stein HL (1987) MR imaging of ovarian neoplasms. Radiology 165: 123
Friedman AC, Pyatt RS, Hartman DS et al. (1982) CT of benign cystic teratomas. Am J Roentgenol 138: 659–665
Friedman H, Vogelzang RL, Mendelson EB, Neiman HL, Cohen M (1985) Endometriosis detection by US with laparoscopic correlation. Radiology 157: 217–220
Fukuda T, Ikeuchi M, Hashimoto H et al. (1986) Computed tomography of ovarian masses. J Comput Assist Tomogr 10: 990–996
Gore ME; Cooke JC, Wiltshaw E, Crow JM, Cosgrove DO, Parsons CA (1989) The impact of computed tomography and ultrasonography on the management of patients with cancer of the ovary. Br J Cancer 60: 751–754
Jain KA, Friedman DL, Pettinger TW, Alagappan R; Jeffrey RB Jr, Sommer FG (1993) Adnexal Masses: Comparison of Specificity of Endovaginal US and Pelvic MR Imaging. Radiology 186: 697–704
Krukenberg F (1896) Ueber das Fibrosarcoma Ovarii Mucocellulare (Carcinomatodes). Arch Gynecol 50: 287–321
Laing FC, Van Dalsem VF, Marks WM, Barton IL, Martinez DA (1981) Dermoid cysts of the ovary: their ultrasonographic appearances. Obstet Gynecol 57: 99–104
Matsumoto F, Yoshioka H, Hamada T, Ishida O, Noda K (1990) Struma ovarii: CT and MR findings. J Comput Assist Tomogr 14: 310–312
Mawhinney RR, Powell MC, Worthington BS, Symonds EM (1988) Magnetic resonance of benign ovarian masses. Br J Radiol 61: 179–186
Mazur MT, Hsueh S, Gersell DJ (1984) Metastases to the female genital tract. Analysis of 325 cases. Cancer 53: 1978–1984
Megibow AJ, Hulnick DH, Bosniak MA, Balthazar EJ (1985) Ovarian metastases: Computed tomographic appearances. Radiology 156: 161–164
Mitchell DG, Mintz MC, Spritzer CE, et al. (1987) Adnexal masses: MR imaging observations at 1.5 T, with US and CT correlation. Radiology 162: 319–324
Mitchell DG, Gefter WB, Spritzer CE et al. (1986) Polycystic ovaries: MR Imaging. Radiology 160: 425–229
Moyle JW, Rochester D, Silder L et al. (1983) Sonography of ovarian tumors: predictability of tumor type. AJR 141: 985–991
Nishimura K, Togashi K, Itoh K, et al. (1987) Endometrial cysts of the Ovary: MR imaging. Radiology 162: 315–318
Outwater E; Schiebler ML; Owen RS, Schnall MD (1993) Characterization of Hemorrhagic Adnexal Lesions with MR Imaging: Blinded Reader Study. Radiology 186: 489–494
Quinn SF, Erickson S, Black WC (1985) Cystic ovarian teratomas: the sonographic appearance of the dermoid plug. Radiology 155: 477–478

Serov SF, Scully RE, Sobin LH (1973) Histological typing of ovarian tumors. International Histological Classification of Tumors Nr 9. WHO, Geneva

Shields RA, Peel KR, McDonald HN, Thorogood J, Robinson PJ (1985) A prospective trial of computed tomography in the staging of ovarian malignancy. Br J Obstet Gynecol 92: 407–412

Silverman PM; Osborne M; Dunnick NR, Bandy LC (1988) CT Prior to Second-Look Operation in Ovarian Cancer. Am J Roentgenol 150: 829–832

Smith FW, Cherryman GR, Bayliss AP et al. (1988) A comparative study of the accuracy of ultrasound imaging, x-ray computerized tomography and low field MRI diagnosis of ovarian malignancy. Magn Res Imaging 6: 225–227

Stevens SK, Hricak H; Compos Z (1993) Teratomas versus Cystic Hemorrhagic Adnexal Lesions: Differentiation with Proton-selective Fat Saturation MR Imaging. Radiology 186: 481–488

Togashi K, Nishimura K, Itoh K et al. (1987) Ovarian cystic teratomas: MR Imaging. Radiology 162: 669–673

Togashi K, Nishimuro K, Kimura I et al. (1991) Endometrial Cysts: Diagnosis with MR imaging. Radiology 180: 73–78

Varma DGK, Thorneycroft IH, Degefu S, Eberly SM, Smith LG Jr (1990) Magnetic resonance imaging of adult ovarian granulosa cell tumor. Case report. Clin Imaging 14: 55–58

Young RC, Fuks Z, Hoskins W (1989) Cancer of the ovary. In: De Vita VT, Hellman S, Rosenberg SA (eds.) Cancer Principles and Practice of Oncology. Lippincott, Philadelphia, 1162–1196

Zawin M, McCarthy S, Scoutt L, Comite F (1989) Endometrisis: Appearance and Detection at MR Imaging. Radiology 171: 693–696

5.5 Adnextumoren

Von klinischem Interesse bei den Adnextumoren sind Karzinome der Tuben, die maximal 1 % aller gynäkologischen Malignome ausmachen. Meist werden ältere Frauen davon betroffen. Die Klinik ähnelt der beim Ovarialkarzinom, wobei auch ein ähnliches Ausbreitungsmuster beobachtet wird. Zunächst ist das Wachstum endoluminal in den Tuben, die weitere lokale Ausdehnung geht zu den Ovarien, zum Uterus und anderen Strukturen des kleinen Beckens. Die lymphatische Ausdehnung geht zu den iliakalen und paraaortalen Lymphknoten. Die Symptomatik ist unspezifisch. Die Frauen klagen über Blutungen, Schmerzen oder eine tastbare Masse im Unterleib. Die Einteilung richtet sich nach der FIGO-Klassifikation für Ovartumoren.

MRI-Diagnostik

Karzinome der Eileiter sind im MRI als solide Raumforderungen der Adnexe zu erkennen, die sich von Ovarprozessen oft nicht abgrenzen lassen. T_1-gewichtete Bilder zeigen eine mittlere SI, die bei T_2-gewichteten Bildern zunimmt. Die endgültige Diagnose ist nur histologisch möglich.

5.6 Lymphknoten

Die Diagnose metastatisch befallener Lymphknoten spielt eine wichtige Rolle bei der Festlegung der Ausbreitung maligner Erkrankungen des weiblichen Beckens wie beim Vulva-, Zervix-, Corpus- und Ovarialkarzinom.

Lymphogene Ausbreitungswege

Vulvakarzinom

Die lymphatische Ausbreitung zu den regionalen Lymphknoten geschieht von den oberflächlichen inguinalen Lymphknoten zu den tiefen inguinalen Lymphknoten und zu den iliakalen und paraaortalen Lymphknoten.

Zervixkarzinom

Die lymphogene Ausbreitung geht über die externen und internen iliakalen, die obturatorischen zu den paraaortalen Lymphknoten.

Corpuskarzinom

Die lymphogene Ausbreitung wird von der Lokalisation der Tumoren bestimmt. Tumoren des Fundus breiten sich lymphogen vor allem zu den paraaortalen Lymphknoten aus. Zervixnahe Tumoren verhalten sich wie Zervixkarzinome (bezüglich ihrer lymphogenen Ausbreitung).

Ovarialkarzinome

Der Metastasierungsweg geht längs der A. ovarica zu den aortokavalen Lymphknoten über die Aortenbifurkation und die großen Gefäße, entlang des Lig. latum zu den iliakalen und retroperitonealen Lymphknoten sowie entlang des Lig. rotundum zu den iliakalen Lymphknoten.

MRI-Diagnostik

Normal große Lymphknoten in Abdomen und Becken sind im Kernspintomogramm abgrenzbar. Die Größe schwankt zwischen 7 und 11 mm. Die Signalintensität von Lymphknoten liegt zwischen derjenigen von Muskel und Fett. Der beste Kontrast zwischen Lymphknoten und Muskel wird mit T_2-gewichteten Sequenzen erreicht, der beste Kontrast zwischen Fett und Lymphknoten mit T_1-gewichteten Sequenzen.
Die Abgrenzung von Lymphknoten und Gefäßen gelingt ohne Kontrastmittel gut. Gefäße zeigen bei SE-Sequenzen Signalarmut durch das Flow-void-Phänomen, so daß das Lumen dunkel ist. Damit lassen sich V. azygos, V. hemiazygos sowie V. cava inferior gut von Lymphknoten abgrenzen (Dooms et al. 1984).
Mit der Kernspintomographie ist die Differentialdiagnose von Lymphozelen (im T_2-Bild erheblich verstärkte Signalintensität) zur retroperitonealen Fibrose (im T_1- und T_2-gewichteten Bild verminderte Signalintensität) (Hricak et al. 1983) sowie

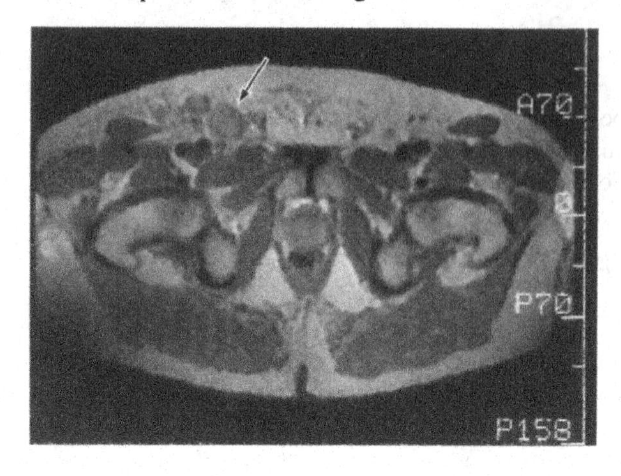

Abb. 5.41. Rechts inguinale Lymphknotenmetastase bei primärem Vulvakarzinom *(Pfeil).* (SE, TR 2 000 ms, TE 20 ms)

zu Blutungen (zeitabhängige typische Veränderungen der Signalintensität im T_1- und T_2-gewichteten Bild) meist ohne Probleme möglich. Eine Bestimmung der Größe von Lymphknoten ist mit der Kernspintomographie gut möglich. Eine Differenzierung zwischen reaktiv und metastatisch veränderten Lymphknoten ist nicht sicher möglich (Abb. 5.41–5.47) (Dooms et al. 1984).

Weitere Bildgebungsverfahren

Die *CT-Untersuchung* erfordert die Anwendung von Kontrastmittel, um Lymphknoten von Gefäßen unterscheiden zu können, da die Kontrastauflösung niedriger ist als bei der Kernspintomographieuntersuchung. Nach Kontrastmittelgabe gelingt jedoch eine Abgrenzung von Lymphknoten zu Gefäßen gut. Die Nativuntersuchung erlaubt bereits eine gute Differenzierung von Lymphknoten zu Muskel und Fettgewebe. Gelegentlich kann die Differentialdiagnose zwischen vergrößerten Lymphknoten zu Lymphozelen, zu retroperitonealer Fibrose und zu Blutungen schwierig sein. Im CT ist eine Differenzierung zwischen reaktiv hyperplastisch vergrößerten Lymphknoten und pathologisch metastatisch befallenen Lymphknoten nicht sicher möglich. Der Nachweis vergrößerter Lymphknoten über 1,5 cm im Becken gelingt gut mit einer Sensitivität von ca. 80 %, wobei beim Ovarialkarzinom ca. 20 % falsch-negative Befunde beobachtet werden (Castellino und Marglin 1980). Die Treffsicherheit der CT-Untersuchung metastatisch befallener Lymphknoten liegt zwischen 73 und 77 %, falsch negative Befunde werden in 15–40 %, falsch positive Befunde in 33 % erhoben (Walsh et al. 1980).
Die *Lymphographie* ist ein invasives Verfahren, das eine deutlich abnehmende Untersuchungstendenz zeigt (Musumeci et al. 1980). Beim Ovarialkarzinom wird die Treffsicherheit mit 91 % angegeben, die Sensitivität mit 80 %, die Spezifität mit 100 %. In 19,5 % wird ein negativer Lymphographiebefund bei Vorliegen von Mikrometastasen gefunden.
CT und Lymphographie stellen keinen Ersatz für die Laparotomie dar. Die größere Sensitivität der CT-Untersuchung erlaubt den weitestgehenden Verzicht auf eine Lymphographie (Castellino und Maglin 1980).

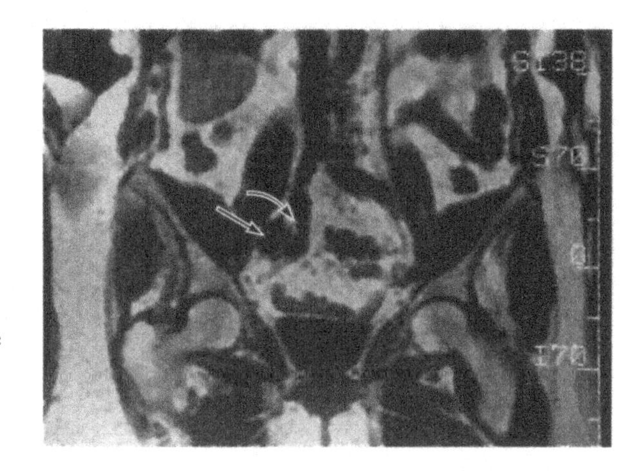

Abb. 5.42. Metastatische Lymphknotenvergrößerung rechts iliakal bei primärem Endometriumkarzinom

a Koronare T_1-gewichtete Schicht: Der metastatisch vergrößerte rechte iliakale Lymphknoten *(Pfeil)* ist signalarm und verdrängt die Iliakalgefäße *(gebogener Pfeil)*. (SE, TR 500 ms, TE 20 ms)

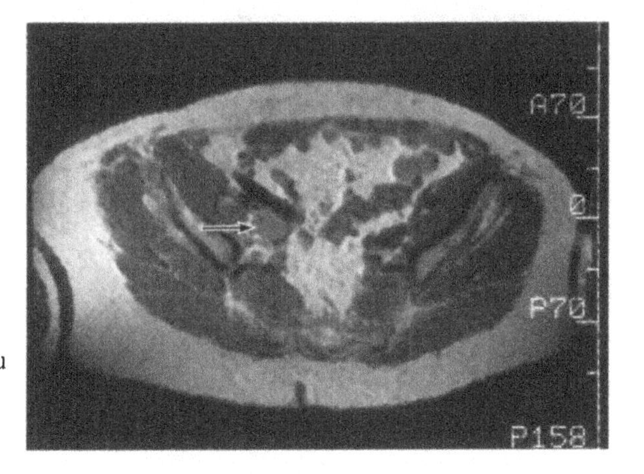

b, c Axiale protonen- und T_2-gewichtete Schicht: Der pathologisch vergrößerte Lymphknoten *(Pfeil)* nimmt deutlich an Signalintensität zu

b SE, TR 2 000 ms, TE 20 ms

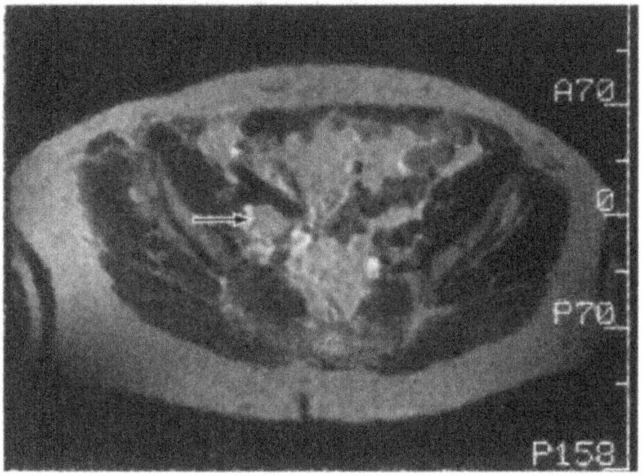

c SE, TR 2 000 ms, TE 80 ms

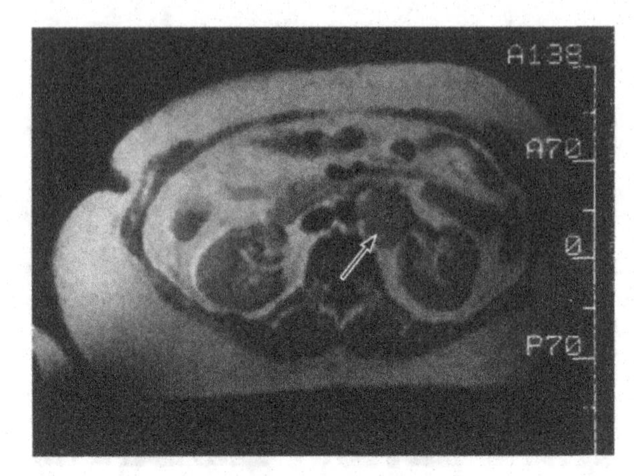

Abb. 5.43. Paraaortale Lymphknotenmetastase in Höhe des Nierenstiels bei primärem Endometriumkarzinom

a Protonengewichtete Sequenz: Großes links neben der Aorta liegendes Lymphknotenpaket *(Pfeil)*, das sich gut von Aorta und V. cava inferior abgrenzen läßt. (SE, TR 2 500 ms, TE 20 ms)

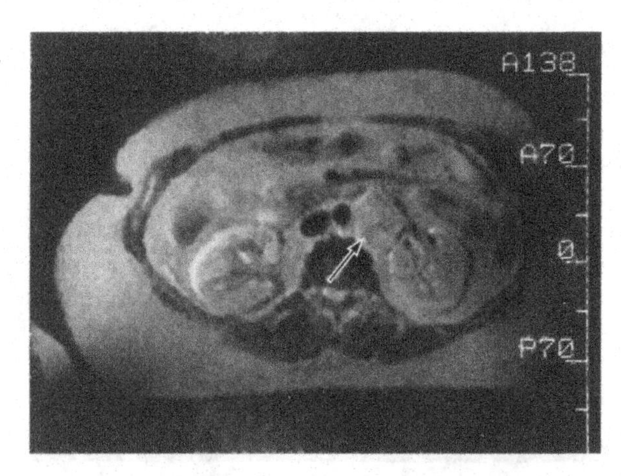

b T_2-gewichtete Sequenz: Deutliche, aber irreguläre Signalzunahme des Lymphknotenpaketes *(Pfeil)*. (SE, TR 2 500 ms, TE 80 ms)

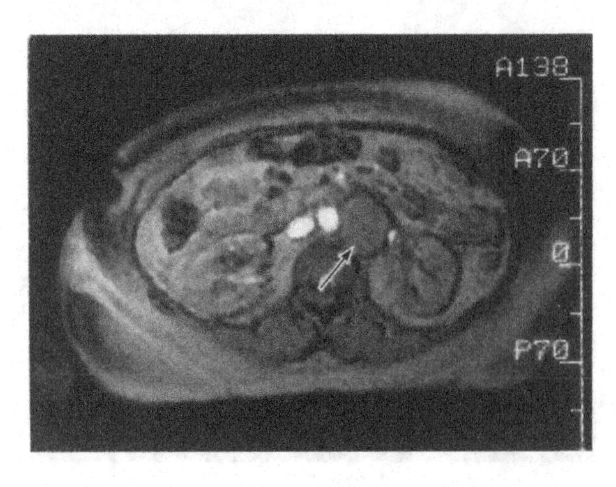

c Gradientenecho: Signalreiche Darstellung von Aorta und V. cava inferior und damit gute Abgrenzung zum Lymphknotenpaket *(Pfeil)*. (GRE, TR 100 ms, TE 13 ms, Flipwinkel 60°)

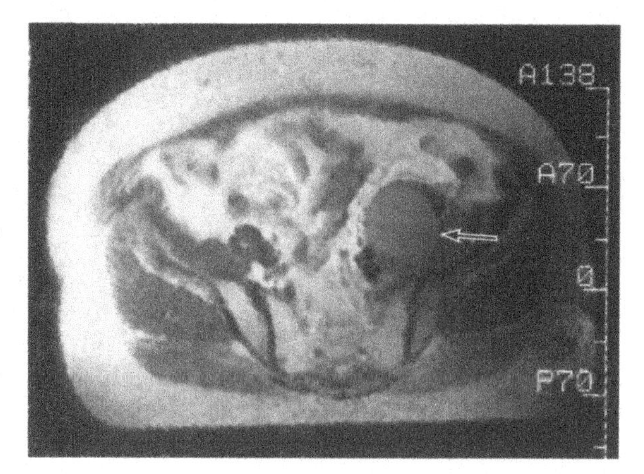

Abb. 5.44. Metastatisch befallenes iliakales Lymphknotenpaket mit Infiltration der iliakalen Muskulatur und zentraler Einschmelzung *(Pfeil)* bei primärem Endometriumkarzinom.
(SE, TR 2 000 ms, TE 20 ms)

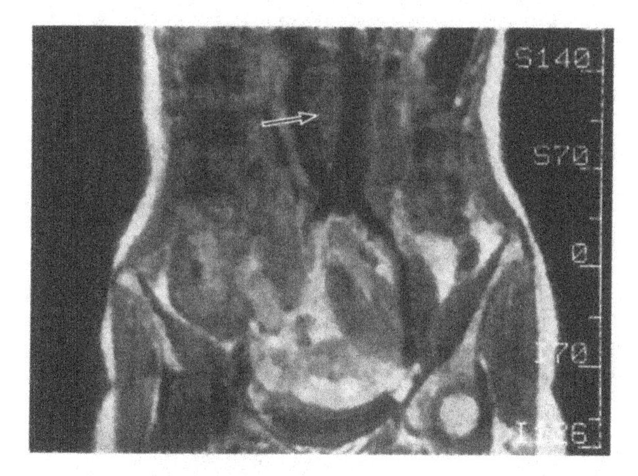

Abb. 5.45. Metastatisch vergrößerte paraaortale Lymphknoten bei primärem Ovarialkarzinom. Signalmuster und Form von Lymphknotenmetastasen erlauben keinen Rückschluß auf den Primärtumor. Die koronare ***(a)*** und sagittale ***(b)*** Schnittführung gestatten einen guten Überblick über die Ausdehnung pathologisch vergrößerter paraaortaler Lymphknoten *(Pfeil).*
(SE, TR 600 ms, TE 20 ms)

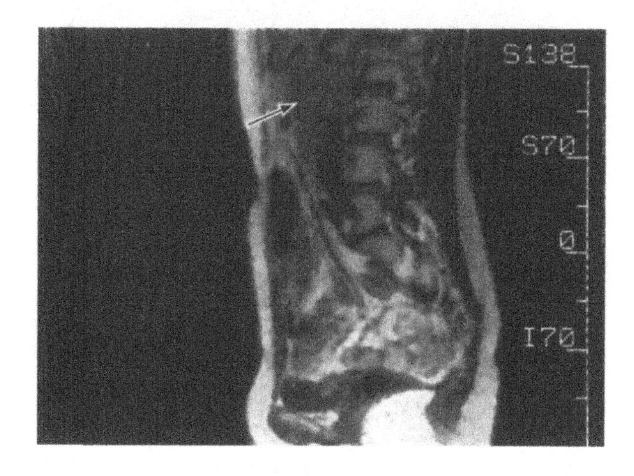

b Sagittale Schnittführung mit großem prävertebralem Lymphknotenpaket *(Pfeil).*
(SE, TR 600 ms, TE 20 ms)

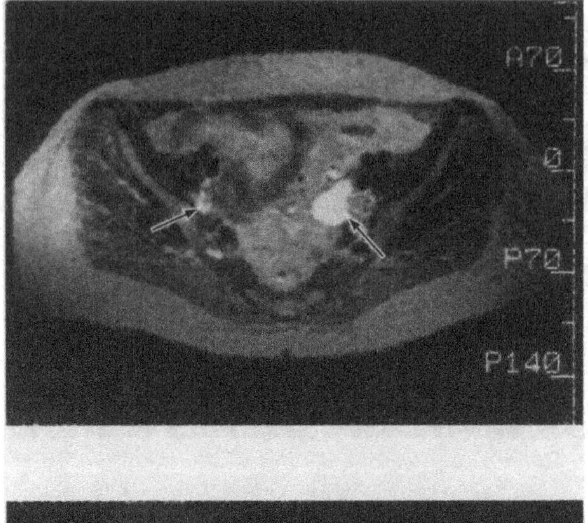

Abb. 5.46. Lymphozelen beidseits iliakal nach Wertheim-Operation bei primärem Zervixkarzinom

Die T_2-gewichtete Sequenz zeigt die Lymphozelen mit deutlich erhöhter Signalintensität *(Pfeile)*.
(SE, TR 2 500 ms, TE 80 ms)

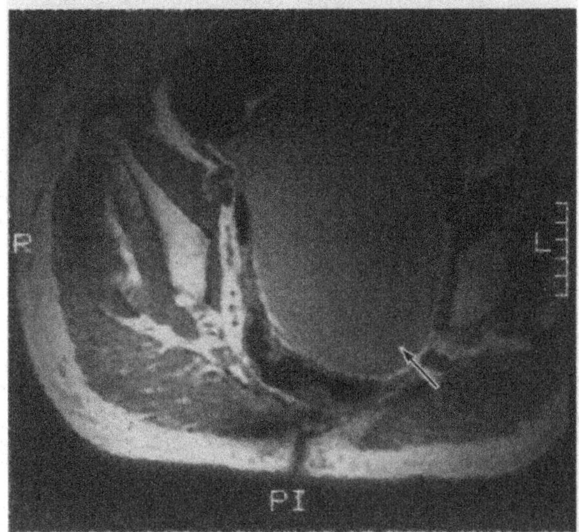

Abb. 5.47. Riesige Lymphozele nach Wertheim-Operation bei primärem Zervixkarzinom

Die riesige, glatt begrenzte Lymphozele *(Pfeil)* nimmt fast das gesamte kleine Bekken ein.
(SE, TR 800 ms, TE 25 ms)

Wertung der MRI

Beim Nachweis normal großer Lymphknoten unter 10 mm liefern die CT und die Kernspintomographie gleiche Ergebnisse. Auch beim Nachweis vergrößerter Lymphknoten > 13–15 mm besteht kein Unterschied in der Aussagefähigkeit zwischen CT und Kernspintomographie. Die Darstellung der MRI zur Abgrenzung von Fett, Muskel und Gefäßen ist besser als bei der CT-Untersuchung (Dooms et al. 1984). Ein bisher bestehender Nachteil der Kernspintomographie ist, daß, wie im CT, eine Unterscheidung zwischen reaktiv und metastatisch befallenen Lymphknoten nicht möglich ist. Weder die visuelle Auswertung, noch die Messung der Relationszeiten erlauben diese Unterscheidung, da eine beträchtliche Überlappung eine Zuordnung unmöglich macht (Glazer et al. 1988).
Ein Vergleich der Lymphknotendiagnostik von CT und MRI, im Thoraxbereich beim nicht kleinzelligen Bronchialkarzinom durchgeführt, zeigt eine Genauigkeit von 85 % zu 85 %, eine Sensitivität von 21 % zu 14 % und eine Spezifität von 95 % zu 97 % (Georgian et al. 1990).
Insgesamt ist für die Lymphknotendiagnostik die Kernspinuntersuchung derzeit der CT Untersuchung nicht überlegen.

MRI: Zukünftige Entwicklung

Ansätze für die Erweiterung der Möglichkeit der Kernspintomographie zur Lymphknotendiagnostik liefert der Einsatz von Kontrastmitteln wie von ultrakleinen paramagnetischen Eisenoxidpartikeln, die zu einer deutlich veränderten Relaxationszeit normaler Lymphknotenareale führt. Größere klinische Erfahrungen liegen bisher nicht vor (Weißleder et al. 1990. Hamm et al. 1992, Taupitz et al. 1993).

Literatur

Castellino RA, Marglin SI (1980) Imaging of abdominal and pelvic lymph nodes: lymphography or computed tomography? Invest Radiol 17: 433–443

Dooms GC, Hricak H, Crooks LE, Higgins CB (1984) Magnetic Resonance Imaging of the Lymph Nodes: Comparison with CT. Radiology 153: 719–728

Georgian D, Rice TW, Mehta AC, Wiedemann HP, Stoller JK, O'Donovan PB (1990) Intrathoracic lymph node evaluation by CT and MRI with histopathologic correlation in non-small cell bronchogenic carcinoma.Clin Imaging 14: 35–40

Glazer GM, Orringer MB, Chenevert TL et al. (1988) Mediastinal lymph nodes: relaxation time/pathologic correlation and implications in staging of lung cancer with MR imaging. Radiology 168: 429–431

Hamm B, Taupitz M, Hussmann P, Wagner S, Wolf KJ (1992) MR Lymphography with Iron Oxide Particles: Dose-Response Studies and Pulse Sequence Optimization in Rabbits. AJR 158: 182–190

Hricak H, Higgins CB, Williams RD (1983) Nuclear magnetic resonance imaging in retroperitoneal fibrosis. AJR 141: 35–38

Musumeci R, Baufi A, Bolis G et al. (1980) Retroperitoneal metastases from ovarian carcinoma: reassessment of 365 patients studies with lymphography. AJR 134: 449–452

Taupitz M, Wagner S, Hamm B; Binder A, Pfeffer D et al. (1993) Interstitial MR Lymphography with Iron Oxide Particles: Results in Tumor-Free and VX_2 Tumor-Bearing Rabbits. AJR 161: 193–200

Walsh JW, Amendola MA, Konerding KF, Tisnado J, Hazra TA (1980) Computed tomography detection of pelvic and inguinal lymph node metastases from primary and recurrent pelvic malignant disease. Radiology 137: 157–166

Weissleder R, Elizondo G, Wittenberg J, Lee AS, Josephson L, Brady TJ (1990) Ultrasmall superparamagnetic iron oxide: an intravenous contrast agent for assessing lymph nodes with MR imaging. Radiology 175: 494–498

6 Veränderungen nach Operation und Bestrahlung einschließlich Rezidivdiagnostik

Operationsverfahren unterschiedlicher Radikalität mit Entfernung des Uterus und der Adnexe werden bei benignen und eventuell mit Lymphadenektomie bei malignen Erkrankungen des inneren weiblichen Genitales durchgeführt. Die Radiotherapie, meist kombiniert als perkutane und intrakavitäre Strahlentherapie, bleibt malignen Erkrankungen vorbehalten.
Kontrolluntersuchungen sind sowohl nach einem operativen wie einem strahlentherapeutischen Eingriff notwendig. Dabei muß entschieden werden, ob es sich um einen normalen posttherapeutischen Verlauf handelt oder ob Therapiefolgen oder Komplikationen aufgetreten sind. Bei primären malignen Tumoren muß entschieden werden, ob ein Rezidiv vorliegt.
Die klinische Untersuchung ist zur Beantwortung dieser Fragen nur zum Teil ausreichend. Bildgebende Verfahren sind hierfür unerläßlich.

6.1 Postoperative Veränderungen nach Hysterektomie

Als Folge einer Hysterektomie findet sich am Scheidenabschluß postoperativ immer eine unterschiedlich große Gewebsvermehrung aus Granulationsgewebe, die sich im Laufe der folgenden Wochen zunehmend narbig umwandelt und dabei verkleinert. Nach 6 Monaten sollte am Scheidenabschluß keine erkennbare Raumforderung mehr vorhanden sein. Verziehungen von Blase und Rektum sowie ausgedehnte Narbenstränge zur Beckenwand findet man üblicherweise nicht.
Die Diagnostik normaler postoperativer Veränderungen ist im allgemeinen kein Problem. Der Tastbefund zeigt eine Gewebsvermehrung, die mit zunehmendem narbigen Umbau kleiner und derber wird und schließlich verschwindet.

MRI-Diagnostik

Frisches Granulationsgewebe am Scheidenabschluß stellt sich als Raumforderung mit niedriger SI im T_1-gewichteten und leicht erhöhter SI im T_2-gewichteten Bild dar. Mit zunehmendem narbigen Umbau nimmt die Größe der Raumforderung ab und das T_2-gewichtete Bild zeigt eine zunehmend niedrigere SI (Abb. 6.1).

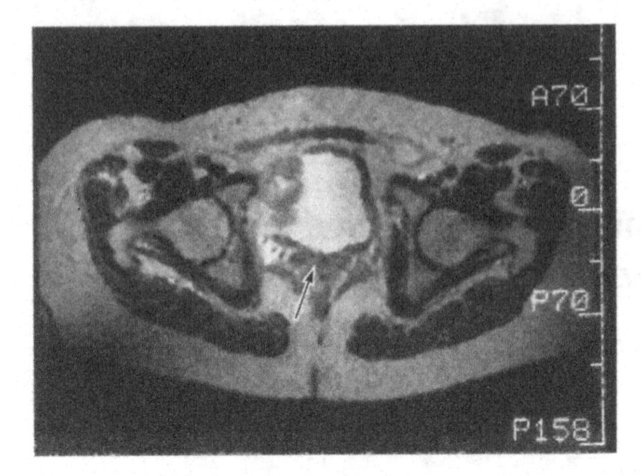

Abb. 6.1. Normalzustand nach Hysterektomie. Am Scheidenabschluß *(Pfeil)* ist keine Raumforderung zu erkennen. Die Signalintensität im T_2-gewichteten Bild ist niedrig.
(SE, TR 2 000 ms, TE 80 ms)

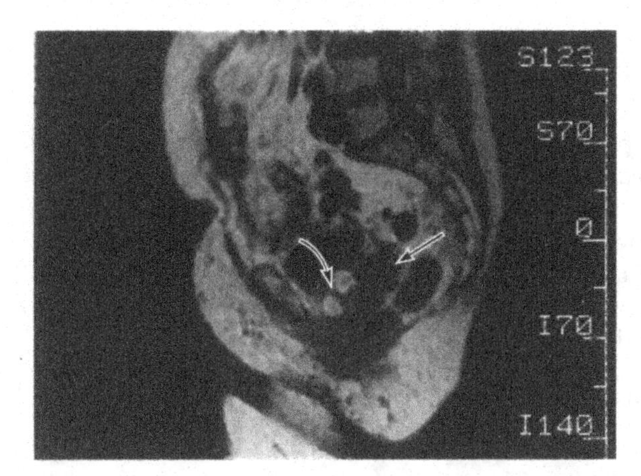

Abb. 6.2. Zustand nach Hysterektomie und Deszensusoperation der Harnblase mit erheblicher Granulationsgewebsbildung am Scheidenabschluß *(Pfeil)* und zwei Hämatomen *(gebogener Pfeil)* zwischen Blasenhinterwand und Vagina.
(SE, TR 500 ms, TE 25 ms)

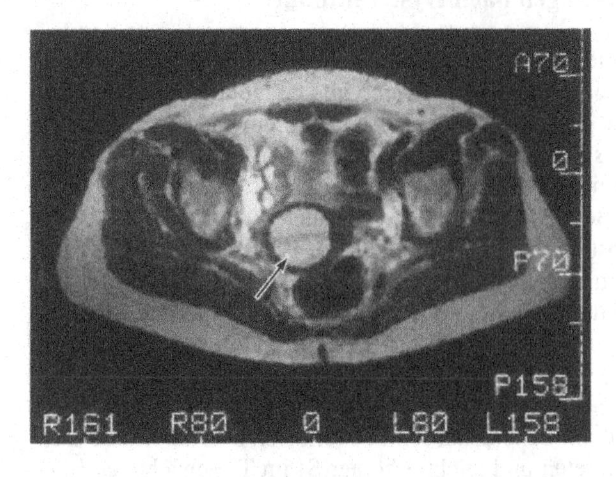

Abb. 6.3. Zustand nach Hysterektomie und Adnektomie beiderseits vor 3 Wochen mit großem abgekapseltem Hämatom *(Pfeil)* rechts.
(SE, TR 500 ms, TE 20 ms)

Sonstige Bildgebungsverfahren

Die Computertomographie läßt ebenso wie die MRI eine Raumforderung am Scheidenabschluß erkennen. Narbige Stränge zeigen sich als nicht kontrastmittelaufnehmende Verziehungen. Interessanterweise lassen sich auch ausgeprägte Narbenstränge im Ultraschall (auch in der Endosonographie) nicht abgrenzen (Hötzinger et al. 1986).

6.2 Komplikationen postoperativ

Hämatom

Hämatome nach Hysterektomie können sich abhängig vom operativen Zugang am Scheidenabschluß oder im Bereich der Bauchwand ausbilden. Das typische MRI Erscheinungsbild ist eine Raumforderung, die die charakteristischen zeitabhängig variablen MRI-Kriterien einer Blutung mit nachfolgendem Abbau des Hämoglobins zeigt. Als Spätfolge kann eine abgekapselte zystische Raumforderung bestehen bleiben mit einem hämosiderinhaltigen signalarmen Randsaum (Abb. 6.2 und 6.3).

Entzündung

Entzündungen postoperativ am Scheidenabschluß können diffus sein oder einen lokalisierten Abszeß bilden. Wegweisend ist das typische klinische Bild sowie entzündungstypische Laborparameter. In der MRI stellen sich entzündlich bedingte Gewebevermehrungen als unscharf begrenzte Raumforderungen dar mit erniedrigter Signalintensität im T_1-gewichteten Bild und erhöhter Signalintensität im T_2-gewichteten Bild. Typisch ist die rasche Veränderung von Form und Größe bei Verlaufskontrollen. Abszeßartige Einschmelzungen zeigen das im T_2-Bild stark signalreiche, verflüssigte nekrotische Zentrum mit einer mehr oder weniger deutlich ausgebildeten Kapsel. Lufteinschüsse, die im MRI in allen Sequenzen signalarm sind, lassen sich relativ schlecht abgrenzen (Abb. 6.4). Das in praxi wichtigste bildgebende Verfahren zur Diagnostik postoperativer Komplikationen ist aufgrund der einfachen Anwendung und guten Verfügbarkeit die Vaginosonographie.

6.3 Veränderungen nach Bestrahlung

Veränderungen nach Bestrahlungen im kleinen Becken umfassen sowohl den Uterus und die Ovarien als auch alle übrigen Organe des kleinen Beckens. Die Strahlentherapie verursacht oft keine manifeste klinische Symptomatik, bei höheren applizierten Dosen zeigen sich jedoch typische Krankheitsbilder, die sich zum Teil mit dem kernspintomographischen Bild korrelieren lassen. Die Abklärung dieser Veränderungen ist wichtig, insbesondere müssen sie zu Rezidiven abgegrenzt werden.

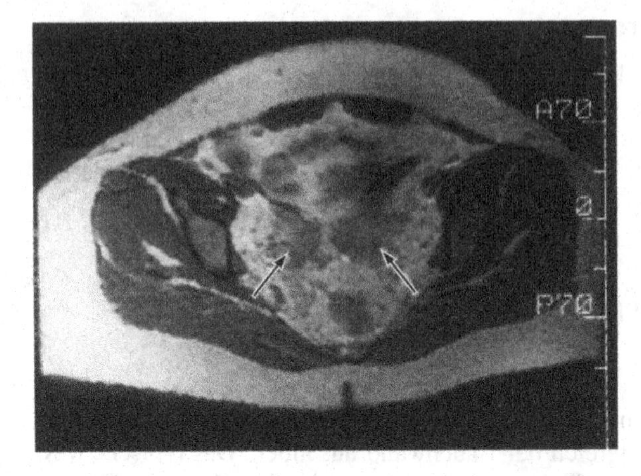

Abb. 6.4. Beginnende Abszeßbildung bei Zustand nach Hysterektomie vor 14 Tagen. Rechts und links im kleinen Becken sind unregelmäßige Raumforderungen *(Pfeile),* die im protonengewichteten Bild (***a***) mäßig signalintensiv sind, im T_2-gewichteten Bild (***b***) eine unregelmäßige Signalzunahme zeigen

a SE, TR 2 000 ms, TE 30 ms

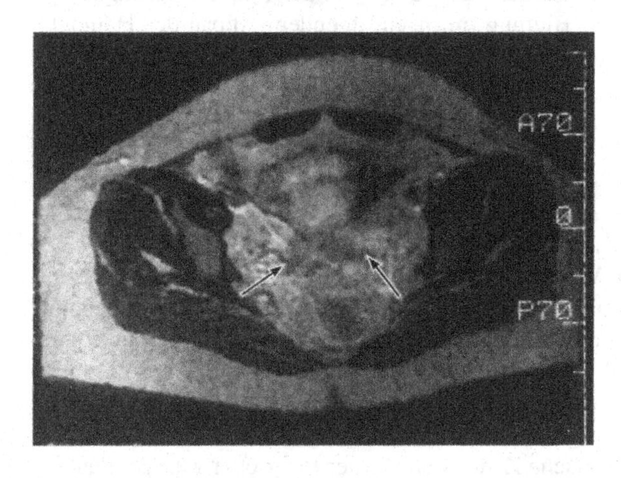

b SE, TR 2 000 ms, TE 80 ms

Therapiefolgen nach Bestrahlung

Veränderungen am Uterus: Prämenopausale Frauen

Größe: Bis zu 3 Monaten nach der Bestrahlung zeigen sich keine Größenveränderungen am Uterus. Nach 3 Monaten kommt es zu einer Verkleinerung des Organs.

Myometrium: Die Signalintensität im T_1-gewichteten Bild ist vor und nach der Bestrahlung relativ niedrig. Im T_2-gewichteten Bild findet sich nach der Bestrahlung eine niedrigere Signalintensität als vorher. Diese Veränderung ist bereits einen Monat nach der Bestrahlung erkennbar. Nie läßt sich eine Zunahme der Signalintensität des Myometriums erkennen.

Zonale Anatomie: Zirka 3 Monate nach der Bestrahlung läßt sich die normale zonale Anatomie nicht mehr abgrenzen.

Endometrium: Bis zu 6 Monate nach der Bestrahlung findet sich die physiologisch hohe Signalintensität des Endometriums im T_2-gewichteten Bild bei einer variablen Dicke. Ab ca. 6 Monaten ist die Dicke des Endometriums vermindert, die Signalintensität nimmt ab.

Veränderungen am Uterus: Postmenopausale Frauen

Größe: Vor und nach der Bestrahlung ergibt sich keine wesentliche Größenveränderung des bereits verkleinerten Uterus.

Myometrium: Vor und nach der Bestrahlung zeigt sich keine wesentliche Veränderung im T_1-gewichteten Bild, im T_2-gewichteten Bild ist das Myometrium nach der Bestrahlung etwas weniger signalintensiv als vor der Bestrahlung.

Endometrium: Es zeigt sich keine wesentliche Änderung der Signalintensität (Abb. 6.5).

Insgesamt ist bei postmenopausalen Frauen keine signifikante Differenz im Erscheinungsbild des Uterus vor und nach einer Bestrahlung zu erkennen.

Veränderungen an den Ovarien

Bei prämenopausalen Frauen sind die Auswirkungen der Bestrahlungen der Ovarien sowohl direkt als auch sekundär aufgrund der durch die Bestrahlung geschädigten Ovarialfunktion. Bestrahlungseffekte der Ovarien sind deshalb schwer von denen des Hormonentzugs zu trennen.
Insgesamt finden sich an den Ovarien nach einer lokalen Gewebsischämie fibrotische Veränderungen, ähnlich der Situation bei postmenopausalen Frauen (Arrive et al. 1989).

Veränderungen am Rektum

Strahlentherapiefolgen am Rektum können abhängig vom Schweregrad im MRI mittels T_2-gewichteter Sequenzen klassifiziert werden. Das Grading umfaßt eine Einteilung von Grad 0 bis Grad 3.

Grad 0: Die Wand des Rektums ist dünner als 6 mm. Die Signalintensität der äußeren Muskelschicht ist im T_2-gewichteten Bild erniedrigt, die der Submukosa erhöht.

Grad 1: Die Wand des Rektums ist dicker als 6 mm. Die Signalintensität der äußeren Muskelschicht bleibt im T_2-gewichteten Bild erniedrigt, die der submukösen Anteile ist erhöht. Die Muskelschicht kann von der Submukosa differenziert werden.

Grad 2: Die Wanddicke ist größer als 6 mm. Die Signalintensität der äußeren Muskelschicht ist im T_2-gewichteten Bild erhöht. Die Submukosa ist nicht von der Muskelschicht zu differenzieren.

Grad 3: Das Bild entspricht demjenigen bei Grad 2 mit einer zusätzlichen Fistelbildung.

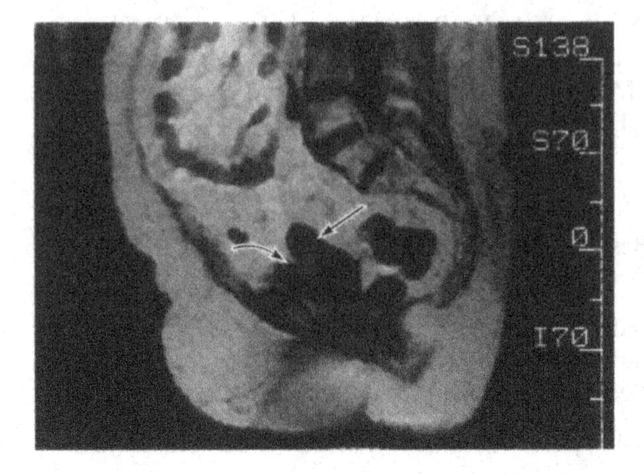

Abb. 6.5. Atrophischer Uterus bei Zustand nach kombinierter Radiotherapie bei Endometriumkarzinom vor 5 Jahren. Der Uterus *(Pfeil)* ist verkleinert. Die Blasenwand *(gebogener Pfeil)* ist bei (histologisch gesicherter) chronischer Zystitis verdickt. (SE, TR 500 ms, TE 20 ms)

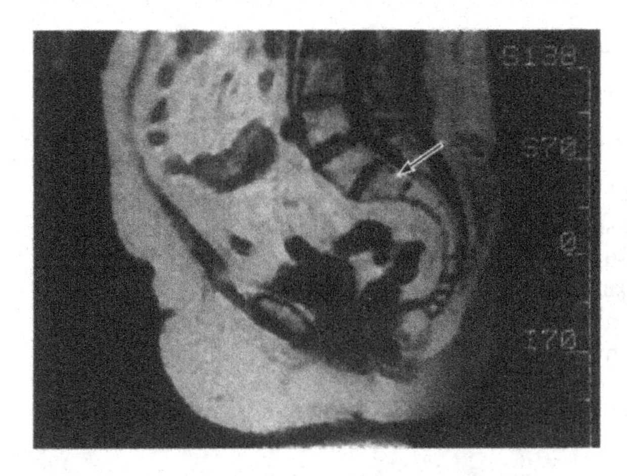

Abb. 6.6. Typisches Fettmark im unteren Lendenwirbelsäulen-, Kreuzbein- und Steißbeinbereich nach Radiotherapie bei Endometriumkarzinom vor 5 Jahren.
Die bestrahlten Knochenmarksanteile *(Pfeil)* sind im T_1-gewichteten Bild signalreich.
(SE, TR 500 ms, TE 20 ms)

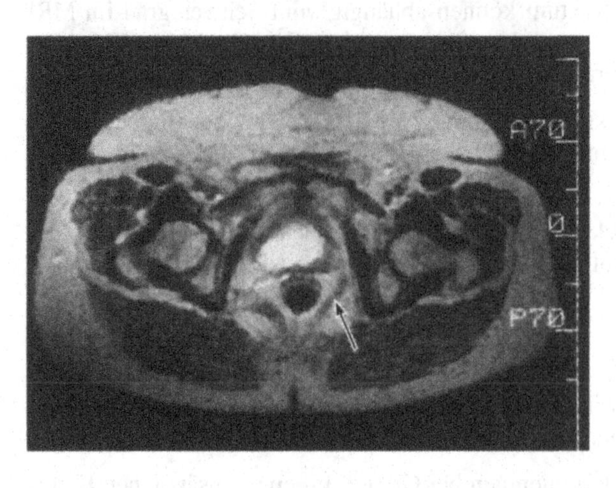

Abb. 6.7. Verdickter rektaler Pfeiler des Parametriums *(Pfeil)* bei Zustand nach Radiotherapie eines Endometriumkarzinoms vor 5 Jahren. Typisch für den Narbencharakter ist die geringe Signalintensität des Bindegewebszugs im T_2-gewichteten Bild. (SE, TR 2 000 ms, TE 80 ms)

Veränderungen an der Blase

Strahlentherapiefolgen an der Blase können ebenso wie beim Rektum mittels T_2-gewichteter Sequenzen im MRI graduell erfaßt werden. Auch hier umfaßt die Gradeinteilung das Stadium 0 bis Stadium 3.

Grad 0: Die Wanddicke der Blasenwand liegt unter 5 mm. Die Signalintensität der Wand ist im T_2-gewichteten Bild niedrig. Die Signalintensität der Mukosa ist nicht wesentlich erhöht.

Grad 1: Die Wanddicke bleibt unter 5 mm. Die Signalintensität der Wand ist im T_2-gewichteten Bild erniedrigt, die der Mukosa erhöht.

Grad 2: Die Wanddicke liegt über 5 mm. Die Signalintensität der äußeren Wand schicht ist im T_2-gewichteten Bild erhöht.

Grad 3: Zu den Veränderungen bei Grad 2 zeigt sich eine zusätzliche Fistelbildung.

Veränderungen des perivesikalen Fetts

Normalerweise zeigt das perivesikale Fett im T_1-gewichteten Bild eine homogene relativ hohe Signalintensität. Pathologisch ist eine nicht homogene Struktur im T_1-gewichteten Bild.

Veränderungen der Muskulatur der Beckenwand

Im T_1-gewichteten Bild findet sich normalerweise eine mittlere Signalintensität der Muskulatur mit relativ niedriger Signalintensität im T_2-gewichteten Bild. Jede Veränderung der Signalintensität wird als pathologisch gewertet.

Veränderungen des Knochenmarks des Kreuzbeins

Normal ist im T_1-gewichteten Bild eine mittlere Signalintensität niedriger als die von Fett. Als pathologisch ist eine erhöhte Signalintensität anzusehen, die diejenige von Fett erreichen kann (Abb. 6.6).

Veränderungen der perirektalen Faszie und des präsakralen Raums

Die perirektale Faszie beginnt im Winkel zwischen dem M. levator ani und dem internen M. sphincter des Anus. Sie steigt nach kranial, wird dünner und geht in das subseröse Bindegewebe der Ampulle über. Der präsakrale Raum in Höhe S4 / S5 beträgt normalerweise 1,5 cm. Eine Verdickung der perirektalen Faszie in Höhe von S4 bis S5 über 3 mm ist pathologisch (Abb. 6.7) (Lierse 1984, Teplick et al. 1978).

Klinische Einteilung von Strahlentherapiefolgen im kleinen Becken

Strahlentherapiefolgen können klinisch nach ihrem Schweregrad eingeordnet werden in Grad 0 bis Grad 3. Bei der Blase liegen dabei folgende Symptome vor:

Grad 0: keine Symptome
Grad 1: gelegentliche Hämaturie
Grad 2: häufige Hämaturie
Grad 3: Symptome einer Fistel

Beim Rektum werden die Beschwerden folgendermaßen eingeteilt:

Grad 0: keine Symptome
Grad 1: gelegentliche rektale Blutungen und Diarrhoen
Grad 2: rektale Blutungen, die eine Transfusion notwendig machen
Grad 3: Symptomatologie für eine Fistelbildung

Korrelation MRI-Bild und Klinik

Bei fehlender klinischer Symptomatik findet man in der Kernspintomographie in 47 % Veränderungen an der Blase Grad 1 sowie in 33 % Veränderungen am Rektum Grad 1. Klinische Beschwerden gehen immer mit kernspintomographischen Veränderungen Grad 2 und Grad 3 einher.

Dosisabhängigkeit von Strahlentherapiefolgen im kleinen Becken

Im MRI-Stadium Grad 2–3 an der Blase findet man bei 8 % aller Patienten Strahlendosen unter 45 Gy, bei 51 % Dosen über 45 Gy.
Im MR-Stadium Grad 2–3 des Rektums finden sich bei 24 % aller Patienten Strahlendosen unter 45 Gy, in 48 % Strahlendosen über 45 Gy.
Die perirektale Faszie ist ab einer Dosis von ca. 48 Gy verdickt.
Alle Reaktionen auf Bestrahlungen sind identisch, gleichgültig, ob es sich um eine perkutane oder intrakavitäre Bestrahlung handelt.

Zeitlicher Verlauf der Bestrahlungsreaktionen

Bestrahlungsreaktionen können perakut (bis zu 3 Wochen), akut (3 Wochen bis 3 Monate), subakut (3–12 Monate) und chronisch (über 12 Monate) auftreten (Abb. 6.8 und 6.9).

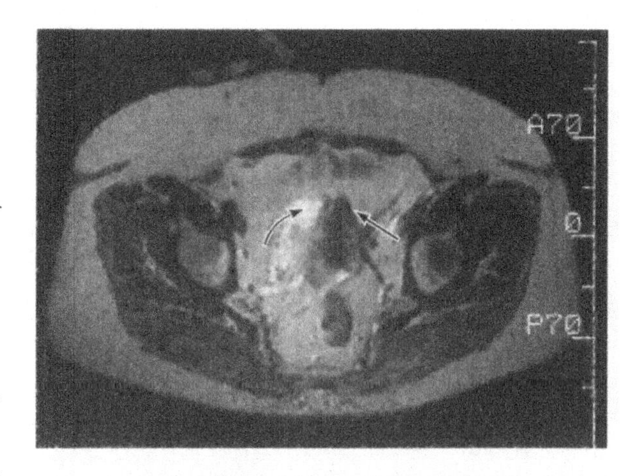

Abb. 6.8. Narbenbildung bei Zustand nach kombinierter Radiotherapie bei primärem, organüberschreitend wachsendem Endometriumkarzinom

a MRI-Untersuchung 5 Jahre nach Strahlentherapie. Unscharf begrenzter Uterus *(Pfeil)* mit narbigen Ausläufern in die Peripherie mit niedriger Signalintensität im T_2-gewichteten Bild. Der angeschnittene, rechts anliegende Darmanteil *(gebogener Pfeil)* ist signalreich.
(SE, TR 2 000 ms, TE 80 ms)

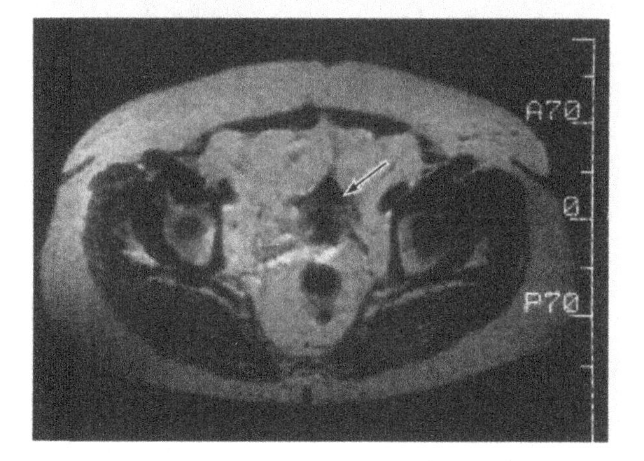

b MRI-Untersuchung 6 Jahre nach Strahlentherapie. Unverändert ist der Uterus *(Pfeil)* unscharf begrenzt mit streifigen Ausläufern. Unverändert ist die Signalintensität niedrig.

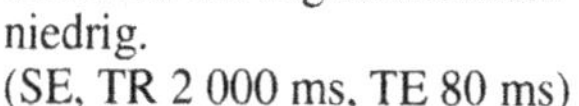
(SE, TR 2 000 ms, TE 80 ms)

6.4 Rezidivdiagnostik

Die Diagnostik von lokalen Rezidiven im kleinen Becken ist schwierig. Beschwerden treten relativ spät auf und sind oft klinisch unklar. Insbesondere nach Bestrahlung ist die Rezidivdiagnostik schwierig in der Abgrenzung gegenüber Bestrahlungsfolgen. Der Einsatz bildgebender Verfahren ist deshalb entscheidend, dies um so mehr, da eine frühe Diagnose von Lokalrezidiven notwendig ist, um die schlechten Therapiechancen zu verbessern.

MRI-Diagnose

Kernspintomographisch stellen sich Lokalrezidive im kleinen Becken als Raumforderung dar. Größere Lokalrezidive führen zu einer Infiltration der Parametrien, der Beckenwand, der Blase und des Rektums. Nicht selten treten gleichzeitig da-

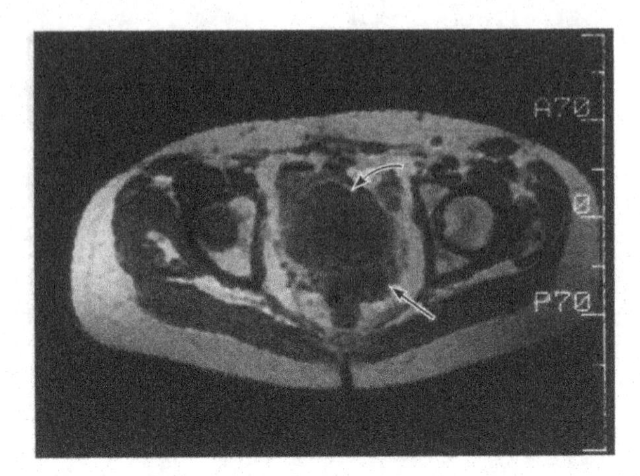

Abb. 6.9. Zustand nach kombinierter Radiotherapie bei primärem Zervixkarzinom FIGO II b vor 10 Jahren

a Die Zervix *(Pfeil)* ist sinistroponiert, relativ gut abgegrenzt. Die Blasenwand *(gebogener Pfeil)* ist als Bestrahlungsfolge deutlich verdickt.
(SE, TR 2 000 ms, TE 20 ms)

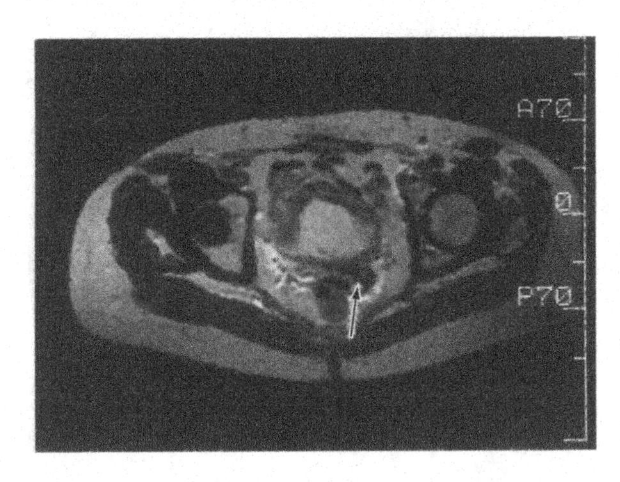

b Das T_2-gewichtete Bild zeigt im Bereich der Zervix noch signalreiche Areale von Zervixschleimhaut *(Pfeil)*, das Zervixgewebe bleibt jedoch signalarm.
(SE, TR 2 000 ms, TE 80 ms)

mit Lymphknotenmetastasen auf durch Befall des Lymphabflusses iliakal und paraaortal. Spätstadien eines Rezidivs zeigen sich durch Fistelbildungen zu Blase oder Rektum, durch Ureterenaufstau sowie sekundäre Thrombose von Venen im kleinen Becken.

Lokalrezidive zeigen eine in typischen Fällen charakteristische Signalintensität, die auf einen vermehrten intrazellulären Wassergehalt von Tumorzellen zurückzuführen ist (Glazer et al. 1985). Es kommt dabei zu einer erhöhten Signalintensität des Rezidivs im T_2-gewichteten Bild. Reproduzierbare Absolutwerte für die Zunahme der Signalintensität im Vergleich zu normalem Gewebe lassen sich nicht aufstellen (Abb. 6.10–6.18) (Santoni et al. 1987).

Differentialdiagnostisch sind narbige Veränderungen von Lokalrezidiven abzugrenzen. Morphologisch ist bei narbigen Veränderungen der Masseneffekt der Raumforderung meist nicht so stark ausgeprägt wie bei Rezidiven. Entscheidend ist die Signalintensität im T_2-gewichteten Bild, wobei Narben hier eine eindeutig niedrigere Signalintensität als Rezidive erreichen (Ebner et al. 1988).

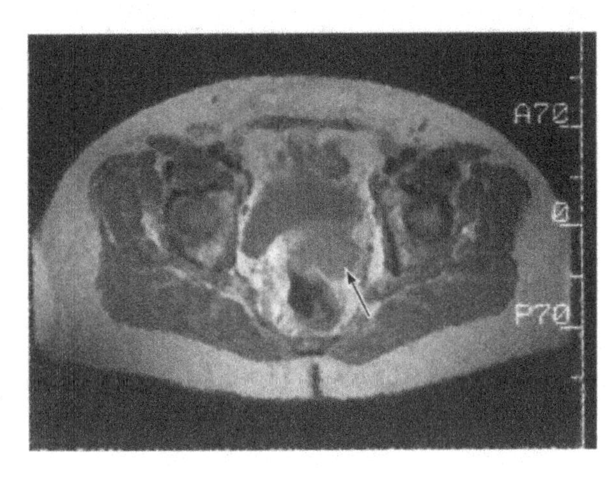

Abb. 6.10. Lokalrezidiv bei Zustand nach Hysterektomie bei primärem Endometriumkarzinom FIGO II vor 3 Jahren

a Große Raumforderung *(Pfeil)* am Scheidenabschluß mit Beziehung zur Blase und zum Rektum. Anhand der vorliegenden Schnittebene kann nicht entschieden werden, ob eine Infiltration der Schleimhäute vorliegt. Die zystoskopische und rektoskopische Abklärung war negativ. (SE, TR 2 000 ms, TE 20 ms)

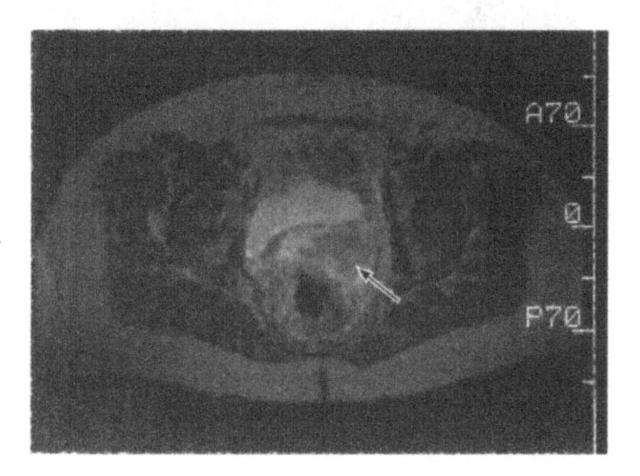

b Das T_2-gewichtete Bild zeigt eine Zunahme der Signalintensität der Raumforderung mit einzelnen signalintensiven *(Pfeil)* Arealen. Die Zunahme der Signalintensität sowie die dargestellte Inhomogenität sind typisch für Rezidive. (SE, TR 2 000 ms, TE 80 ms)

Schwierigkeiten bei der kernspintomographischen Diagnostik von Lokalrezidiven bereitet die Feststellung von Schleimhautinfiltrationen an Blase und Rektum. Durch Schräganschnitte sowie eine ödematöse Reaktion der Blasen- und Rektumschleimhaut insbesondere bei chronischen Veränderungen nach Radiatio kann die Entscheidung, ob eine reaktive Schleimhautschwellung oder eine Infiltration durch Tumorgewebe vorliegt, schwierig bis unmöglich sein.
Bei *Zustand nach Bestrahlungen* kann die Zuordnung einer Gewebsvermehrung im kleinen Becken einerseits als Lokalrezidiv, andererseits als zunehmender narbiger Umbau in der Akutphase schwierig bis unmöglich sein. Die akute Entzündungsphase einer Bestrahlung geht im Laufe von Wochen bis Monaten in die subakute und chronische über, wobei bis zu einem Zeitraum von 12 Monaten nach der Bestrahlung die Einordnung schwierig ist. Hier kann trotz eines narbigen Umbaus noch eine Signalverlängerung der Gewebsvermehrung im T_2-gewichteten Bild erkennbar sein. Große Primärtumoren zeigen eine deutlich verzögertere Ansprechrate auf Bestrahlungen wie kleine Tumoren (Abb. 6.19 und 6.20) (Flueckiger et al. 1992).

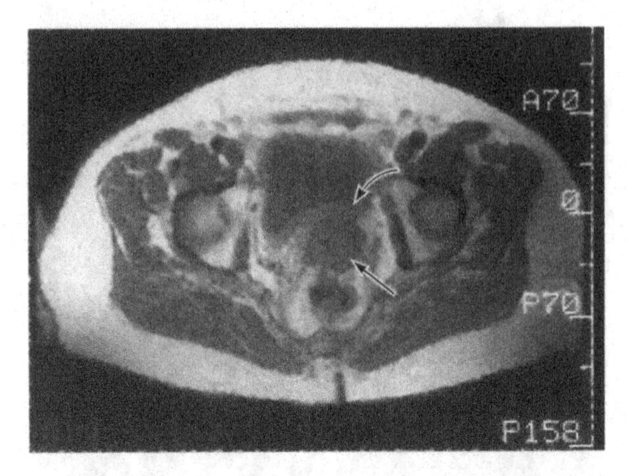

Abb. 6.11. Gleicher Patient wie Abb. 6.10 vier Wochen nach Abschluß einer kombinierten perkutanen und interstitiellen Strahlentherapie

a Die Raumforderung *(Pfeil)* am Scheidenabschluß hat sich noch nicht verkleinert. Zentral liegt eine kleine signalarme Nekrosezone. Die hintere Blasenwand *(gebogener Pfeil)* zeigt als Bestrahlungsfolge ein deutliches Ödem. (SE, TR 1 200 ms, TE 20 ms)

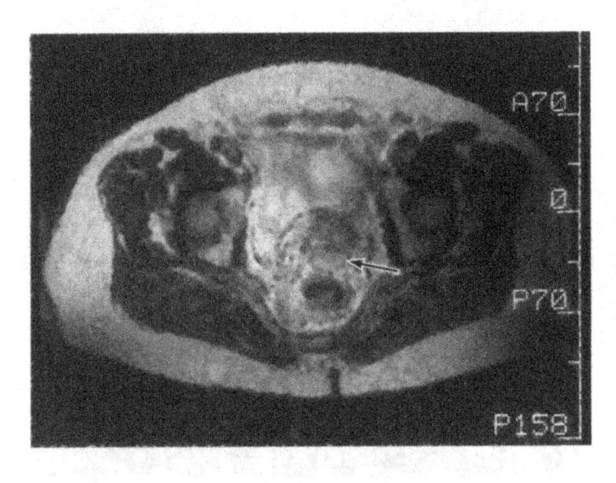

b Das T_2-gewichtete Bild läßt im bestrahlten Rezidivbereich *(Pfeil)* eine deutliche, inhomogene Zunahme der Signalintensität erkennen, die Ausdruck einer Reaktion auf die Bestrahlung ist. (SE, TR 1 200 ms, TE 80 ms)

Eine weitere Schwierigkeit in der kernspintomographischen Diagnostik bieten kleine Rezidive unter einer Größe von 2 cm, die üblicherweise nicht sicher erfaßt werden können.
Bei zweifelhaften Befunden ist deshalb immer die Durchführung einer *histologischen Sicherung* notwendig.

Weitere bildgebende diagnostische Verfahren

Computertomographie

Die CT liefert eine korrekte Diagnose von Lokalrezidiven in 85 % bei einer Sensitivität von 92 % und einer Spezifität von 95 %. Die klinische Untersuchung ist der CT-Untersuchung bei lokalen Rezidiven unterlegen, da hierbei eine korrekte Diagnose nur in ca. 58 % erreicht wird (Heron et al. 1988).

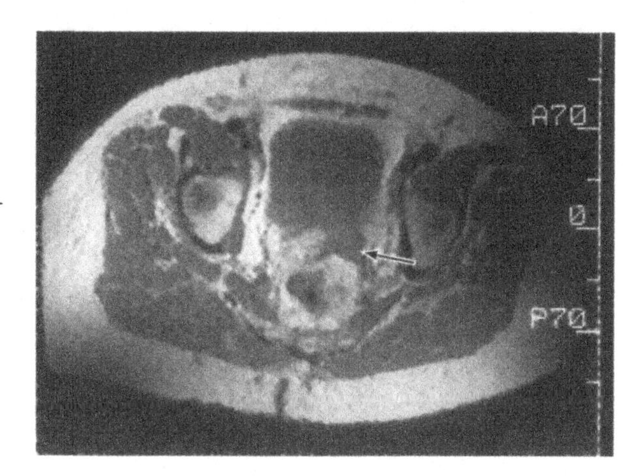

Abb. 6.12. Gleicher Patient wie Abb. 6.10 sechs Monate nach Abschluß der Strahlentherapie.
Der weitere klinische Verlauf blieb unauffällig ohne Hinweis auf ein erneutes Rezidivwachstum

a Deutliche Verkleinerung der Raumforderung am Scheidenabschluß *(Pfeil)* im Vergleich zur Primäruntersuchung. In die Umgebung ziehen streifige Ausläufer.
(SE, TR 2 000 ms, TE 20 ms)

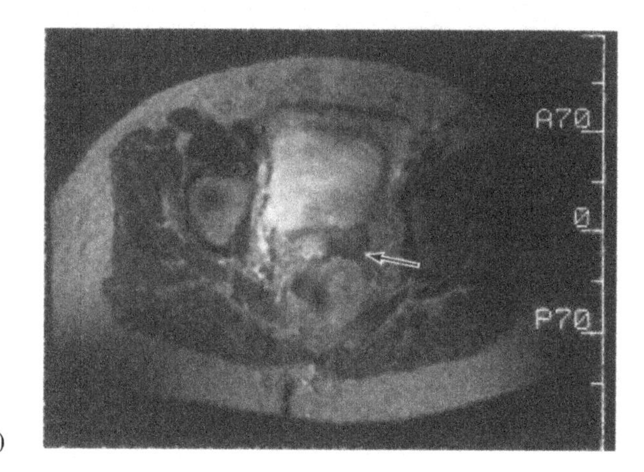

b Die T_2-gewichtete Sequenz läßt keine Zunahme der Signalintensität *(Pfeil)* erkennen, so daß es sich um Narbengewebe handelt.
(SE, TR 2 000 ms, TE 20 ms)

Ultraschalluntersuchung

Die perkutane Ultraschalluntersuchung liefert eine korrekte Diagnose von Lokalrezidiven in ca. 70 %. Die Diagnostik kann erheblich erschwert werden durch Adipositas, narbige Veränderungen und Darmüberlagerungen. Hier ist der Einsatz endosonographischer Verfahren sinnvoll, die eine verbesserte Rezidivdiagnostik erlauben (Hötzinger et al. 1986). Insbesondere die Vaginosonographie hat sich als primäres bildgebendes Verfahren zur Diagnostik von Lokalrezidiven durchgesetzt.

Grenzen der Rezidivdiagnostik mit bildgebenden Verfahren

Blasen- und Rektumbefall ist mit bildgebenden Verfahren im Frühstadium schwierig zu erkennen (Walsh et al. 1981). Dies macht den Einsatz von Zystoskopie und Sigmoidoskopie nach wie vor notwendig.

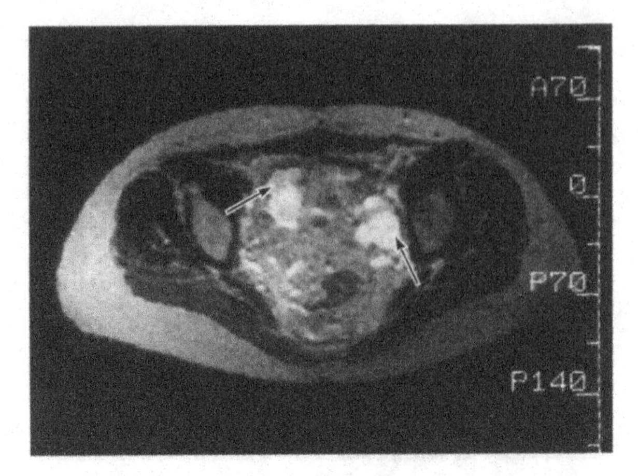

Abb. 6.13. Ausgedehntes Rezidiv nach Operation eines Zystadenokarzinoms der Ovarien vor 8 Monaten. Im kleinen Becken finden sich mehrere, größtenteils zystische Raumforderungen *(Pfeile)*, die schlecht abgegrenzt sind und mit der Umgebung verbacken erscheinen. (SE, TR 2 000 ms, TE 20 ms)

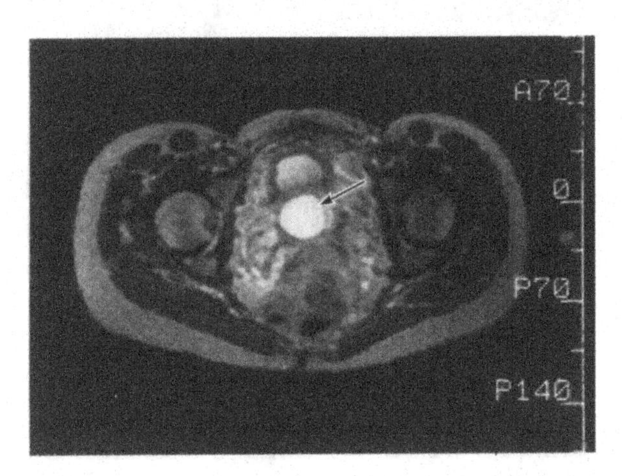

Abb. 6.14. Lokalrezidiv nach Operation und Chemotherapie vor 1 Jahr bei primärem Zystadenokarzinom der Ovarien. Am Scheidenabschluß ist eine zystisch solide, gekammerte Raumforderung *(Pfeil)*, die typisch für Rezidive bei Ovarialkarzinomen ist. Lokalrezidive bei Zervix- und Endometriumkarzinomen sind im Gegensatz dazu solide. (SE, TR 2 000 ms, TE 80 ms)

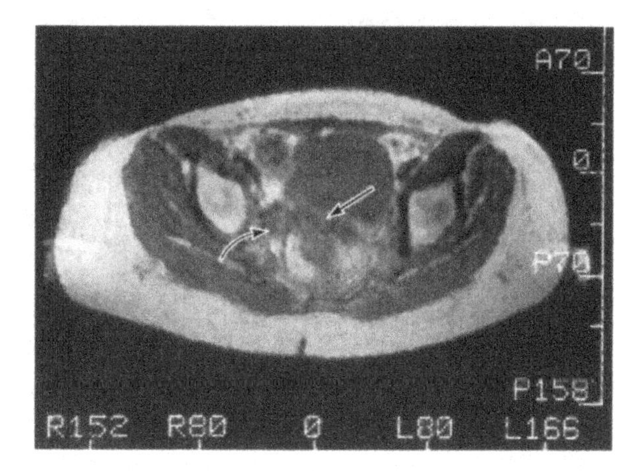

Abb. 6.15. Lokalrezidiv bei Zustand nach primärem Zervixkarzinom FIGO I b nach Wertheim-Operation und postoperativer Bestrahlung vor 6 Monaten

a Unscharf begrenzte Raumforderung zwischen Blase und Rektum *(Pfeil)* mit direkter Beziehung zur Blasenhinter- und Rektumvorderwand sowie zur rechten Beckenwand *(gebogener Pfeil)*. (SE, TR 2 000 ms, TE 20 ms)

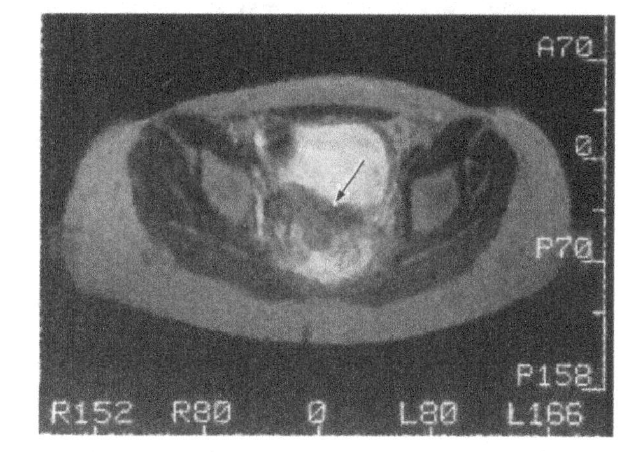

b Die T_2-gewichtete Sequenz zeigt eine geringe inhomogen verteilte Signalintensitätszunahme im Rezidiv *(Pfeil)*. (SE, TR 2 000 ms, TE 80 ms)

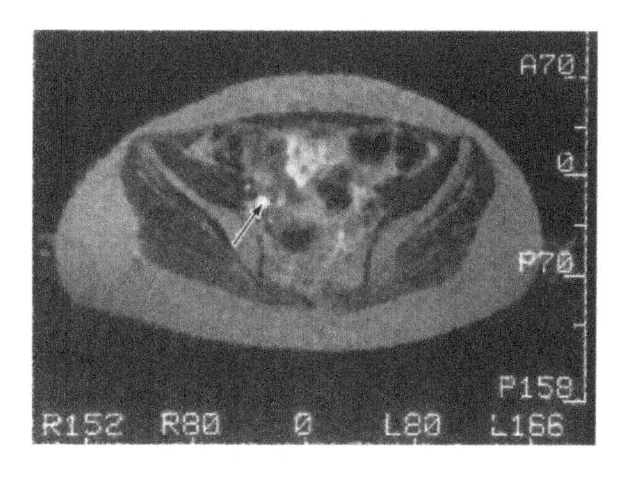

c Weiter kranial über dem Rezidiv gelegen läßt sich der aufgestaute rechte Ureter *(Pfeil)* erkennen. (SE, TR 2 000 ms, TE 80 ms)

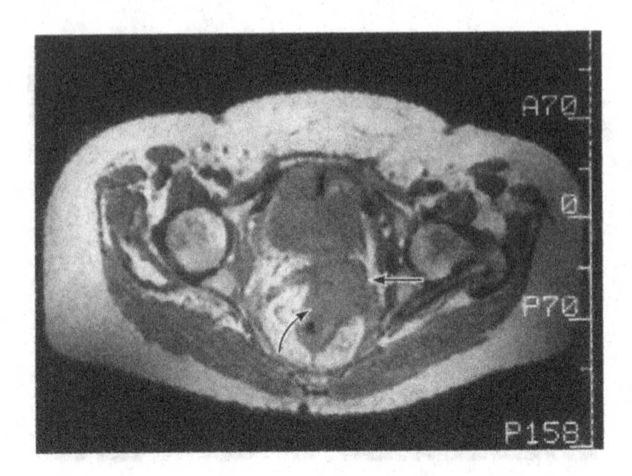

Abb. 6.16. Lokalrezidiv nach 12 Monaten bei einem primär bestrahltem Zervixkarzinom FIGO III b

a Ausgedehnte Raumforderung in Höhe der Zervix *(Pfeil)* mit Ausdehnung zur linken Beckenwand und breiter Infiltration des Rektums *(gebogener Pfeil).* (SE, TR 2 000 ms, TE 20 ms)

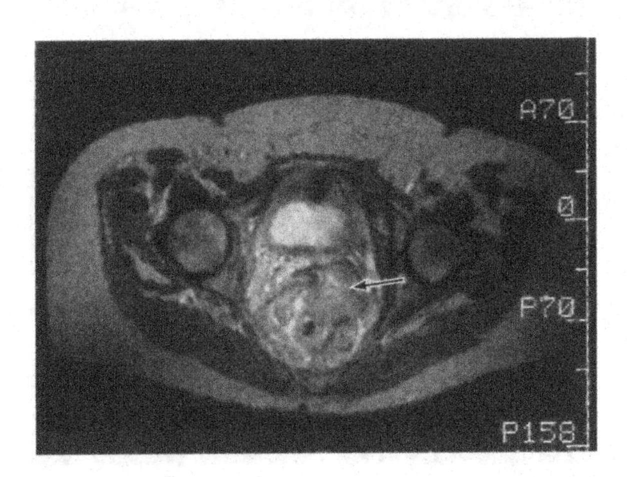

b Erhebliche Signalintensitätszunahme des Lokalrezidivs *(Pfeil)* im T_2-gewichteten Bild. (SE, TR 2 000 ms, TE 80 ms)

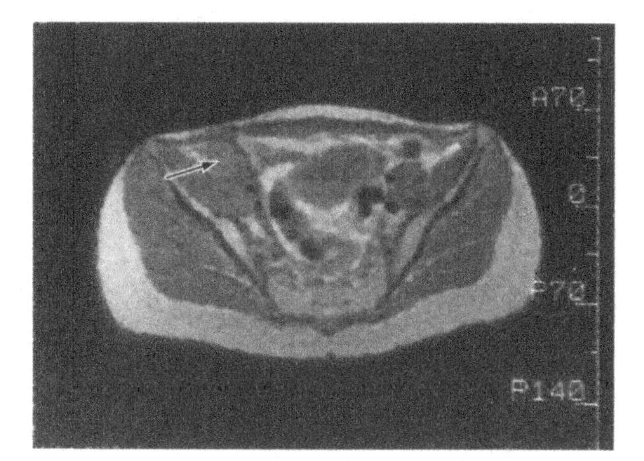

Abb. 6.17. Beckenwandrezidiv bei primärem Zervixkarzinom FIGO I b operiert und nachbestrahlt vor 6 Monaten

a An der Beckenwand rechts sitzt eine große Raumforderung *(Pfeil)* breitbasig auf. (SE, TR 2 000 ms, TE 20 ms)

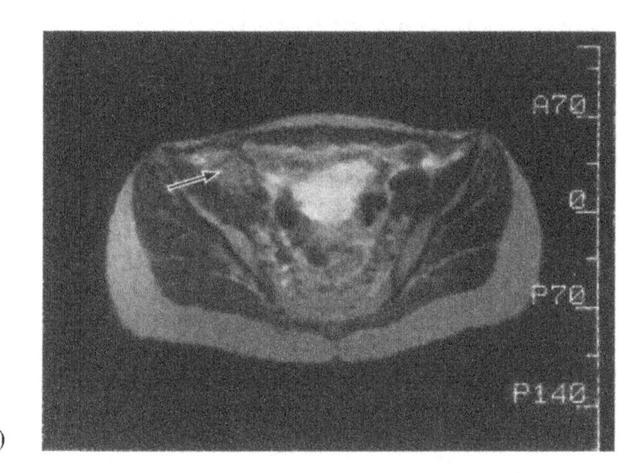

b Das Beckenwandrezidiv zeigt im T_2-gewichteten Bild eine deutliche Zunahme der Signalintensität *(Pfeil).* (SE, TR 2 000 ms, TE 80 ms)

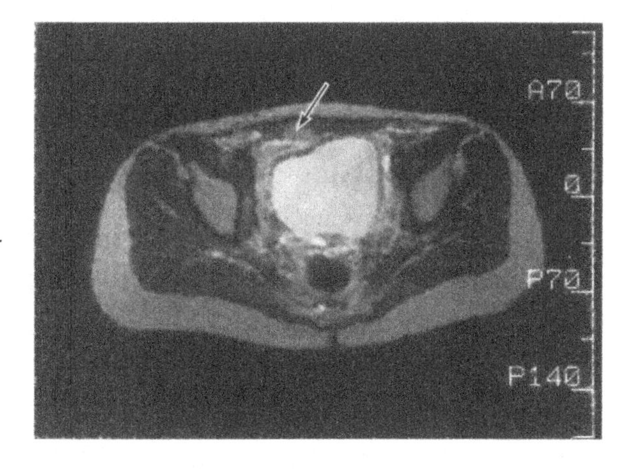

Abb. 6.18. Bauchwandmetastase bei primärem Zervixkarzinom FIGO I b operiert und nachbestrahlt vor 6 Monaten. An der Bauchwand rechts *(Pfeil)* liegt eine signalintensive ca. 2 cm große adhärente Metastase. (SE, TR 2 000 ms, TE 80 ms)

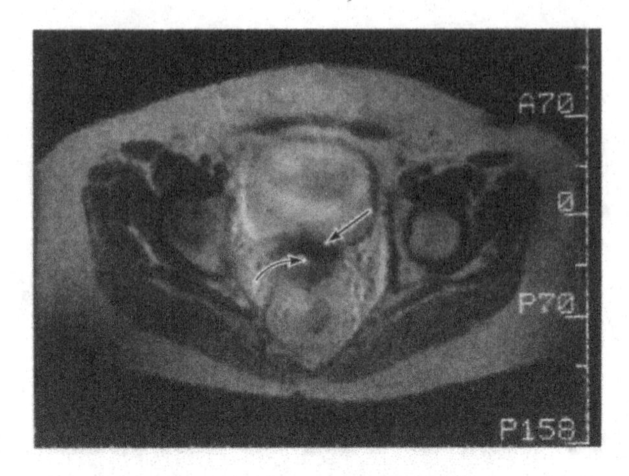

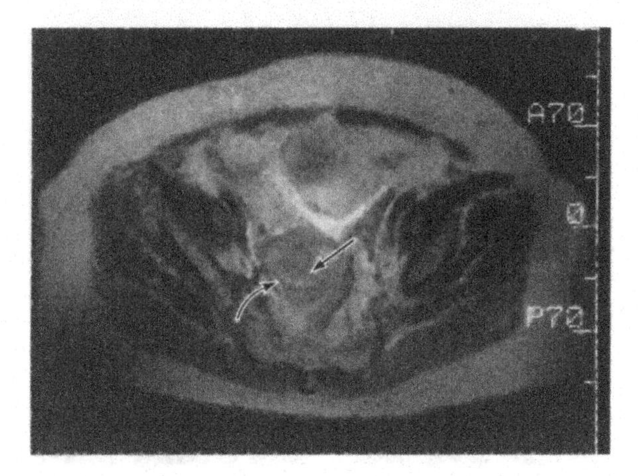

Abb. 6.19. Zustand nach kombinierter Strahlentherapie bei primärem Zervixkarzinom FIGO III b.
Der vorliegende Befund ist ohne histologische Klärung und ohne Verlaufskontrolle schwer einzuordnen. Die signalarme Struktur im Zervixbereich spricht für narbigen Umbau, wobei jede Retention primär auch auf ein Tumorrezidiv verdächtig ist. Im vorliegenden Fall ergab die histologische Klärung keinen Hinweis für ein Rezidiv

a Die Zervix *(Pfeil)* ist noch vergrößert mit narbigen Ausziehungen, wobei die Signalintensität, außer im Zervikalkanal *(gebogener Pfeil),* niedrig ist.
(SE, TR 1 200 ms, TE 80 ms)

b Das Corpus uteri ist aufgetrieben *(Pfeil)* und von signalreichem Gewebe ausgefüllt. Das Myometrium *(gebogener Pfeil)* ist ausgedünnt. (SE, TR 1 200 ms, TE 80 ms)

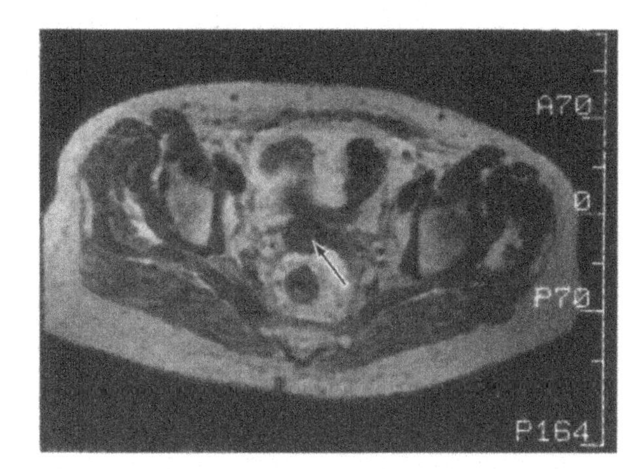

Abb. 6.20. Zustand nach kombinierter Radiotherapie eines Lokalrezidivs bei primärem Endometriumkarzinom 12 Monate nach Abschluß der Behandlung. Bioptisch kein Tumornachweis mehr

a Kleine Raumforderung etwa in Höhe des Scheidenabschlusses *(Pfeil)* als Residuum des Lokalrezidivs. (SE, TR 500 ms, TE 20 ms)

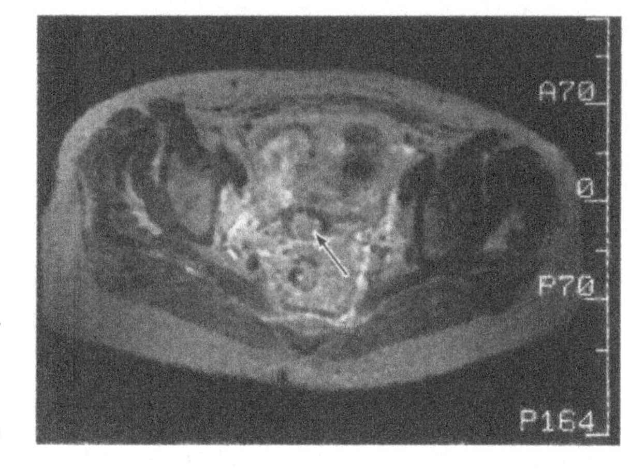

b Das T_2-gewichtete Bild zeigt, daß innerhalb der Raumforderung *(Pfeil)* die Signalintensität erhöht ist, umgeben von einer signalarmen Kapsel. (SE, TR 2 000 ms, TE 80 ms)

Wertung der Rezidivdiagnostik mit bildgebenden Verfahren

Die Diagnose lokaler Rezidive ist nach Operationen leichter als nach Bestrahlungen, da sich dabei praktisch immer narbige Veränderungen ausbilden.
Eine minimale Größe von Rezidiven von ca. 2 cm ist meist notwendig, damit sie mit einem bildgebenden Verfahren zu erkennen sind. Schwierigkeiten kann der Schleimhautbefall von Blase und Rektum machen. Kann mittels eines bildgebenden Verfahrens ein Schleimhautbefall nicht eindeutig ausgeschlossen werden, ist nach wie vor die Zystoskopie und Rektoskopie zu fordern. Insbesondere bei Zustand nach Bestrahlungen ist der zeitliche Abstand zur Bestrahlung in die Beurteilung mit einzubeziehen. Narbenbildungen können sich noch bis zu einem Zeitraum von 12 Monaten verändern. Insgesamt ist zur bildgebenden Diagnostik von Lokalrezidiven die Kernspintomographie die sensitivste Methode, wobei das kernspintomographische Bild in das klinische Gesamtbild eingebunden werden muß und in vielen Fällen erst durch kurzfristige Verlaufskontrollen, eventuell zusammen mit einer bioptischen und histologischen Klärung, die Diagnose von Rezidiven möglich ist.

Literatur

Arrive L, Chang YC, Hricak H, Brecia RJ, Auffermann W, Quivey JM (1989) Radiation-induced Uterine Changes: MR Imaging. Radiology 170: 55–58

Ebner F, Kressel HY, Mintz MC et al. (1988) Tumor recurrence versus fibrosis in the female pelvis: differentiation with MR imaging at 1.5 T. Radiology 166: 333–340

Flueckiger F, Ebner F, Poschauko H, Tamussino K, Einspieler R, Ranner G (1992) Cervical Cancer: Serial MR Imaging before and after Primary Radiation Therapy – A 2 year Follow-up Study. Radiology 184: 89–93

Glazer HS, Lee JKT, Levitt RG et al. (1985) Radiation fibrosis: differentation from recurrent tumor by MR imaging. Radiology 156: 721–726

Heron CW, Husband JE, Williams MP, Dobbs HJ, Cosgrove DO (1988) The value of CT in the diagnosis of recurrent carcinoma of the cervix. Clin Radiol 39: 496–501

Hötzinger H, Ries G, Pfändner K (1986) Radiologische Diagnostik von Rezidiven und Therapiefolgen beim Kollumkarzinom. Strahlentherapie 162, 414–419

Lierse W (1984) Fasciae of the rectum. In: Lierse W, ed. Applied anatomy of the pelvis. New York: Springer 224–226

Santoni R, Bucciolini M, Cionini L, Cirado L, Renzi R (1987) Modifications of relaxation times induced by radiation therapy in cervical carcinoma: preliminary results. Clin Radiol 38: 569–573

Sugimura K, Carrington BM, Quivey JM, Hricak H (1990) Postirradiation Changes in the Pelvis: Assessment with MR Imaging. Radiology 175: 805–813

Teplick SK, Stark P, Clark RE, Metz JR, Shapiro JH (1978) The retrorectal space. Clin Radiol 29: 177–184

Walsh JW, Amendola MA, Hall DJ, Tisnado J, Goplerud DR (1981) Recurrent carcinoma of the cervix: CT diagnosis. AJR 136: 117–122

7 Gravidität

Die Anwendung bildgebender Verfahren spielt in der Überwachung der Gravidität eine zunehmend wichtigere Bedeutung. Sie haben die Aufgabe, die physiologische kindliche und maternale Entwicklung während der Schwangerschaft zu überwachen und pathologische Zustände möglichst frühzeitig aufzudecken. Die größte Bedeutung hierfür besitzt die Sonographie, ergänzt durch Endosonographie, Doppler- und Farbdoppleruntersuchungen. Die Sonographie liefert eine zuverlässige Aussage über die fetale Entwicklung ohne eine derzeit bekannte Gefährdung des Kindes. Jedes weitere bildgebende Verfahren muß sich deshalb an den Möglichkeiten der Sonographie messen.
Die MRI ist ebenfalls nicht invasiv, schädigende Effekte auf den Feten sind zur Zeit nicht bekannt (National Radiological Protection Board 1983), eine multiplanare Schnittführung ist möglich bei einer ausgezeichneten Weichteilauflösung. Der im Vergleich zur Sonographie erheblich höhere technische und zeitliche Aufwand läßt es ratsam erscheinen, die *Indikation zur Durchführung einer MRI in der Gravidität vorsichtig zu stellen,* auch unter der Berücksichtigung, daß Schädigungsmöglichkeiten für den Feten vorhanden sein könnten, die zur Zeit noch nicht übersehen werden.
Mögliche *Indikationen* zur Durchführung einer MRI Untersuchung bei Schwangeren sind zur Zeit:

- die Frage nach tumorösen Raumforderungen im kleinen Becken und Abdomen während einer Schwangerschaft;
- die Abklärung von Schmerzzuständen wie bei Lumbago oder einer Hüftkopfnekrose, die anderweitig nur mit ionisierenden Strahlen möglich wäre;
- selten die Frage einer Placenta praevia, einer retroplazentaren Blutung oder einer Zervixinsuffizienz;
- Pelvimetrie.

Die Untersuchung fetaler Strukturen ist prinzipiell möglich, derzeit aber mit Ultraschall besser durchzuführen.
Bei postpartalen Veränderungen im kleinen Becken, wie Ovarvenenthrombose, Uterusinversion, Endometritis oder Erkrankungen des Trophoblasten kann die MRI für die Diagnose hilfreich sein.

7.1 Normale Schwangerschaft

Fetale Entwicklung im MRI

Die intrauterine Fruchtblase kann ab der 6. Schwangerschaftswoche dargestellt werden. Typischerweise findet sich innerhalb des signalreichen Endometriums die ovale Fruchtblase. Ab der 8. SSW können der Fetus, ab der 12. SSW Extremitäten und Kopf erkannt werden. Ab der 16. SSW können einzelne Organe abgegrenzt werden (Abb. 7.1). Das kardiovaskuläre System mit den großen Gefäßen sind durch die Signalarmut leicht zu differenzieren. Flüssigkeitsgefüllte Organe, wie Magen oder Harnblase, sind im T_2-gewichteten Bild signalreich. Mekoniumgefüllte Darmabschnitte zeichnen sich durch hohe Signalintensität im T_1-gewichteten Bild aus. Durch den hohen Wassergehalt erscheinen die Lungen im T_2-gewichteten Bild signalreich.

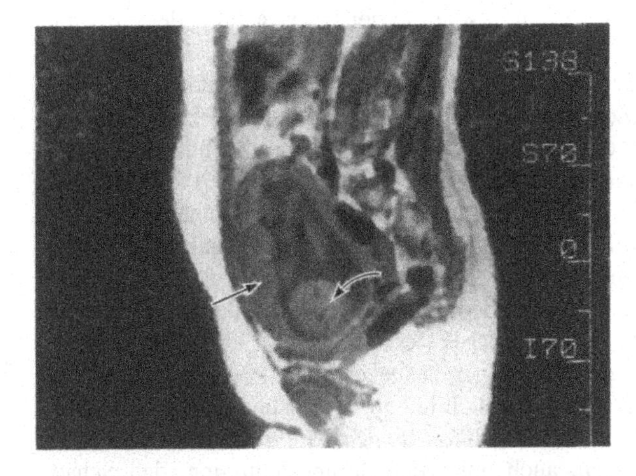

Abb. 7.1. Normale Gravidität 16. SSW

Vorderwandplazenta *(Pfeil)*, fetaler Kopf *(gebogener Pfeil)*. (SE, TR 540 ms, TE 20 ms)

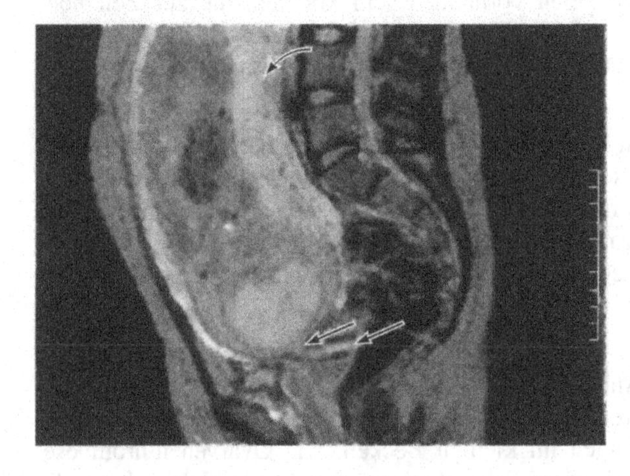

Abb. 7.2. Normale Gravidität 24. SSW

Geschlossener innerer und äußerer Muttermund *(Pfeile)*. Im T_2-gewichteten Bild ist die Plazenta signalreich *(gebogener Pfeil)*. (SE, TR 2 000 ms, TE 80 ms)

Veränderungen des Uterus im MRI

Außer der physiologischen Zunahme der Uterusgröße mit zunehmender Gravidität kommt es im letzten Schwangerschaftsdrittel zu einer Zunahme der Signalintensität der Zervix (Abb. 7.2).

Plazenta

In T_1-gewichteten Bildern zeigt die Plazenta eine niedrige bis mittlere Signalintensität, eine hohe in T_2-gewichteten Sequenzen. Die Abgrenzung zum Myometrium ist leicht möglich. Dadurch läßt sich die Lage der Plazenta gut bestimmen, genauso wie die Beziehung der Plazenta zum internen Muttermund.

Technik der MRI in der Gravidität

Üblicherweise werden T_1- und T_2-gewichtete SE-Sequenzen bzw. FSE-Sequenzen in mehreren Ebenen angefertigt. Aufgrund der relativ langen Akquisitionszeiten sind T_2-gewichtete Bilder meist durch Bewegungsartefakte des Feten in der Bildqualität beeinträchtigt. Die technische Weiterentwicklung schneller Bildsequenzen wird hier in der Zukunft zahlreiche Möglichkeiten aufweisen.

Wertung der MRI bei normaler fetaler Entwicklung

Es ist zwar prinzipiell möglich, die fetale Entwicklung im MRI anhand der zu erkennenden Organentwicklung darzustellen. Entscheidender Nachteil gegenüber der flexiblen Wahl der Untersuchungsebene im Ultraschall ist die vorher festzulegende Schnittführung. Auf diese Weise ist es dem Zufall überlassen, ob eine optimale Schnittführung für die Bestimmung von Organgrößen erreicht wurde, was in den allermeisten Fällen nicht der Fall ist. Darüber hinaus sind, bedingt durch die bisher noch relativ langen Meßzeiten, bewegungsbedingte Artefakte störend. Die ausgezeichneten diagnostischen Möglichkeiten der Sonographie sollten deshalb immer ausgeschöpft werden, bevor die MRI zum Monitoring einer normalen Gravidität eingesetzt wird.

7.2 Pathologischer Verlauf einer Gravidität

Intrauterine Wachstumsretardierung

Eine intrauterine Wachstumsretardierung führt zu einer erhöhten perinatalen Morbidität und Mortalität. Mit Hilfe der MRI kann direkt die fetale subkutane Fettdicke bestimmt werden, die es im dritten Trimester erlaubt, auf den Ernährungszustand eines Feten zu schließen. T_1-gewichtete Bilder sind zur Messung der Dichte des subkutanen Fettes besonders geeignet (Stark et al. 1985).

Fetale Mißbildungen

Prinzipiell können fetale Mißbildungen im MRI diagnostiziert werden (McCarthy et al. 1985). Die flexible Schnittführung durch die Sonographie läßt diese als der MRI überlegen erscheinen. Die Darstellung älterer Feten ist zudem oft durch Bewegungsartefakte beeinträchtigt.

Uterine Fehlbildungen und Gravidität

Anomalien der Müller-Gänge (MAD) führen neben einer erhöhten Infertilitätsrate auch zu einer signifikanten Erhöhung des Schwangerschaftsrisikos. Nicht selten sind Aborte, Geburtsstillstand oder vorzeitige Wehentätigkeit. Die MRI eignet sich in besonderer Weise zur Diagnostik von MAD (Abb. 7.3 und 7.4) (Carrington et al. 1990).

Raumforderungen im kleinen Becken

Die klinische Diagnose von Raumforderungen im kleinen Becken ist während der Gravidität erheblich erschwert, da sich durch den vergrößerten Uterus die gesamte Topographie erheblich verändert. Ursache für unklare Schmerzzustände im kleinen Becken können degenerativ veränderte Myome oder Adnexprozesse sein (Abb. 7.5 und 7.6). Die MRI-Diagnose von Myomen und ihrer Komplikationen ist leicht möglich. Insbesondere können mittels MRI Myome eindeutig von den meist zystischen Adnexprozessen abgegrenzt werden. Auch bei der Diagnostik von Raumforderungen im kleinen Becken gilt, daß die Sonographie primär eingesetzt wird und die MRI für Fälle reserviert werden sollte, die unklar bleiben (Kier et al. 1990). Aufgrund der fetalen Strahlenbelastung spielen Röntgenuntersuchungen und CT keine Rolle.

Ektope Gravidität

Eine ektope Gravidität ist mit einer hohen Morbidität und Mortalität bei ansonsten gesunden jungen Frauen verbunden. Die serielle Bestimmung des Humanen Chorion-Gonadotropin-Spiegels (hCG) zusammen mit der Ultraschalluntersuchung stellen bisher die Basisuntersuchung dar. Die MRI erlaubt die Diagnose einer Raumforderung im Adnexbereich, sowie die Lokalisation (isthmisch oder ampullär). Einblutungen innerhalb der ektopen Gravidität, freie Flüssigkeit und Blut im Bauchraum lassen sich durch das typische Signalmuster abgrenzen (Abb. 7.7). Statistisch zuverlässige Zahlen über die Wertigkeit der MRI bei der Diagnose einer ektopen Gravidität liegen nicht vor. Es kann bezweifelt werden, ob mittels MRI eine Unterscheidung zwischen Fruchtsack, Dottersack oder Pseudodottersack möglich ist. Die besten Ergebnisse in der Diagnostik einer ektopen Gravidität liefert die Vaginosonographie kombiniert mit der Farbkodierten Doppleruntersuchung (Emerson et al. 1992).

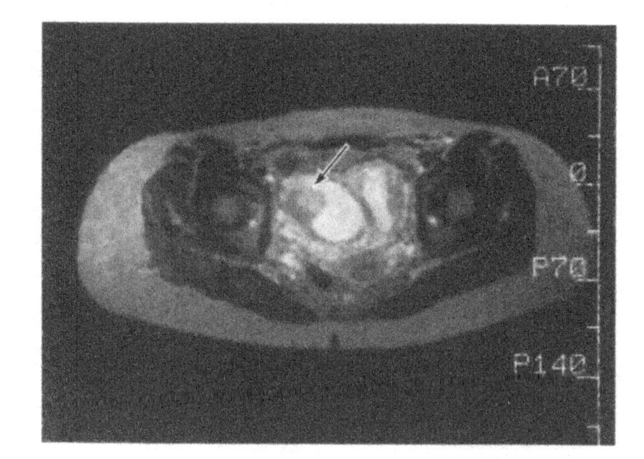

Abb. 7.3. Intakte Gravidität 12. SSW bei Uterus duplex

Die Gravidität ist im rechten Uterushorn *(Pfeil)*.
(SE, TR 2 500 ms, TE 80 ms)

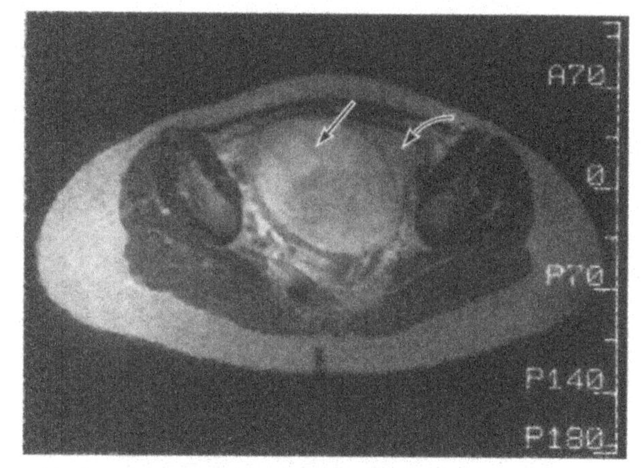

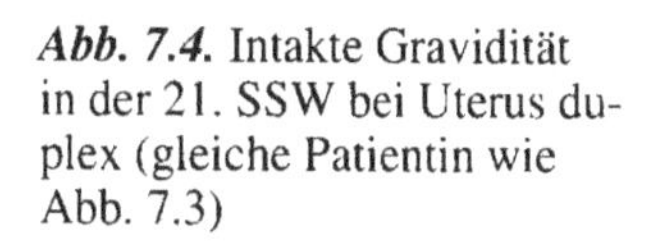

Abb. 7.4. Intakte Gravidität in der 21. SSW bei Uterus duplex (gleiche Patientin wie Abb. 7.3)

Das rechte Uterushorn ist jetzt noch mehr vergrößert *(Pfeil)* und komprimiert das linke Horn *(gebogener Pfeil)* zunehmend.
(SE, TR 2 000 ms, TE 80 ms)

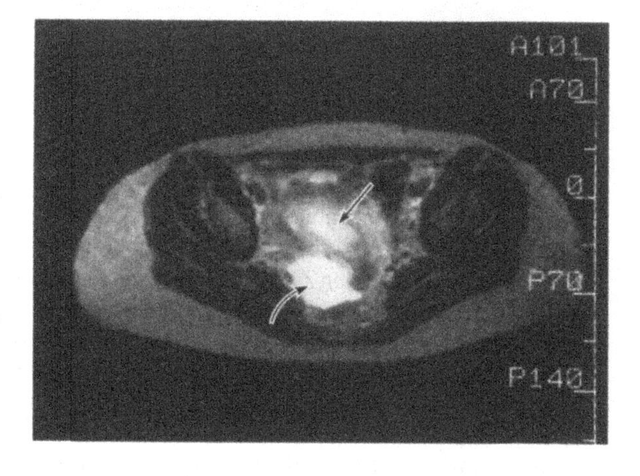

Abb. 7.5. Ovarialzyste bei intakter Gravidität in der 12. SSW

Hinter dem schräg angeschnittenen Uterus mit Fruchtsack *(Pfeil)* liegt eine signalintensive Ovarialzyste *(gebogener Pfeil)*, die sich innerhalb der folgenden 4 SSW vollständig zurückgebildet hat. (SE, TR 2 500 ms, TE 80 ms)

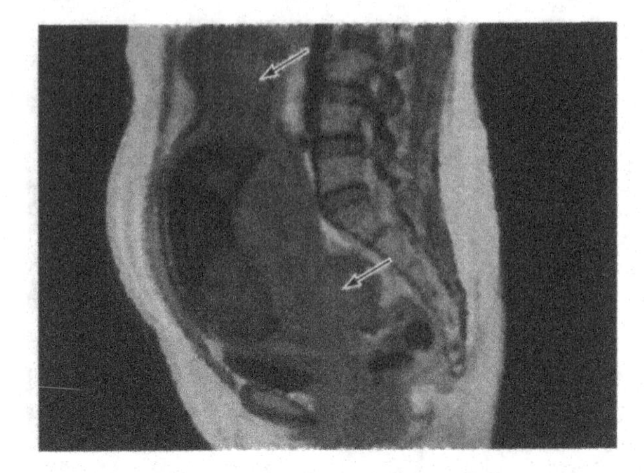

Abb. 7.6. Degenerativ verändertes Fundus- und Zervixmyom in der 36. SSW

a Das T_1-gewichtete Bild zeigt auf dem Uterusfundus und im dorsalen Zervixbereich eine Raumforderung *(Pfeile)*. (SE, TR 540 ms, TE 15 ms)

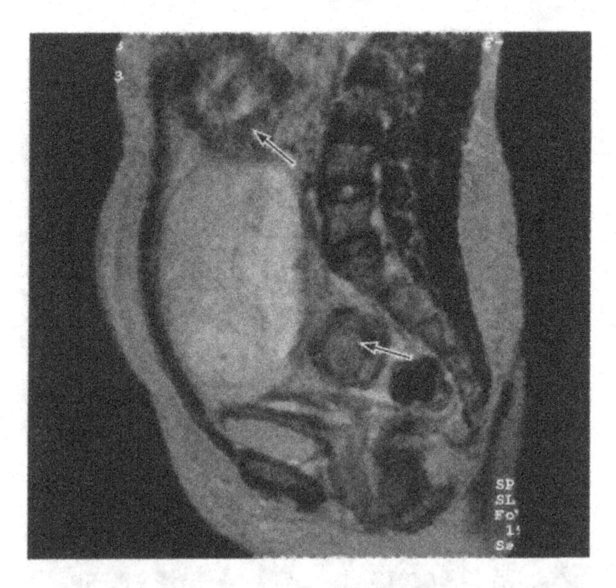

b Das T_2-gewichtete Bild zeigt eine Zunahme der SI als Hinweis für eine Myomdegeneration *(Pfeile)*. (SE, TR 2 000 ms, TE 80 ms)

Zervixinsuffizienz

Eine Zervixinsuffizienz per se oder als Folge vorzeitiger Wehentätigkeit ist die wichtigste Ursache für einen Spätabort bzw. eine Frühgeburt. Eine Zervixinsuffizienz kann erworben, kongenital (Malformation) oder hormonell bedingt sein. Die klinische Diagnose einer Zervixinsuffizienz kann schwierig sein. Die Ultraschalldiagnostik sichert die Diagnose. Bei normalen Schwangerschaften beträgt die Länge der Zervix im MRI 33 mm ± 0,1 und die Weite des inneren Zervikalkanals 3,3 mm ± 0,1. In sonographisch unklaren Fällen kann die MRI Zusatzinformationen liefern. MRI-Kriterien für Zervixinsuffizienz sind: eine Zervixlänge kürzer als 31 mm, eine Weite des inneren Zervikalkanals über 4,2 mm oder eine pathologisch erhöhte Signalintensität des zervikalen Stromas (Hricak et al. 1990).

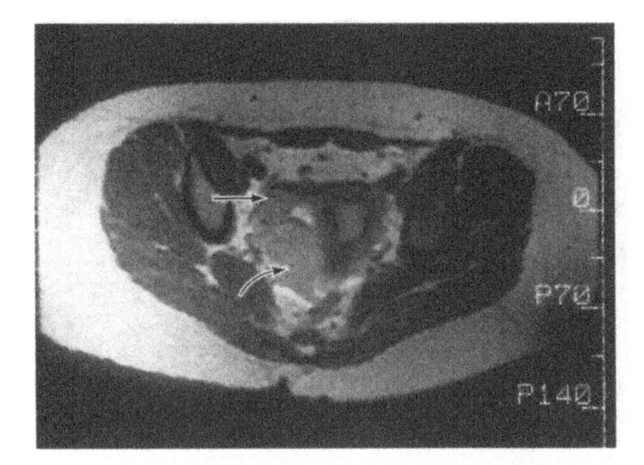

Abb. 7.7. Extrauteringravidität (4. SSW)

a Typische Raumforderung im rechten Adnexbereich *(Pfeil)* mit Flüssigkeit im Douglas *(gebogener Pfeil)*. (SE, TR 1 800 ms, TE 30 ms)

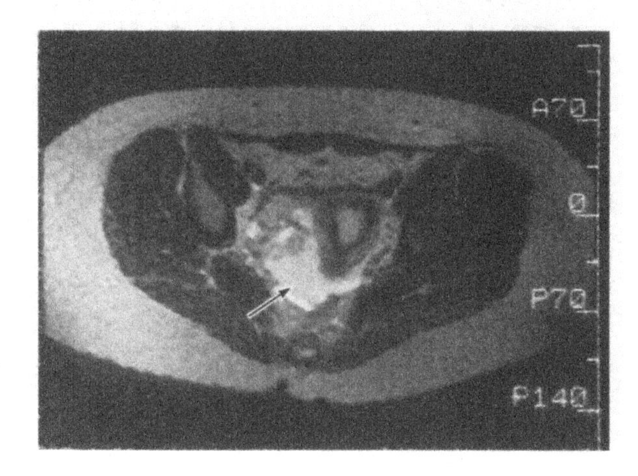

b Die freie Flüssigkeit nimmt mit stärkerer T_2-Wichtung an Signalintensität zu *(Pfeil)*. (SE, TR 1 800 ms, TE 80 ms)

Spontanabort

Der Spontanabort ist die häufigste Schwangerschaftskomplikation. Zwischen der 6. und 8. SSW liegt die Rate bei 18 %. Sie fällt dann deutlich ab. Blutungen in der Frühschwangerschaft werden als Abortus imminens bezeichnet. Ein Viertel dieser Fälle geht in einen Spontanabort über.
In der Diagnostik stehen die Sonographie und Doppler-Sonographie im Vordergrund, wo die zeitgerechte Entwicklung der Chorionhöhle und des Feten überprüft werden und fetale Vitalitätszeichen dokumentiert werden können.
Mit Hilfe der MRI kann der vergrößerte Uterus mit Fruchtblase und Fetus dargestellt werden, genauso wie Blutungen durch die typischen Signalintensitätsänderungen (Abb. 7.8 und 7.9). Fehlbildungen des Uterus als Ursache für einen Abortus imminens lassen sich ohne Probleme diagnostizieren. Aufgrund der guten Aussagemöglichkeiten der Sonographie bleibt die MRI seltenen Fällen vorbehalten, die anderweitig nicht befriedigend abgeklärt werden können.

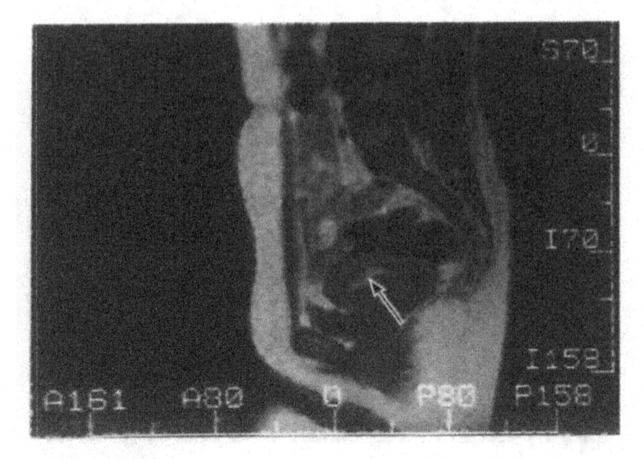

Abb. 7.8. Abortus imminens (4. SSW) mit Einblutung in das Cavum uteri

Die relativ frische Einblutung ist am typischen Signalreichtum *(Pfeil)* im T_1-gewichteten Bild zu erkennen. (SE, TR 500 ms, TE 20 ms)

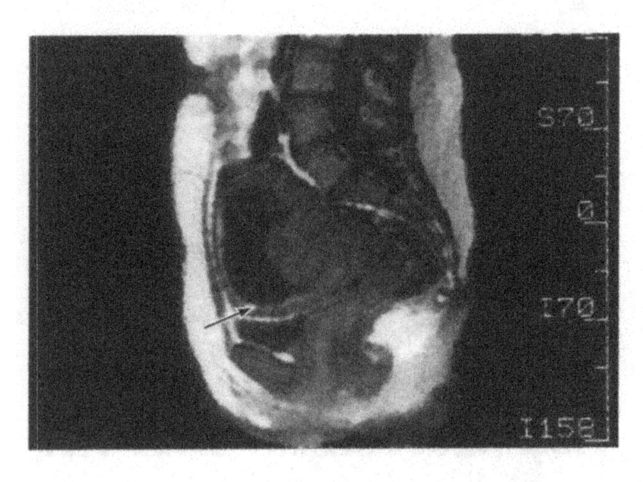

Abb. 7.9. Abortus imminens bei Gravidität in der 14. SSW

Signalreiche Einblutung um die Fruchtblase *(Pfeil)*. (SE, TR 540 ms, TE 20 ms)

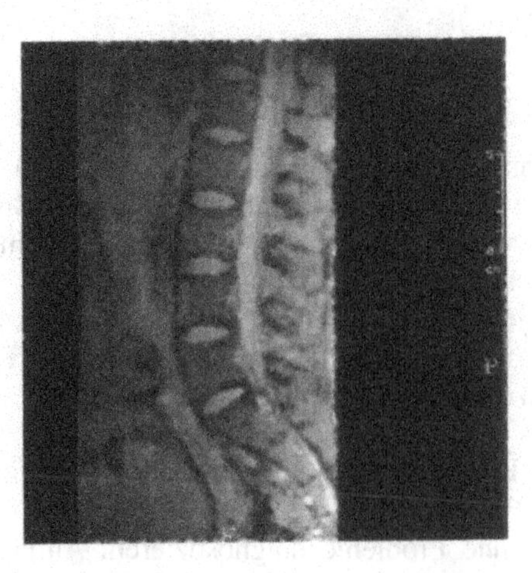

Abb. 7.10. Minimale Protrusion L5/S1 in der 32. SSW. (GRE, TR 580 ms, TE 30 ms, Flipwinkel 23°)

Pathologische Plazentaposition

Die folgenschwerste Fehllage der Plazenta ist die Placenta praevia. Die Plazenta kann mit der MRI gut abgegrenzt werden, so daß ihre Beziehung zum inneren Zervikalkanal vor allem auf sagittalen Bildern eindeutig zu lokalisieren ist. Der Einsatz der MRI für die genannte Fragestellung ist aufgrund der guten Ergebnisse der Sonographie allenfalls in Ausnahmefällen notwenig. Dies gilt auch in der Diagnostik der Abruptio placentae.

Sonstige Erkrankungen während der Schwangerschaft

Eine Schwangerschaft kann mit einer Reihe von Erkrankungen einhergehen, die primär in keinem Zusammenhang mit der Gravidität stehen. Falls für die Diagnose bildgebende Verfahren einzusetzen sind, muß immer eine potentielle Schädigung des Feten durch diagnostische Maßnahmen mit in die Auswahl der Verfahren einfließen. Aus diesem Grund ist die MRI z.B. zur Abklärung des ZNS (z.B. Multiple-Sklerose-Diagnostik) und der Wirbelsäule (z.B. bei Bandscheibenprolaps) das Verfahren der Wahl (Abb. 7.10). Dies gilt auch für die seltene Hüftkopfnekrose in der Schwangerschaft (Kramer et al. 1993).

7.3 Pelvimetrie

Die Meinung, daß derzeitig grobe Beckenfehlbildungen seltener auftreten und die Tatsache, daß ein unter der Geburt auftretendes Kopf-Becken-Mißverhältnis heute relativ komplikationslos durch eine Sectio caesarea gelöst werden kann, hat zu einem zurückhaltenden Einsatz der metrischen Beckendiagnostik geführt. Eine genauere Analyse des geburtshilflichen Patientengutes unter dem Gesichtspunkt des Kopf-Becken Mißverhältnisses ergibt jedoch, daß auf Grund derartiger Disproportionen immerhin in 4 % aller Entbindungen die Indikation zu einer operativen Geburtsbeendigung gestellt wurde, wobei 75 % dieser Disproportionen in Beckenmitte und am Beckenausgang gefunden wurden (Wischnik et al. 1989). Dabei zeigt eine Analyse der weiblichen Beckenformen, daß sich ein Übergang der Querovalität des Beckeneingangs zur Längsovalität, eine Verengung der Beckenmittenmaße sowie eine Abnahme der Konkavität des Os sacrum zeigt. Alle diese Parameter sind als geburtshilflich ungünstig zu bewerten (Wischnik et al. 1992). Da bei der klinischen Diagnose einer solchen Beckenmitten- bzw. Beckenausgangsdisproportion in der Regel bereits mehrere Stunden mehr oder weniger frustraner und stressender Wehentätigkeit hinter Mutter und Kind liegen, erscheint die präpartale Ermittlung solcher Disproportionen wünschenswert.
Mit der Entwicklung der Geburtshilfe in diesem Jahrhundert versuchte man zunächst durch äußere Beckenmessung auf die Beschaffenheit des Geburtskanals schließen zu können. Diese Möglichkeit ist eher beschränkt. Die äußere Beckenmessung und die Bestimmung der fetalen Maße leisten allerdings eine Hilfe bei der Indikationsstellung zu aufwendigeren diagnostischen Maßnahmen (Spätling et al. 1990).

Die *Indikation* zur Durchführung der radiologischen Pelvimetrie ist augenblicklich noch nicht exakt definiert. Die Inauguration neuer bildgebender Verfahren wie die digitale Radiographie, die CT und vor allem die MRI liefern neue Möglichkeiten, bedeuten aber auch einen neuen Kostenfaktor. Demgegenüber stehen jedoch die zum Teil für Mutter und/oder Kind katastrophalen Folgen bei einem zu spät erkannten Mißverhältnis zwischen Fetus und Geburtskanal. Die hervorragenden Möglichkeiten der MRI sollen dazu dienen, die Indikation zur radiologischen Pelvimetrie neu zu überdenken.

Relevante Maßgrößen zur Pelvimetrie

Sagittale Ebene

Conjugata vera anatomica (CVA): Oberrand Symphyse – Promontorium
Conjugata vera obstetrica (CVO): posterosuperiorer Rand der Symphyse – Promontorium
Conjugata diagonalis (CD): Unterrand der Symphyse – Promontorium
Gerader Durchmesser Beckenhöhle (GBH): Mitte der Symphyse – Mitte des Kreuzbeins
Gerader Durchmesser Beckenenge (GBE): Unterrand der Symphyse – distales Ende des Kreuzbeins
Gerader Durchmesser Beckenausgang (GBA): Unterrad der Symphyse – distales Ende des Steißbeins (Abb. 7.11)

Axiale Ebene

Querer Durchmesser Beckeneingang (DT): Größter Abstand zwischen der Linea terminalis (Abb. 7.12a)
Querer Durchmesser Beckenenge (QBE): Interspinaldistanz (Abb. 7.12b)
Querer Durchmesser Beckenausgang (QBA): Abstand zwischen den Tubera ischiadica (Abb. 7.13)
Daneben ist eine *Einteilung der Beckenformen* in folgende Formen möglich: Unterschieden werden das gynäkoide, das androide, das anthropoide und das platypeloide Becken. Mischformen sind häufig. Das gynäkoide Becken entspricht dem normalen weiblichen Becken und ist durch ein abgerundetes vorderes und hinteres Segment im Beckeneingang charakterisiert. Das androide Becken weist einen ovoiden Beckeneingang auf, das anthropoide Becken einen längsovalen Beckeneingang.
Für die pelvimetrische Auswertung ist noch eine Reihe weiterer Parameter ausmeßbar, die im folgenden nicht einzeln aufgeführt werden. Hierzu zählen Beckenöffnungswinkel, Beckeneingangswinkel, Kreuzbeinkrümmungswinkel, Inklinationswinkel, direkte Kreuzbeinlänge, indirekte Kreuzbeinlänge, Symphysenhöhe und vordere Beckenhöhe.

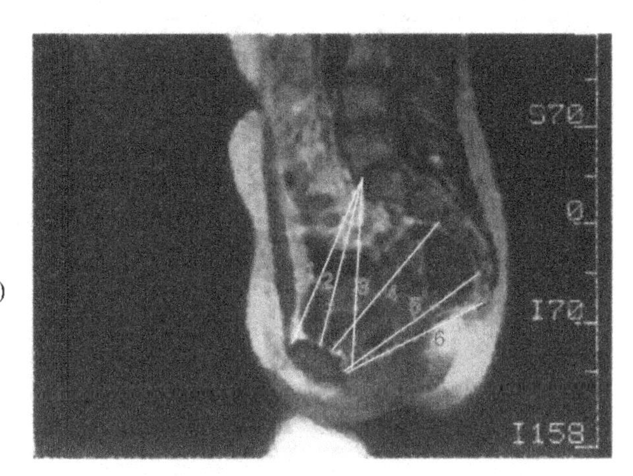

Abb. 7.11. Medianer Sagittalschnitt durch das Becken mit geraden Durchmessern:

1: CVA (Conjugata vera anatomica)
2: CVO (Conjugata vera obstetrica)
3: CD (Conjugata diagon.)
4: GBH (gerader Durchmesser Beckenhöhle)
5: GBE (gerader Durchmesser Beckenenge)
6: GBA (gerader Durchmesser Beckenausgang)

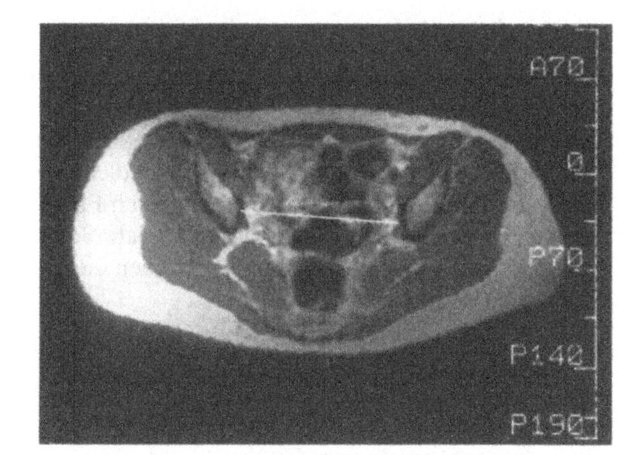

Abb. 7.12. a Querer Durchmesser Beckeneingang (DT). (SE, TR 2 000 ms, TE 30 ms)

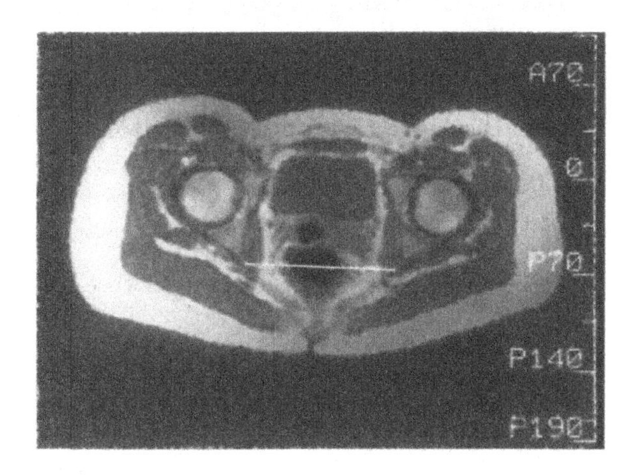

b Querer Durchmesser der Beckenenge (QBE). (SE, TR 600 ms, TE 20 ms)

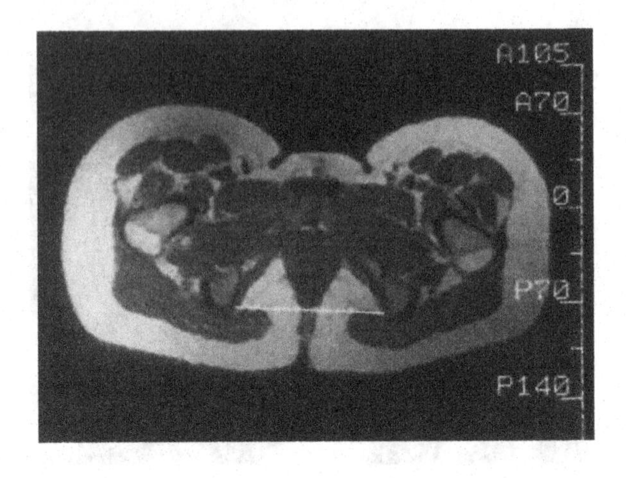

Abb. 7.13. Querer Durchmesser Beckenausgang (QBA). (SE, TR 600 ms, TE 20 ms)

Technik der MRI-Pelvimetrie

Die Frauen werden bequem in Rückenlage mit ausgestreckten Beinen bei unterpolsterten Knien gelagert. Die Patientin wird so positioniert, daß die Spina anterior superior im Isozentrum des Magneten liegt. Zur Messung werden T_1-gewichtete Sequenzen verwendet mit einer Schichtdicke von 5 mm und einem Schichtabstand von 2 mm. Für die Messung sind auch FLASH 2D-Gradientenechosequenzen geeignet. Es werden sagittale und axiale Schichten angefertigt. Zur Bestimmung der pelvimetrischen Parameter werden die erforderlichen Werte direkt elektronisch ausgemessen.

Pelvimetrische Normalwerte *(nach Dudenhausen et al.)*

Sagittale Ebene	
Conjugata vera anatomica (CVA)	12,0 cm
Conjugata vera obstetrica (CVO)	11,9 cm
Conjugata diagonalis (CD)	13,5 cm
Gerader Durchmesser Beckenhöhle (GBH)	13,4 cm
Gerader Durchmesser Beckenenge (GBE)	11,9 cm
Gerader Durchmesser Beckenausgang (GBA)	9,6 cm
Axiale Ebene	
Querer Durchmesser Beckeneingang (DT)	13,3 cm
Querer Durchmesser Beckenenge (QBE)	11,6 cm
Querer Durchmesser Beckenausgang (QBA)	12,3 cm

Der 95 % Bereich der angegebenen Werte liegt ca. innerhalb von 0,3 cm (Dudenhausen et al. 1989).

Andere Untersuchungsverfahren

Radiologische Pelvimetrie

Bei den herkömmlichen Techniken mußten Strahlenbelastungen zwischen 1,5 und 9 mGy in Kauf genommen werden. Aus diesem Grund wurden sie nur unter großem Vorbehalt durchgeführt. Die Anwendung der sog. digitalen Bildverstärkerradiographie mit der von Wischnik und Mitarbeitern (1989) angegebenen Technik hat gegenüber der konventionellen Film-Folien-Technik eine erhebliche Dosisreduktion erbracht. Der Vorteil gegenüber segmentierenden Verfahren besteht in der Tatsache, daß durch die zweidimensionale Darstellung der räumlichen Knochenstrukturen wichtige Punkte, wie etwa die der Spinae ischiadicae, mühelos ausfindig zu machen sind.

Computertomographie

Die Computertomographie erlaubt eine Aussage über Knochen und Weichteile des kleinen Beckens. Die Untersuchungszeit für die Pelvimetrie im CT ist kurz. Das laterale Scanogramm liefert eine Aussage über die sagittalen Meßdaten, das koronare Scanogramm über die queren Meßdaten. Zur Ergänzung wird, wenn nötig, ein einzelner axialer Schnitt in Höhe der Fovea femoralis angefertigt, um die QBE zu bestimmen. Die Strahlendosis liegt bei 0,2–0,4 mGy. Der Meßfaktor ist vernachlässigbar gering, wenn das Becken in das Zentrum der Gantry gelagert wird. Die im CT durchgeführte Pelvimetrie erfordert relativ wenig Erfahrung vom Untersucher (Federle et al. 1982).

Wertung der MRI

Wegen einer Zunahme der Inzidenz pelviner Disproportionen erscheint die präpartale Abschätzung der räumlichen Möglichkeiten der Vaginalgeburt von zunehmender Wichtigkeit. Prinzipiell ist die radiologische pelvine Metrik möglich, wobei die Strahlenbelastung zu bedenken ist. Die Kernspintomographie ist ein geeignetes Verfahren, da präzise Messungen möglich sind und schädigende Auswirkungen nicht bekannt ist. Die Auswertung kann nicht nur das knöcherne System, sondern durch den hervorragenden Weichteilkontrast auch den Weichteilmantel mit einbeziehen (Stark et al. 1985, Dudenhausen et al. 1989). Faszinierend ist die Anwendung von MRI-Datensätzen zur computergestützen Simulation des Geburtsvorganges (Wischnik et al. 1993).

7.4 Postpartaler Status

Normalbefund

Postpartal sind die Beckenbodenmuskulatur und die Weichteile des kleinen Bekkens ödematös aufgequollen, ein Befund der durch die verstärkte SI der Gewebe im T_2-gewichteten Bild leicht zu erkennen ist (Abb. 7.14 und 7.15). Die Schwellung geht innerhalb der folgenden Wochen zurück. Damit einher geht die physiologische Rückbildung der Uterusgröße.

Endometritis

Die akute Endometritis kommt hauptsächlich im Wochenbett vor. Das Myometrium ist dabei immer mitbeteiligt. Sie kann sich auch nach einem Abort oder einer Curettage ausbilden. Chronische Formen sind seltener. Bei der akuten Endometritis klagen die Patienten über Schmerzen im Unterbauch, Ausfluß und Fieber.

MRI-Diagnostik

Postpartal ist der Uterus entsprechend vergrößert. Die postpartale Involution ist verzögert. Im Cavum kann sich durch Zervixstenose eine Retention von Sekret und Eiter bilden. Bei der Endometritis mit Myometriumbeteiligung ist in T_1-gewichteten SE-Sequenzen das Myometrium von mittlerer Signalintensität, die bei T_2-gewichteten SE-Sequenzen deutlich ansteigt. Typisch ist der Verlust der zonalen Anatomie des Uterus, die jedoch postpartal ebenfalls weitgehend aufgehoben ist. Die Differentialdiagnose zum normalen postpartalen Status ist jedoch durch das klinische Bild eindeutig. Meist kann die Diagnose durch Klinik und Ultraschall gestellt werden, so daß der Einsatz der MRI selten nötig ist.

Postpartale Venenthrombosen

Postpartale Thrombosen im venösen Bereich betreffen vor allem die Becken- und Ovarialvenen. Insgesamt sind diese Thrombosen selten, trotzdem sind sie häufige Ursache mütterlicher Morbidität. Da die klinische Situation selten wegweisend ist, sind bildgebende Verfahren für die Diagnostik wichtig. Im MRI ist bei Venenthrombose das fehlende normale Flußmuster typisch (Savader et al. 1988).

Trophoblastenerkrankung

Unter dem Begriff Trophoblastenerkrankung werden benigne Blasenmolen, lokal invasive Blasenmolen und das Chorionkarzinom zusammengefaßt. Am häufigsten ist die Blasenmole nach deren Curettage es normalerweise zur spontanen Rückbildung kommt. Dies kann durch die Bestimmung des humanen Choriongonadotropinwerts (ß-hCG) kontrolliert werden, der nach der Rückbildung absinkt. Bleibt der ß-hCG-Wert erhöht, kann eine invasive Blasenmole oder ein Chorionkarzinom vorliegen. Differentialdiagnostisch müssen ein Abortus incompletus und eine ektope Gravidität abgegrenzt werden. Hierbei können bildgebende Verfahren Zusatzinformationen liefern.

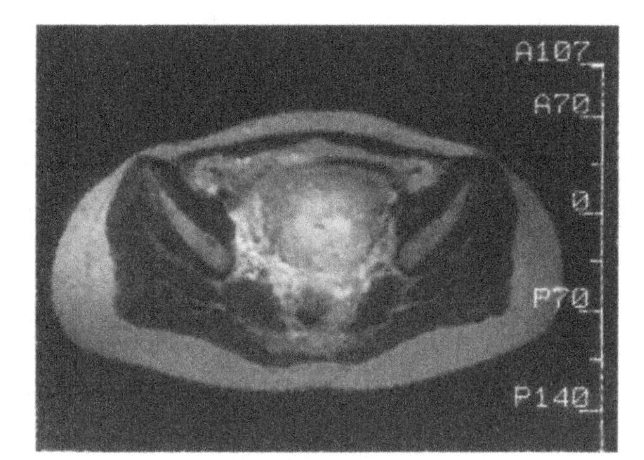

Abb. 7.14. Uterus 2 Tage post partum

Der Uterus ist deutlich vergrößert, das Myometrium ist ödematös aufgequollen und die zonale Anatomie läßt sich nicht erkennen.
(SE, TR 2 200 ms, TE 80 ms)

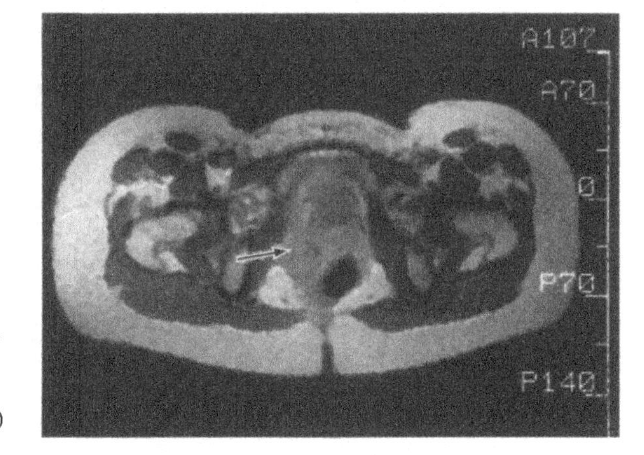

Abb. 7.15. Beckenboden 2 Tage post partum nach Zangengeburt

a Ödematöse Schwellung der Vagina und des paravaginalen Gewebes vor allem rechts *(Pfeil)*.
(SE, TR 2 200 ms, TE 30 ms)

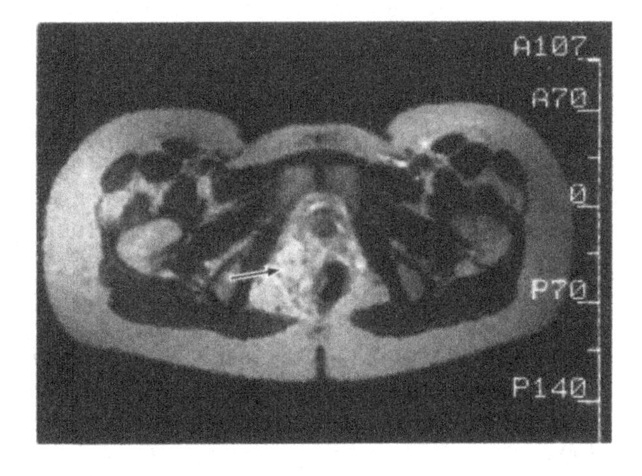

b Zunahme der Signalintensität der ödematösen Schwellung *(Pfeil)* im T_2-gewichteten Bild. (SE, TR 2 200 ms, TE 80 ms)

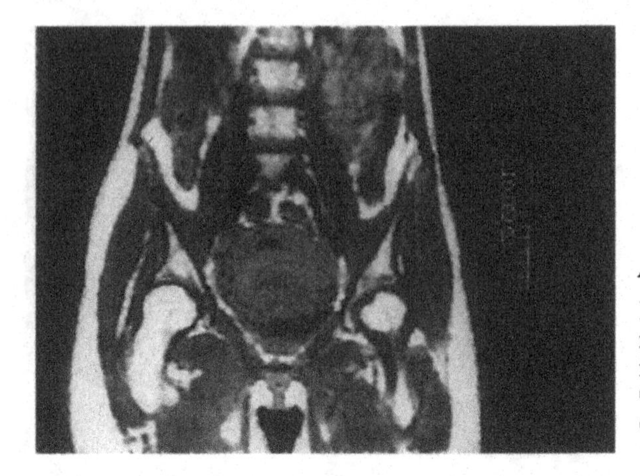

Abb. 7.16. Blasenmole

Deutlich aufgetriebener Uterus mit leicht erhöhter Signalintensität und vergrößerter Gefäßzeichnung.
(SE, TR 540 ms, TE 20 ms)

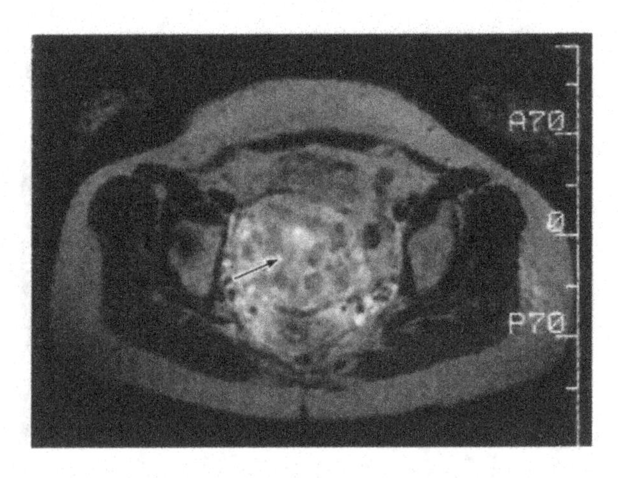

Abb. 7.17. Blasenmole mit völlig unregelmäßigem Gewebemusters des Uterus *(Pfeil).* (SE, TR 2000 ms, TE 80 ms)

MRI-Diagnostik

Charakteristischerweise findet man bei der Blasenmole einen vergrößerten Uterus mit aufgetriebenem Cavum, das mit unregelmäßigem Gewebe gefüllt ist. Bei nicht invasiven Formen der Blasenmole ist der Saum des normalen Myometriums erhalten. Persistierende Formen der Blasenmole gehen meist mit einer aufgehobenen zonalen Anatomie des Uterus einher. Das Tumorgewebe hat eine gemischte SI bei T_2-gewichteten Bildern. In über der Hälfte der Fälle findet man eine verstärkte Vaskularität des Uterus (Abb. 7.16 und 7.17). Der ß-hCG-Wert korreliert nicht mit der Größe des Uterus, aber mit dem Volumen des Tumorgewebes (Hricak et al. 1986). Das MRI-Bild der Blasenmole ist nicht spezifisch, da ein Abortus incompletus ähnlich aussehen kann. Bei ß-hCG Werten unter 50 U/l ist kein pathologischer MRI-Befund zu erwarten, wohl aber bei Werten über 500 U/l (Barton et al. 1993). Da normalerweise die Diagnose einer Blasenmole mit klinischen und Labordaten sowie Ultraschall gestellt werden kann, ist der Einsatz der MRI bei dieser Fragestellung auf Einzelfälle beschränkt. Dies kann sein bei der Differentialdiagnose zur ektopen Gravidität und Abortus incompletus.

Literatur

Barton JW, McCarthy SM, Kohorn EI, Scoutt LM, Lange RC (1988) Pelvic MR Imaging Findings in Gestational Trophoblastic Disease, Incomplete Abortion and Ectopic Pregnancy: Are they Specific? Radiology 186: 163–168

Carrington BM, Hricak H, Nuruddin RN, Secaf E, Laros Jr. RK, Hill EC (1990) Muellerian Duct Anamalies: MR Imaging Evaluation. Radiology 176: 715–720

Dudenhausen JW, Pfammatter, Marcinek B, von Schulthess GK, Huch A (1989) Pelvimetrie durch Magnetresonanz-Tomographie. Geburtsh Frauenheilk 49: 477–480

Emerson DS, Cartier, MS, Altieri LA et al. 1992 Diagnostik Efficacy of Endovaginal Color Doppler Flow Imaging in an Ectopic Pregnancy Screening Program. Radiology 183: 413–420

Federle MP, Cohen HA, Rosenwein MP et al. (1982) Pelvimetry by digital radiography: a low dose examination. Radiology 143: 733–735

Hricak H, Chang YC, Cann CE, Parer JT (1990) Cervical incompetence: preliminary evaluation with MR imaging. Radiology 174: 821–826

Hricak H, Demas BE, Braga CA et al. (1986) Gestational trophoblastic neoplasms of the uterus: MR assessment. Radiology 161: 11–16

Kier R, McCarthy SM, Scott LM, Viscarello RR, Schwartz PE (1990) Pelvic masses in pregnancy: MR imaging. Radiology: 176: 709–713

Kramer J, Hofmann S, Engel A, Leder K; Neuhold A, Imhoff H (1993) Hueftkopfnekrose und Knochenmarksoedemsyndrom in der Schwangerschaft. Fortschr. Roentgenstr. 159: 16–131

McCarthy SM, Filly RA, Stark DD et al. (1985) Magnetic resonance imaging of fetal anomalies in utero: early experience. AJR 145: 677–682

National Radiological Protection Board (1983) Revised Guidance on acceptable limits of exposure during nuclear magnetic resonance imaging. Br J Radiol 56: 974–977

Savader SJ, Otero RR, Savader BL (1988) Puerperal ovarian vein thrombosis: evaluation with CT, US, and MR imaging. Radiology: 167: 637–639

Spätling L, Hötzinger H, Wischnik A (1990) Kernspintomographische Untersuchungen zur Beckendiagnostik. Gynäkologe 23: 279–283

Stark DD, McCarthy SM, Filly RA, Parer JT, Hricak H, Callen PW (1985) Pelvimetry by Magnetic Resonance Imaging. AJR 144: 947–950

Stark DD, McCarthy SM, Filly RA et al. (1985) Intrauterine growth retardation: evaluation with magnetic resonance. Radiology 155: 425–427

Wischnik A, Lehmann KJ, Busch HP et al. (1989) Neue Aspekte der radiologischen Pelvimetrie. Z Geburtsh Perinat 193: 145–151

Wischnik A; Lehmann KJ, Zahn K, Georgi M; Melchert F (1992) Veränderungen der pelvinen Anatomie in 8 Jahrzehnten – Computertomographische Untersuchungen zu geburtshilflich relevanten Beckenmaßen. Z Geburtsh u Perinat 196: 49–54

Wischnik A, Napela E, Lehmann KJ, Wentz KU, Georgi M; Melchert F (1993) Zur Prävention des menschlichen Geburtstraumas I. Mitteilung: Die computergestützte Simulation des Geburtsvorganges mit Hilfe der Kernspintomographie und der Finiten-Element-Analyse. Geburth u Frauenheilk 53: 35–41

8 Descensus genitalis, Harninkontinenz

Ein Descensus genitalis findet sich bei einer großen Anzahl Frauen. Oft geht dieser mit einer unwillkürlichen Harninkontinenz einher.
Unwillkürlicher Harnverlust bedeutet für jeden Menschen eine erhebliche Beeinträchtigung. Die Diagnose der verschiedenen Inkontinenzformen erfordert Kenntnisse der Urologie, Gynäkologie, Neurologie und Radiologie. In der Gynäkologie ist die Streßinkontinenz am häufigsten, meist kombiniert mit einem Descensus genitalis. Sie ist gegenüber anderen Inkontinenzformen abzugrenzen. Hierzu, genauso wie zur Therapieplanung dienen diagnostische Maßnahmen. Neben der Anamnese (Inkontinenzfragebogen), der klinischen, insbesondere der gynäkologischen und urodynamischen Untersuchung bietet die MRI die Möglichkeit, das diagnostische Verständnis für eine Störung der Syntopie der pelvinen Hohlorgane zu vertiefen.

8.1 Grundlagen

Definition der Begriffe

Als Descensus genitalis bezeichnet man ein Tiefertreten des Uterus und der Vagina über das übliche Maß ihrer Beweglichkeit hinaus. Dabei unterscheidet man ein einfaches Tiefertreten des Uterus (Descensus uteri) vom teilweisen (Partialprolaps) oder vollständigen Hervortreten (Totalprolaps) des Uterus aus dem Introitus vaginae. Eine Lageveränderung der vorderen oder hinteren Scheidenwand (Descensus vaginae) ist mit einem Tiefertreten der Blase (Zystozele), des Rektums (Rektozele) oder auch kombiniert mit dem des Douglas-Peritoneums verbunden. Diese Lageveränderungen können in Kombination oder isoliert auftreten. Beim Descensus genitalis kommt der Streßinkontinenz große Bedeutung zu.
Streßinkontinenz ist ein Symptom mit unwillkürlichem Harnabgang der Blase durch erhöhten intraabdominellen Druck. Sie beruht auf einer relativen Insuffizienz des Urethralverschlusses aufgrund einer Lageveränderung von Blase bzw. Urethra oder einer Schwäche der Muskel-Bindegewebsstruktur. Der Harnverlust tritt bei Erhöhung des intraabdominellen Druckes auf (Grad 1: bei Husten, Lachen, Niesen; Grad 2: bei Treppensteigen: Grad 3: beim Gehen, Stehen) (Bates 1976). Davon abgegrenzt werden müssen andere Harninkontinenzformen wie die Urgeinkontinenz. Sie beruht auf einer inadäquaten Kontraktion des Detrusormuskels. Der Harnverlust erfolgt bereits bei geringem Blaseninhalt ohne entsprechenden mechanischen Anreiz bei imperativem Harndrang. Daneben werden Mischin-

kontinenz, Überlaufinkontinenz, Reflexinkontinenz und extraurethrale Inkontinenz unterschieden.

Anatomie des Beckenbodens

Für die Aufhängung des Uterus kommt Bindegewebszügen des Parametriums wohl die größte Bedeutung zu, während die Lig. rotunda unbedeutend sind.
Der muskuläre Beckenboden wird vom Diaphragma pelvis und urogenitale gebildet. Ersteres besteht aus dem M. coccygeus und dem M. levator ani (medialer Anteil: M. puborectalis), der sich vom Os sacrum fächerförmig nach ventral und lateral ausbreitet. Diesem aus dem Sakralplexus S 3/4 versorgten Muskel kommt eine entscheidende Haltefunktion zu. Das sich nach kaudal anschließende Diaphragma urogenitale besteht aus dem quer verlaufenden M. transversus perinei profundus und der äußeren Schließmuskelschicht mit M. bulbocavernosus, M. ischiocavernosus und M. sphincter ani externus. Die Schließmuskelschicht wird vom N. pudendus versorgt.
Die Muskelscheiden des Diaphragma pelvis und urogenitalis verdichten sich nach lateral sowie besonders nach ventral als Septum urethrovesicovaginale. Während dies im oberen Anteil (Blasenboden) relativ locker ist, fixiert es in der Pars urethrovaginale die Urethra fest an der Symphyse. Das paravaginale Gewebe, noch mehr aber die Vagina selbst sind sehr dehnbar. Hier spielt für die Gewebskonsistenz die Östrogenversorgung eine entscheidende Rolle.

Ätiologie des Descensus genitalis

Als Ursache des Descensus genitalis kommt neben der seltenen angeborenen Bekkenbodeninsuffizienz eine allgemeine Bindegewebsschwäche in Frage, die durch eine Adipositas oder Enteroptose noch verstärkt werden kann. Innervationsstörungen der Beckenbodenmuskulatur bei Rückenmarkserkrankungen sind eine Rarität. Insgesamt ist ein Deszensus größeren Ausmaßes bei Nulliparae selten. Die bedeutendste Ursache für den Deszensus ist eine traumatische Schädigung der Beckenbodenmuskulatur insbesondere bei Entbindungen durch Überdehnung oder Verletzung der Muskulatur, namentlich des M. levator ani. Im Rahmen des Alterungsprozesses, der eine Gewebsrelaxation begünstigt, kommt den Östrogenen für die Proliferation der Vaginal-, aber auch der Urethralschleimhaut eine wichtige Rolle zu. Lokaler Östrogenmangel kann eine Harninkontinenz verstärken.

Symptomatik

Die Klinik wird einerseits von den eigentlichen „Senkungsbeschwerden", namentlich einem Druckgefühl nach unten, einem Fremdkörpergefühl im Vaginalbereich sowie möglichen Ulzerationen und Fluorbeschwerden bestimmt. Andererseits verursachen die Lageveränderungen der Nachbarorgane Symptome. So kann ein Deszensus zum einen zur Harninkontinez vom Streßtyp führen. Bei Restharnbildung kann zunächst eine Pollakisurie, später eine Überlaufblase auftreten. Die unvollständige Blasenentleerung bei Zystozelen begünstigt Infekte der Harnwege.

Diagnostisches Ziel

Ziel der Diagnostik des Descensus genitalis und der Harninkontinenz ist die Festlegung der Inkontinenzform sowie die Eingrenzung der optimalen Therapieform.

8.2 Konventionelle Untersuchungsmethoden

Anamnese

Erfragt werden traumatische Ereignisse bezüglich der Beckenbodenmuskulatur (Geburten, Unfälle). Neben der Anzahl ist die Art der Geburten (z. B. Forcepsentbindung) und die Größe der Kinder von Bedeutung. Risikofaktoren wie Bindegewebsschwäche, Übergewicht, Medikamenteneinnahme sollten eruiert werden.

Klinische Untersuchung

Eine gynäkologische Voruntersuchung ist notwendig. Bei der Spekulumeinstellung mit jeweils nur dem vorderen oder hinteren Blatt läßt sich in Ruhe und unter Pressen der Patientin eine Zysto- oder Rektozele, der Bereich des urethrovesikalen Winkels sowie das Tiefertreten der Portio uteri beurteilen. Beim Hustenversuch (ggf. im Stehen) kann ein eventueller Harnverlust beobachtet werden. Die vaginale Untersuchung erlaubt eine Aussage über die Mobilität des Uterus. Durch Anheben des paraurethralen Gewebes zur Symphyse hin kann beim Hustenversuch ein Sistieren des Harnverlustes objektiviert werden. Mit der rektalen Untersuchung läßt sich das Ausmaß der Rektozele und (wie auch bei der vaginalen Untersuchung) der Muskeltonus des Beckenbodens, insbesondere des M. levator ani, beurteilen.

Urodynamische Verfahren

Zu den urodynamischen Verfahren bei der Streßinkontinenz zählen die Uroflowmetrie, die Zystometrie und die Urethrozystotonometrie. Bei der Urethrozystotonometrie erfolgt eine Druckmessung in Blase und Urethra, wobei der doppelte Drucktransducer über die Urethra eingeführt und unter konstantem Zurückziehen eines Transducers der Druck in der Uretha (unter Substraktion des Blasendruckes) gemessen wird. Zusätzlich muß die Patientin in regelmäßigen Abständen husten. Wichtig sind der maximale Urethraverschlußdruck in Ruhe sowie die Druckveränderung beim Husten. Bei der Zystotonometrie wird der Blaseninnendruck bei zunehmender Blasenfüllung (über einen Katheter) gemessen. Als Vergleich dient der (über eine rektal liegende Sonde gemessene) intraabdominelle Druck. In bestimmten Abständen wird ein Hustenversuch durchgeführt. Beobachtet werden spontane Detrusorkontraktionen, Harnverluste sowie als Maß für die funktionelle Blasenkapazität der langfristige Anstieg des Blasendruckes. Die Uroflowmetrie ist ohne wesentliche Bedeutung für die Inkontinenzdiagnostik (Josif et al. 1980).

Radiologische Verfahren

Radiologische Verfahren dienen in der Deszensus- und Harninkontinenzdiagnostik der Darstellung der anatomischen Verhältnisse. Wichtigstes Verfahren ist die Urethrozystographie (UCG). Dabei wird die Blase retrograd mit Kontrastmittel gefüllt und die Urethra durch eine röntgendichte Kette markiert (Kuzmarek 1984). Folgende Meßparameter werden bestimmt:

- retrovesikaler Winkel β,
- Inklinationswinkel α zwischen Urethraachse und Körperlängsachse,
- Scipplinie (Verbindungslinie zwischen Sakrokokzygealgelenk und unterem Symphysenrand) (Noll 1969).

Die Werte werden in Ruhelage und während der Miktion bestimmt.

8.3 MRI-Diagnostik

Die MRI ist in der Lage, einen Descensus genitalis im Hinblick auf die Lageveränderung von Blasenboden, Blasenhals und Urethra in ausreichender Qualität darzustellen.
Zusätzlich ist eine Quantifizierung des Deszensus möglich und es können Meßparameter gefunden werden, die ein Korrelat zur Harninkontinenz darstellen.
Die diagnostische Abklärung des Deszensus mit MRI ist im Gegensatz zu den bisher dargestellten Gebieten noch kein standardisiertes Verfahren.

Durchführung der Kernspintomographie

Die MR-Messungen erfolgen in Rückenlage mit leicht angewinkelten Beinen. Zentriert wird oberhalb der Symphyse. Um einen guten Füllungszustand der Harnblase zu erreichen, werden die Patienten angehalten, zwei Stunden vor Untersuchungsbeginn keine Blasenentleerung mehr durchzuführen.

Es werden folgende Meßsequenzen angefertigt:

- Sagittale T_1-gewichtete SE-Sequenz zur Darstellung anatomischer Strukturen
- Sagittale T_2-gewichtete GRE-Sequenz in Ruhe und im Preßversuch

Die sagittale T_1-gewichtete SE-Sequenz dient zur Darstellung der anatomischen Verhältnisse an Blase und an Beckenboden (Abb. 8.1 und 8.2). Die T_2-gewichteten GRE-Sequenzen dienen zur Funktionsdiagnostik in Atemstillstand und im Preßversuch. Die Parameter werden dabei so gewählt, daß bei minimaler Untersuchungszeit (unter 15 s) anatomisch auswertbare Bilder mit ausreichender Abgrenzbarkeit der Blase gegeben ist, Erfahrungsgemäß können für die Dauer des Atemstillstandes und des Preßversuchs 15 s auch von alten Patienten erreicht werden.

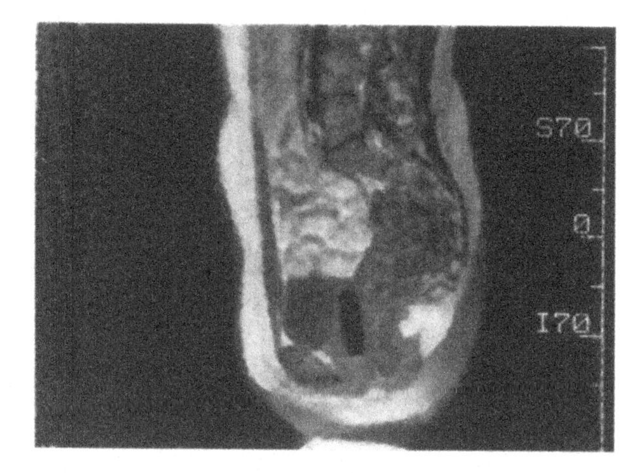

Abb. 8.1. Sagittalschnitt durch das kleine Becken mit eingeführtem Vaginaltampon. Durch den eingeführten Tampon wird die Topographie des Blasenbodens verändert, so daß eine Aussage über einen möglichen Descensus genitalis nicht möglich ist. (SE, TR 540 ms, TE 20 ms)

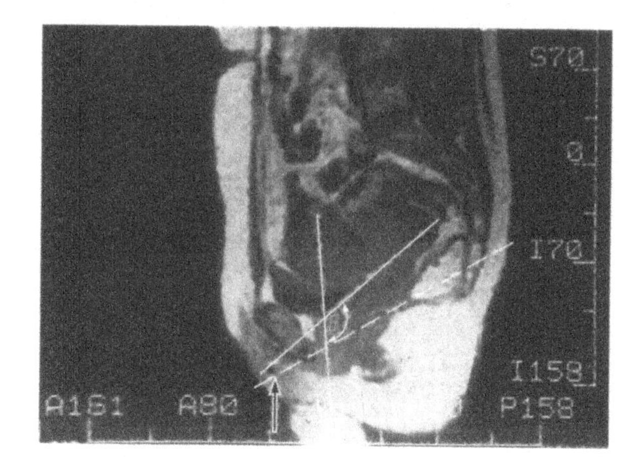

Abb. 8.2. Sagittalschnitt durch das kleine Becken zur Bestimmung der radiologischen Meßparameter Winkel β und Scipplinie *(Pfeil)*. (SE, TR 540 ms, TE 20 ms)

Auswertung der Kernspintomographie

Die Auswertung der Bilder erfolgt am Monitor, modifiziert nach Green (Green 1962).
Nach Identifizierung von Urethra und Blasenboden werden bestimmt (Abb. 8.3):

- Winkel β: retrourethraler Winkel zwischen Urethra und dorsalem Blasenboden
- Abstand zwischen dem tiefsten Punkt der Blase und einer Verbindungslinie zwischen Symphysenunterrand und Sakrokokzygealgelenk (Scipp-Linie)
- Abstand zwischen dem Eckpunkt des Winkels ß und dem Unterrand der Symphyse

Die Werte werden jeweils für den Ruhezustand und das Valsalva-Manöver ermittelt.

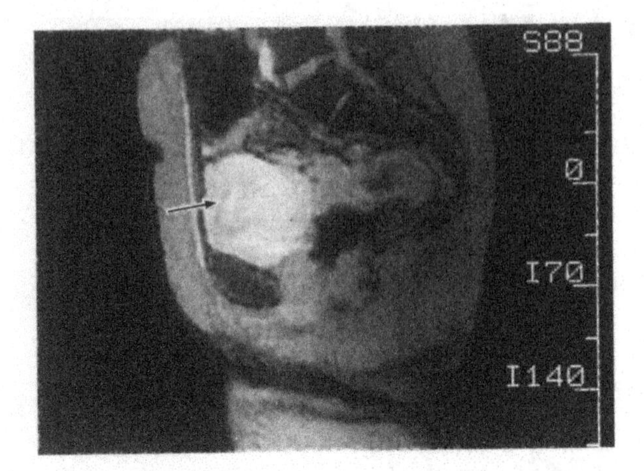

Abb. 8.3. Ruhe- und Preßmessung des Beckenbodens: Normalbefund

a Ruhemessung: gefüllte Blase *(Pfeil)* in normaler Lage

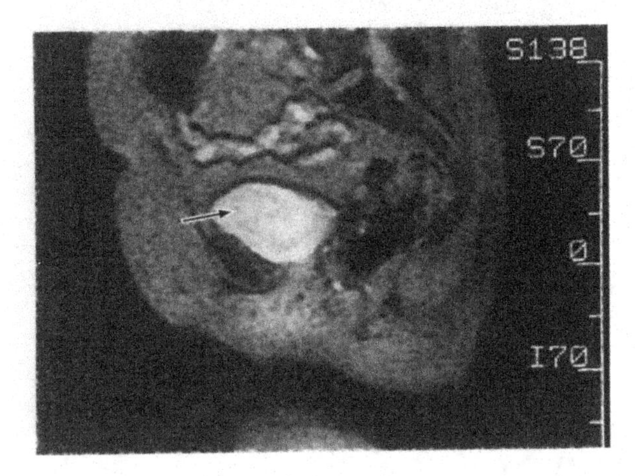

b Preßmessung: Physiologische Lageänderung der gefüllten Blase *(Pfeil)*. (GRE, TR 50 ms, TE 15 ms, FA 15°)

Meßwerte

Normalbefund

Die angegebenen Normalwerte sind als Anhaltswert zu betrachten.

Ruhe:
- Winkel β: ca. 130
- Abstand tiefster Punkt der Blase zur Scipp-Linie: 15 mm
- Abstand Eckpunkt des Winkels (Urethratrichter) zum Unterrand der Symphyse: 25 mm

Preßversuch: Im Preßversuch kommt es auch bei gesunden Frauen zu einer gewissen Abflachung des retrovesikalen Winkels und zum geringen Tiefertreten der Blase nicht unter die Scipplinie.

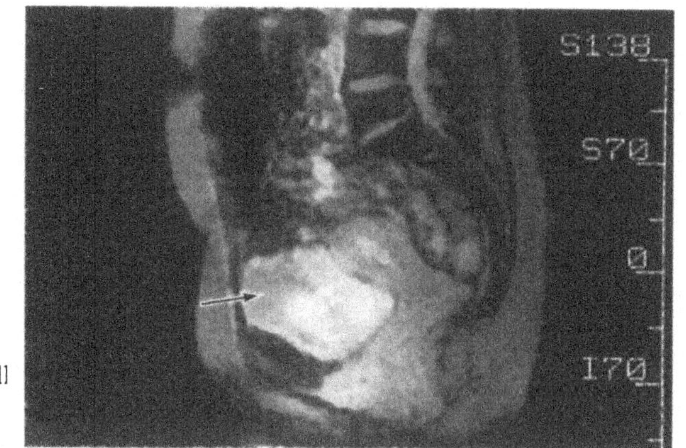

Abb. 8.4. Ruhe- und Preßmessung des Beckenbodens bei Deszensus und Streßinkontinenz

a Ruhemessung: Gut gefüllte Blase *(Pfeil)* in noch normaler Position

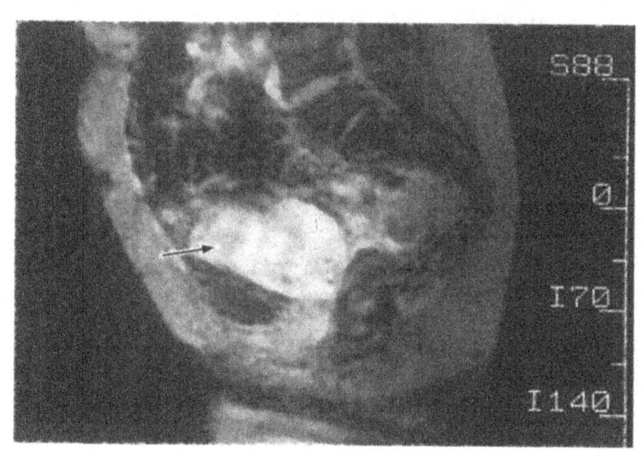

b Preßmessung: Verstärkter Deszensus der Blase *(Pfeil)*, die bis unter den Symphysenunterrand tiefer tritt und damit einen pathologischen Wert von Winkel β bildet. (GRE, TR 50 ms, TE 15 ms, FA 15°)

Descensus: Folgende Befunde sind für die Streßinkontinenz durch Deszensus typisch (Abb. 8.4):

- Abflachung des retrovesikalen Winkels β
- Deszensus der gesamten Harnblase oft bis unter die Scipplinie
- Deszensus des Blasenauslasses unter die Symphysenunterkante
- Trichterbildung der gesamten Urethra

Die direkte Übernahme der Einteilung nach Green (Green 1962) hat sich nicht bewährt. In die Auswertung der MRI-Untersuchung muß vielmehr auch der visuelle Eindruck der Veränderung der Topographie des Beckenbodens und der Blase in Ruhe und im Preßversuch eingehen.

Wertung der MRI

Die MRI ist in der Lage, die Blase und ihre Beziehung zu Symphyse und Steißbein in Ruhe und im Preßversuch darzustellen. Die Abgrenzung der Urethra ist bei der Funktionsuntersuchung schwieriger, aber ausreichend gut möglich, so daß die gleichen Meßparameter wie bei der UCG angewendet werden können. Vorteil der MRI-Untersuchung ist die fehlende Invasivität, die fehlende Infektionsgefährdung, der schnellere Untersuchungsgang, die fehlende Strahlenbelastung und die geringere Belästigung der Patientin im Vergleich zur UCG. Es hat sich gezeigt, daß die Ergebnisse im Preßversuch beim MRI nicht die gleichen Werte zeigen wie bei der UCG. Die bisherigen Ergebnisse von Vergleichsuntersuchungen zeigen jedoch, daß keine relevanten Differenzen zu finden sind.
Die MRI des Deszensus ist sicherlich keine Methode zur alleinigen Diagnostik des Beckenbodendeszensus und der Streßinkontinenz. Sie liefert jedoch wichtige ergänzende Zusatzinformationen über die anatomischen Verhältnisse des kleinen Beckens in Ruhe und im Preßversuch (Klutke et al. 1990, Yang et al. 1991).

Literatur

Bates CT (1976) Standardisation of lower urinary tract function. Br J Urol 48: 17–22

Green TH (1962) Development of a plan for the diagnosis and treatment of urinary stress incontinence. Am J Obst Gynec 83: 632–648

Josif S, Henriksson L, Ulmsten U (1980) Urethrocystometry as routine method for the objective evaluation of women with urinary incontinence. Arch Gynecol 230: 41–47

Klutke C, Golomb J, Barbaric Z (1990) The anatomy of stress incontinence: magnetic resonance imaging of the female bladder neck and urethra. J Urol 143: 563–566

Kuzmarov IW (1984) Urodynamic assessment and chain cystogram in women with stress urinary incontinence. Urol 24: 236–238

Noll LE, Hutch, JA (1969) The Scipp-Line. An aid in interpreting the voiding lateral cystourethrogram. Obstet Gynecol 33: 680–689

Yang A, Mostwin JL, Rosenshein NB, Zerhouni EA (1991) Pelvic Floor Descent in Women: Dynamic Evaluation with Fast MR Imaging and Cinematic Display. Radiology 179: 25–33

9 Kontrastmittelapplikation

Die Applikation intravenöser oder oraler Kontrastmittel gewinnt in der MRI zunehmende Bedeutung. In der Zwischenzeit ist eine Reihe unterschiedlicher Verbindungen in Erprobung, zum Teil bereits im klinischen Einsatz. Weitergehende Erfahrungen liegen vor allem mit Gadolinium-DTPA vor, weshalb sich die nachfolgenden Ausführungen auf diese Verbindung beschränken.

Intravenöse Applikation von Gadolinium-DTPA

Die intravenöse Gadolinium-Applikation in Form von Gd-DTPA hat in der neuroradiologischen MRI-Diagnostik eine breite Anwendung gefunden. Die Verwendung von Gd-DTPA in der Diagnostik des kleinen Beckens zeigt interessante Ansätze, zum Teil können wichtige Zusatzinformationen gewonnen werden.

Technik

Eine spezielle Vorbereitung des Patienten ist nicht notwendig. T_1-gewichtete Spinecho-Sequenzen werden vor sowie ca. 5 min nach Kontrastmittelapplikation durchgeführt.

Kontrastmittelapplikation

Gd-DTPA 0,1 mmol/kg Körpergewicht, wobei sich eine Injektionszeit von ca. 30 s sowie ein Untersuchungsbeginn ca. 5 min nach dem Ende der Injektion bewährt hat. Buscopan (N-Butylscopolaminiumbromid) wird intravenös (10 mg) sowie intramuskulär (10 mg) appliziert.

Normalbefund

Vagina

Nativ:
T_1-gewichtetes Bild: Homogen niedrige Signalintensität, wodurch ein hoher Kontrast zwischen der Vaginalwand und dem umgebenden Fettgewebe erreicht wird (Hricak et al. 1988).
T_2-gewichtetes Bild: Hohe Signalintensität der vaginalen Mukosa, wohingegen die fibromuskuläre Wand eine niedrige Signalintensität aufweist.

Post Gadolinium: Signifikante Erhöhung der Signalintensität der vaginalen Wand, wodurch die Abgrenzung des Lumens besser möglich wird (Abb. 9.1).

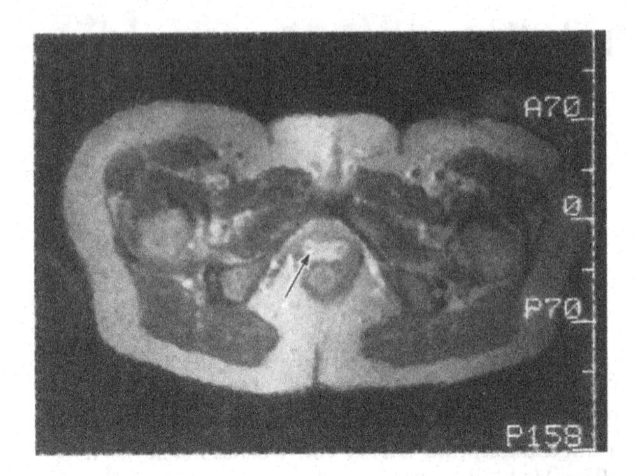

Abb. 9.1. Normalbefund der Vagina nach Gd-DTPA i.v.

Die Vaginalwand *(Pfeil)* zeigt ein deutliches Enhancement, das sich gegen das Vaginallumen gut abgrenzt. (SE, TR 500 ms, TE 20 ms)

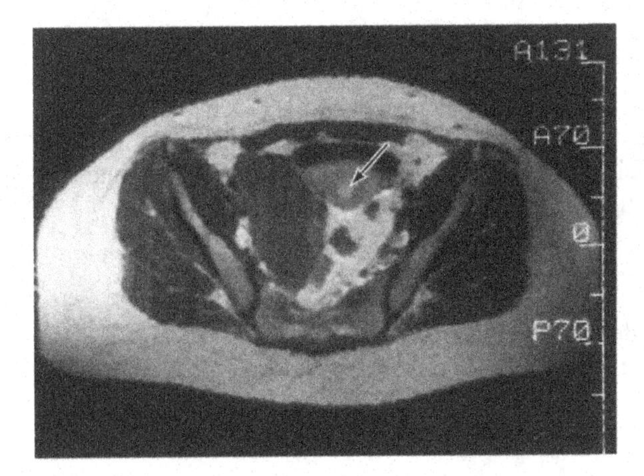

Abb. 9.2. Normalbefund der Zervix nach Gd-DTPA i.v.

Nach Gd-Gabe läßt die Zervix zentral die stark signalintensive Zervixschleimhaut *(Pfeil)* erkennen. Diese wird umgeben vom deutlich weniger enhancenden Zervixgewebe. Nach außen läßt sich eine dritte stärker signalintensive Schicht abgrenzen. Nebenbefundlich ist rechts eine große Ovarzyste. (SE, TR 500 ms, TE 20 ms)

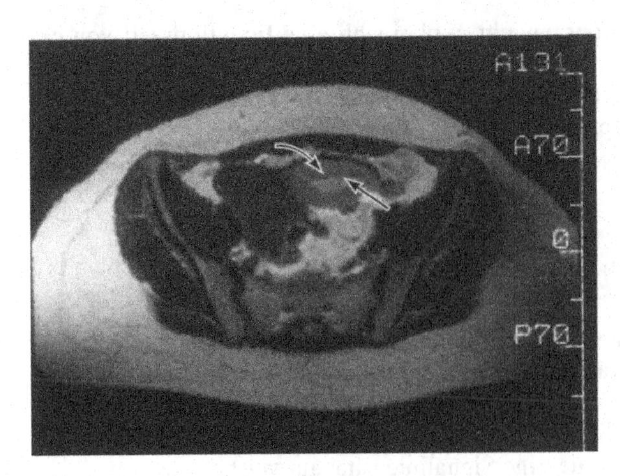

Abb. 9.3. Normalbefund des Corpus uteri nach Gd-DTPA i.v.

Zentral ist das aufgebaute Endometrium *(Pfeil)* signalintensiv. Das Myometrium reichert an, wobei die innere Junctionalzone *(gebogener Pfeil)* weniger signalintensiv ist als die äußere Schicht. Nebenbefundlich ist rechts eine große Ovarialzyste. (SE, TR 500 ms, TE 20 ms)

Zervix

Nativ:
T_1-gewichtetes Bild: Mittlere Signalintensität.
T_2-gewichtetes Bild: 3 Zonen werden unterschieden: Zentrale, mit hellem Signal des zervikalen Epithels und des Zervikalschleims. Nach außen folgt das fibröse Stroma. Die Signalintensität ist niedriger als die des normalen Myometriums. In 15 % der Frauen findet sich eine 3. Zone um die 2., mit einer Signalintensität ähnlich derjenigen des Myometriums (Lee et al. 1985).

Post Gadolinium: Geringe Intensitätsvermehrung des fibrösen zervikalen Gewebes, deutlich weniger als die vom Myometrium. Das Zervikalepithel zeigt ein erhebliches Enhancement (Abb. 9.2).

Uterus

Nativ: Der normale Uterus zeigt im T_1-gewichteten Bild eine niedrige homogene Signalintensität ähnlich derjenigen von Skelettmuskel. Im T_2-gewichteten Bild findet sich bei Frauen im reproduktionsfähigen Alter eine typische zonale Anatomie mit hellem, signalintensivem Bezirk des Endometriums, niedrig signalintensiver Junctionalzone (Zone 2) und äußerem (Zone 3) mittel signalintensivem Myometrium.

Post Gadolinium: Deutliches Enhancement des *Myometriums* (Zone 2 und 3). Bei Frauen im reproduktionsfähigem Alter läßt sich eine Differenzierung der weniger enhancenden Junctionalzone vom deutlicher enhancenden äußeren Myometrium erkennen (Abb. 9.3). Im postmenopausalen Alter findet sich ein homogenes Enhancement des Myometriums.
Das Enhancement des *Endometriums* ist ebenfalls altersabhängig. Das aktive Endometrium zeigt ein erhebliches Enhancement (Abb. 9.4). Das ruhende Endometrium in der Postmenopause oder nach langer Verwendung oraler Antikonzeptiva kann schlecht vom Myometrium nach Kontrastmittelgabe differenziert werden, da die Gd-Anreicherung geringer als beim normalen Zyklus ist (Abb. 9.5).

Ovarien

Nativ: Im T_1-gewichteten Bild zeigen die Ovarien von Frauen im reproduktionsfähigen Alter eine niedrige bis mittlere Signalintensität, im T_2-gewichteten Bild eine hohe Signalintensität.

Post Gadolinium: Die Ovarien zeigen ein erhebliches Enhancement, wodurch die Abgrenzung von Zysten zum Parenchym leicht möglich ist.

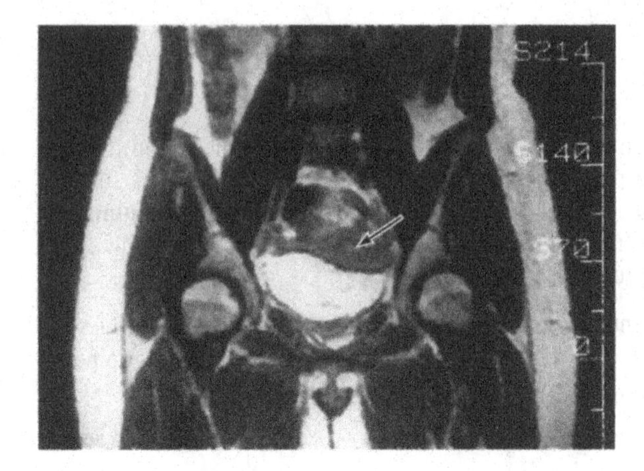

Abb. 9.4. Prämenopausales Endometrium nach Gd-DTPA i.v.

Prämenopausales Endometrium zeigt nach Gd-Applikation ein deutliches Enhancement *(Pfeil)*.
(SE, TR 600 ms, TE 20 ms)

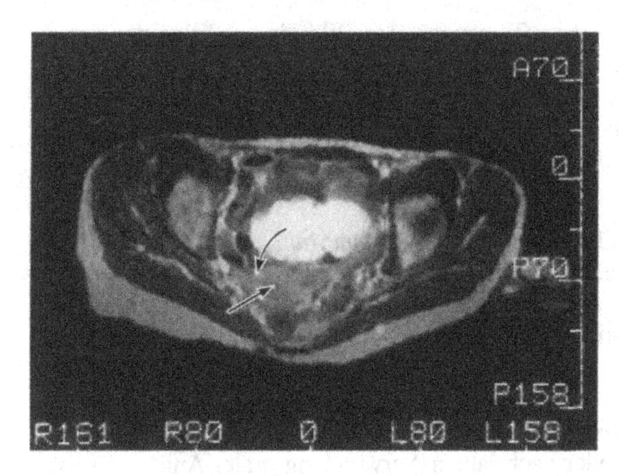

Abb. 9.5. Postmenopausales Endometrium nach Gd-DTPA i.v.

Postmenopausales Endometrium *(Pfeil)* zeigt im Gegensatz zu Myometrium *(gebogener Pfeil)* kein ausgeprägtes Enhancement. Typisch ist dabei auch, daß postmenopausales Myometrium meist die Junctionalzone nicht abgrenzen läßt.
(SE, TR 500 ms, TE 20 ms)

9.1 Vulva und Vagina

Pathologische Veränderungen

Gutartige Raumforderungen in der Vagina sind selten. Zystische Läsionen (kongenital, postinflammatorisch) sind scharf begrenzt und abgerundet. T_2-gewichtete Bilder lassen eine hohe Signalintensität erkennen. Nach Kontrastmittelgabe findet sich kein Enhancement.

Invasive Karzinome der Vulva und der Vagina zeigen auf T_2-gewichteten Bildern eine hohe Signalintensität. Nach Gd-DTPA Applikation zeigen Karzinome der Vagina ein Enhancement, das weniger ausgeprägt ist als das der normalen Vaginalwand. Die diagnostischen Kriterien, das Signalverhalten und das Enhancement nach Gd-DTPA-Applikation unterscheiden sich nicht bei primären Karzinomen und sekundärem Vaginalbefall beim Zervixkarzinom.

9.2 Zervix und Uterus

Benigne Veränderungen

Myome

Die Darstellung von Myomen in der Kernspintomographie variiert abhängig vom Grad der Degeneration, Nekrosenbildung oder Kalzifikation. T_2-gewichtete Bilder sind in der Diagnostik von Myomen T_1-gewichteten Bildern überlegen. Myome ohne Degeneration zeigen eine erniedrigte Signalintensität auf T_1- und deutlicher auf T_2-gewichteten Bildern. Myome mit Zeichen einer Degeneration lassen oft Areale von erhöhter Signalintensität auf T_2-gewichteten Bildern erkennen (Hricak et al. 1986). Die Kontrastmittelanreicherung zeigt zwei Muster: Nicht degenerativ veränderte Myome reichern meistens kaum Kontrastmittel an (Abb. 9.6), wohingegen degenerative Formen meist eine irreguläre Kontrastmittelanreicherung erkennen lassen. Nekrotische Areale können nach Applikation von Gd-DTPA als nicht enhancende Bezirke dargestellt werden (Abb. 9.7). Die Gd-DTPA-Injektion verbessert weder die Detektion noch die Charakterisierung von Myomen im Vergleich zu T_2-gewichteten Bildern.

Adenomyosis

Die Kernspintomographie erlaubt die Differenzierung von zwei Formen der Adenomyosis, der lokalisierten und der diffusen: Die typische MR-Erscheinung der lokalisierten Form ist der vergrößerte Uterus. T_2-gewichtete Bilder lassen die Läsion als Areale verminderte Signalintensität erkennen, wodurch die normale zonale Anatomie oft gestört ist. Die Grenze zwischen Läsion und Myometrium ist unscharf. Hämorrhagische Foci können vorkommen. Die diffuse Form zeigt eine verdickte Junctionalzone (Togashi et al. 1989). Abhängig vom physiologischen Status der Endometrioseinseln kann das Postkontrastmittel-Enhancement höher oder niedriger sein als das des umgebenden Myometriums. Gd-DTPA liefert keine zusätzliche Information für die Diagnose oder Charakterisierung der Adenomyosis im Vergleich zu T_2-gewichteten Bildern.

Mißbildungen

Uterus und Zervix leiten sich von den Müller-Gängen ab, die symmetrisch fusionieren. Es kann zu Agenesie, zu inkompletter Fusion oder zu Hypoplasie kommen. Mit Hilfe der Kernspintomographie kann die äußere Kontur und die Morphologie des Uterus bei Anomalien der Müller-Gänge klassifiziert werden. T_2-gewichtete Bilder sind für die Diagnostik überlegen (Carrington et al. 1990). Die Applikation von Gd-DTPA liefert keine Vorteile für die Diagnostik.

Entzündungen

Eine Zervizitis oder Endometritis kann gewöhnlich nicht mit der Kernspintomographie diagnostiziert werden. Über die Anwendung von Gd-DTPA liegen keine gesicherten Ergebnisse vor.

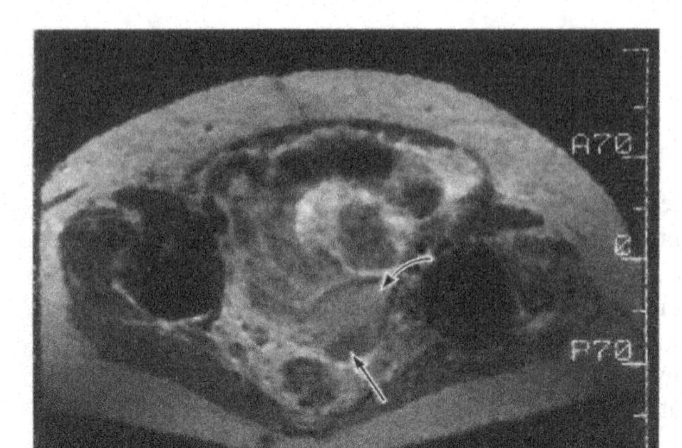

Abb. 9.6. Subseröses Corpusmyom nach Gd-DTPA i.v.

Das subserös gelegene Corpusmyom *(Pfeil)* reichert deutlich weniger Gd an als normales Myometrium *(gebogener Pfeil)*.
(SE, TR 500 ms, TE 20 ms)

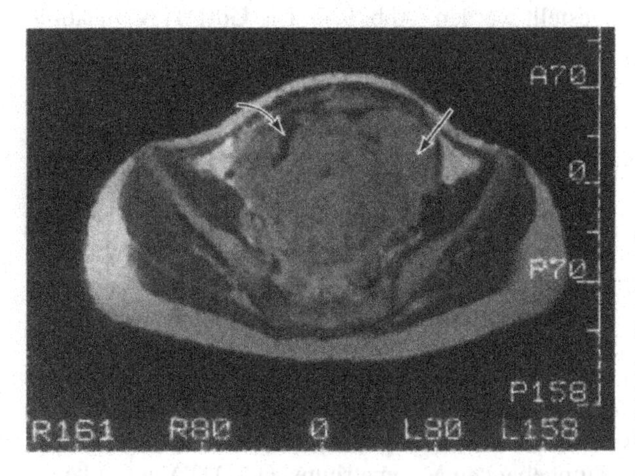

Abb. 9.7. Riesiges, partiell nekrotisch verändertes Myom

Das riesige Myom *(Pfeil)* zeigt eine inhomogene Gd-Aufnahme. Nekrotische Areale *(gebogener Pfeil)* nehmen kein Gd auf.
(SE, TR 600 ms, TE 20 ms)

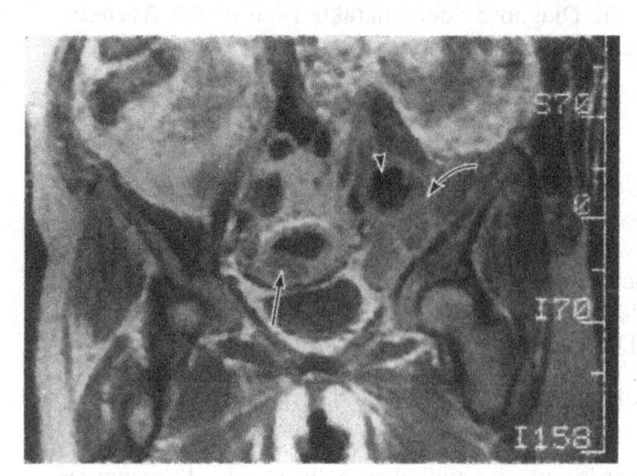

Abb. 9.8. Invasiv wachsendes Endometriumkarzinom mit iliakaler Lymphknotenmetastasierung nach Gd-DTPA i.v.

Das invasiv wachsende Endometriumkarzinom *(Pfeil)* reichert weniger Kontrastmittel an als normales Myometrium. Randbezirke der großen iliakalen Lymphknotenmetastase *(gebogener Pfeil)* reichern Gd an, nekrotische Areale *(Pfeilspitze)* nicht.
(SE, TR 500 ms, TE 20 ms)

Naboth'ische Zysten entstehen sekundär bei chronischen Infektionen der Zervix. Sie sind sterile Flüssigkeitsansammlungen mit dem typisch hohen Signal im T_2-gewichteten Bild. Nach Applikation von Gd-DTPA kommt es zu keinem Enhancement.

Polypen

Benigne zervikale und endometriale Polypen zeigen im T_2-gewichteten Bild ein niedriges Signal innerhalb des Uteruscavums und des Zervikalkanals. Mit Hilfe der Kernspintomographie gelingt keine Unterscheidung zwischen benignen und malignen Polypen. Die Applikation von Gd-DTPA ist weder für die Diagnose noch für die Differenzierung zwischen benignen und malignen Formen hilfreich.

Maligne Erkrankungen

Endometriumkarzinom

Die Kernspintomographie erlaubt die Abschätzung der makroskopischen Ausdehnung von Endometriumkarzinomen. Sie ist unzuverlässig für die Diagnostik von kleinen oberflächlichen Karzinomen. T_2-gewichtete Sequenzen spielen die größte Rolle für die Diagnostik. Das Aussehen größerer exophytisch wachsender Karzinome ist variabel. Manche Karzinome zeigen eine relativ niedrige Signalintensität, umgeben von signalintensivem Endometrium. Es gibt jedoch auch Fälle von gemischten und hohen Signalintensitäten. Ein sekundäres Zeichen eines Endometriumkarzinoms ist die Aufweitung des Cavums. Die MR-Kriterien für eine myometrale Infiltration sind eine Unterbrechung der Junctionalzone durch anomales Tumorsignalmuster. Die Junctionalzone kann jedoch bei postmenopausalen Frauen partiell oder vollständig verschwunden sein, so daß dieses Kriterium für eine Invasion in das Myometrium nicht immer zur Verfügung steht. Nach Gd-DTPA-Applikation kommt es zu einem mehr oder weniger starken Signalanstieg des Endometriumkarzinoms. Das Enhancement ist weniger ausgeprägt als das des normalen Myometriums, wodurch ein Kontrasteffekt entsteht, der den Tumor zum Myometrium abgrenzen läßt (Abb. 9.8). Nekrotische Areale zeigen kein Kontrastmittelenhancement, wodurch eine Differenzierung zwischen mitotisch aktiven Tumoren und nekrotischem Gewebe nach Kontrastmittelgabe möglich ist. In T_2-gewichteten Sequenzen können diese Informationen zum Teil auch in der Nativuntersuchung beobachtet werden. Eine ausgezeichnete Genauigkeit der Tumordetektion und Tiefenausdehnung von 85 % gelingt mit dynamischen Kontrastmitteluntersuchungen (Yamashita et al. 1993).

Zervixkarzinom

Für die Detektion von Zervixkarzinomen sind T_2-gewichtete Bilder T_1-gewichteten Sequenzen überlegen. Das Karzinom erscheint bei T_2-gewichteten Sequenzen gewöhnlich relativ signalreich und kann vom normalen signalarmen Gewebe des zervikalen Stromas abgegrenzt werden. Gelegentlich erscheint die Läsion inhomogen. Tumorausbreitung über die Zervix und Vagina ins Parametrium, in die

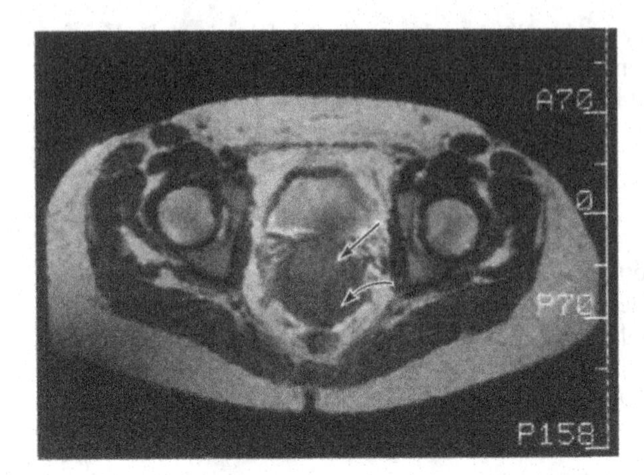

Abb. 9.9. Zervixkarzinom FIGO Ib nach Gd-DTPA i.v.

Die Zervix ist aufgetrieben und zeigt an der vorderen Muttermundslippe *(Pfeil)* ein mäßiges, an der hinteren Muttermundslippe *(gebogener Pfeil)* ein diskretes Enhancement nach Gd-Applikation. (SE, TR 500 ms, TE 20 ms)

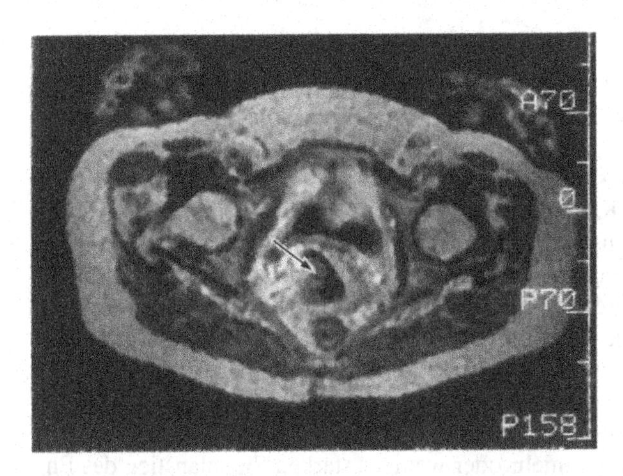

Abb. 9.10. Zervixkarzinom FIGO III a nach Gd-DTPA i.v.

Der größtenteils exophytisch wachsende Tumor *(Pfeil)* nimmt deutlich weniger Kontrastmittel auf als die normale Vaginalwand.
(SE, TR 540 ms, TE 20 ms)

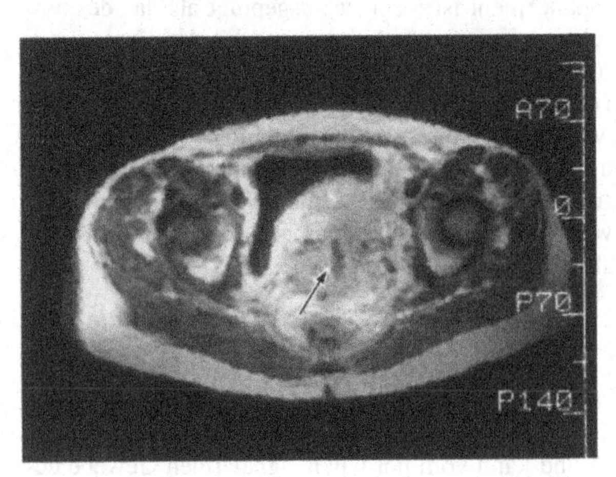

Abb. 9.11. Zervixkarzinom FIGO IIIb nach Gd-DTPA i.v.

Die ausgedehnte Tumormasse *(Pfeil)* zeigt ein inhomogenes Enhancement. Die Abgrenzung zu Fettgewebe wird durch die Kontrastmittelanreicherung nicht erleichtert, genausowenig wie die Darstellung der Tumorausbreitung zur Beckenwand.
(SE, TR 700 ms, TE 20 ms)

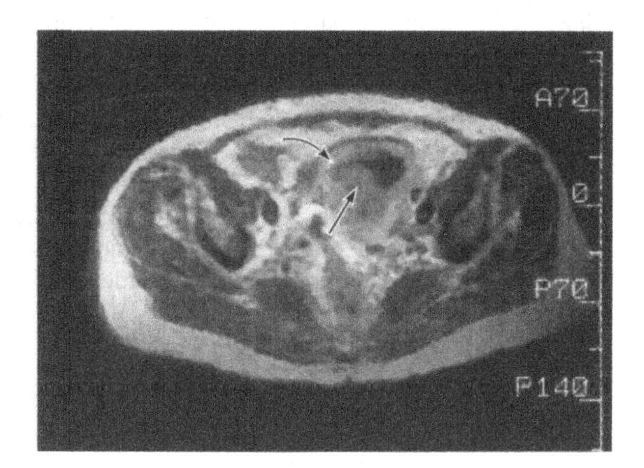

Abb. 9.12. Zervixkarzinom FIGO III b mit Tumorausbreitung nach kranial in Richtung des Corpus uteri und resultierender Retention

Tumorgewebe *(Pfeil)* reichert weniger Kontrastmittel an als normales Myometrium *(gebogener Pfeil).* Gut läßt sich das nicht anreichernde zentral liegende nekrotische Material abgrenzen. (SE, TR 700 ms, TE 20 ms)

Blase oder den Darm kann durch den Raumforderungseffekt auf T_1-gewichteten Bildern dargestellt werden. Die Anwendung von Gd-DTPA zeigt verschiedene Arten des Tumorenhancement, wodurch der Tumor hyper-, iso- und hypointens zum umgebenden Gewebe werden kann. Die Gd-DTPA-Injektion erlaubt die Differenzierung zwischen mitoseaktiven Tumorarealen und Zonen von Nekrose und Retention. In den meisten Fällen liefern T_2-gewichtete Bilder diese Aussagen, so daß die diagnostische Genauigkeit beim Zervixkarzinom durch Gd-DTPA nicht wesentlich erhöht wird (Abb. 9.9–9.12).

Leiomyosarkome

Die Erfahrung der Kernspintomographie mit Leiomyosarkomen ist beschränkt. Es handelt sich um Tumormassen, meist in Kombination mit Leiomyomen, wodurch eine deformierte Uteruskontur entsteht. T_1-gewichtete Bilder zeigen eine niedrige Signalintensität, T_2-gewichtete Sequenzen zeigen eine inhomogene vergrößerte Uterusmasse, zum Teil mit verflüssigten Arealen. Sarkomatöses Gewebe zeigt ein erhebliches, jedoch inhomogenes Enhancement nach Applikation von Gd-DTPA. Die exakte Abgrenzung der Tumorgrenzen kann sehr schwierig sein, da degenerative Formen von Leiomyomen ebenfalls ein irreguläres Enhancement zeigen.

9.3 Ovarien

Tumoren

Die Ovarien können eine große Anzahl von Tumoren entwickeln, die gutartig, vom Borderlinetyp oder bösartig sein können. MRI-Kriterien für die Charakterisierung von ovariellen Tumoren sind Größe, Zusammensetzung (solide oder zystisch) sowie sekundäre Zeichen von Malignität. Zur Differenzierung von soliden und zystischen Arealen ist die T_2-gewichtete Messung der T_1-gewichteten überlegen. Die Injektion von Gd-DTPA erlaubt ebenfalls diese Differenzierung. Die soliden Anteile von Ovarialtumoren zeigen dabei eine mäßige bis deutliche Signalintensitätssteigerung. Es besteht keine Korrelation zwischen dem Ausmaß des Enhancement und Malignität. Gutartige Formen können eine hohe Signalintensität nach Kontrastmittelgabe zeigen, wohingegen maligne Formen durchaus eine relativ niedrige Signalintensitätssteigerung aufweisen können (Abb. 9.13 und 9.14). Sekundärzeichen bei Malignität, wie Peritonealmetastasen oder Befall von Darm können nach Gd-DTPA besser gesehen werden als bei der nativen T_1-gewichteten Untersuchung. Bei einer Reihe von Fällen kann diese Information jedoch auch mit T_2-gewichteten Sequenzen gewonnen werden, insbesondere auch die Diagnose von Aszites (Mitchell 1988, Thurnher 1992).

Entzündungen

Bei einer eitrigen Salpingitis kann es zu einem sekundären Befall der Ovarien kommen. Falls sich die Öffnungen der Tuben verschließen, bildet sich eine Hydro- oder Pyosalpinx oder ein tuboovarieller Abszeß. Gewöhnlich ist die Infektion bilateral. T_1-gewichtete Bilder zeigen einen Masseneffekt im Bereich der Tuben und der Ovarien von niedriger bis mittlerer Signalintensität, der heller wird auf T_2-gewichteten Sequenzen (Mitchell 1988). Typischerweise findet sich nach Gd-DTPA-Applikation ein Randenhancement (Abb. 9.16 und 9.17).

Vaginalkarzinom

Vaginalkarzinome reichern in der verdickten Wand unregelmäßig Kontrastmittel an (Abb. 9.15).

MRI-Befunde nach Hysterektomie und Radiotherapie

MRI nach Hysterektomie

Nach einer Hysterektomie ist fast immer eine Gewebsvermehrung am kranialen Vaginalende innerhalb der ersten 4–6 Wochen zu finden. Dabei kann eine mäßige Erhöhung der Signalintensität in dieser Region im T_2-betonten Bild beobachtet werden. Die Applikation von Gd-DTPA zeigt ein diskretes Enhancement mit abnehmender Tendenz innerhalb der ersten 6 Monate (Abb. 9.18). Von dieser Zeit an sollte kein Enhancement mehr zur Darstellung kommen, da Narben normalerweise kein Gd-DTPA aufnehmen.

Lokalrezidiv

Lokalrezidive nach Hysterektomie bei Malignomen von Zervix, Korpus und Ovarien verursachen einen Masseneffekt, der in der Kernspintomographie ab einem Durchmesser von ca. 2 cm erkennbar ist. T_2-gewichtete Sequenzen zeigen ein unterschiedliches Maß von Signalerhöhung. Große Rezidive sind inhomogen (Ebner et al. 1988). Nach Verwendung von Gd-DTPA findet sich ein irreguläres Enhancement, gewöhnlich in den mitoseaktiven Randabschnitten (Abb. 9.19).

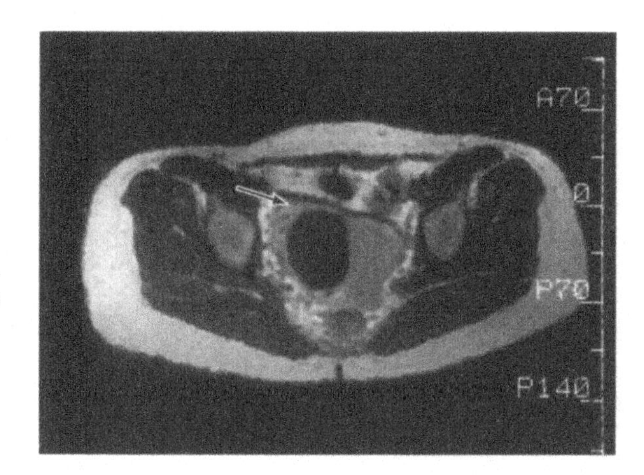

Abb. 9.13. Follikelzyste des rechten Ovars nach Gd-DTPA i.v.

Die große im rechten Ovar liegende Follikelzyste liegt dem Uterus breit an. Die zystischen Areale zeigen keine Kontrastmittelanreicherung im Gegensatz zu den randständigen soliden Anteilen *(Pfeil)*. (SE, TR 500 ms, TE 20 ms)

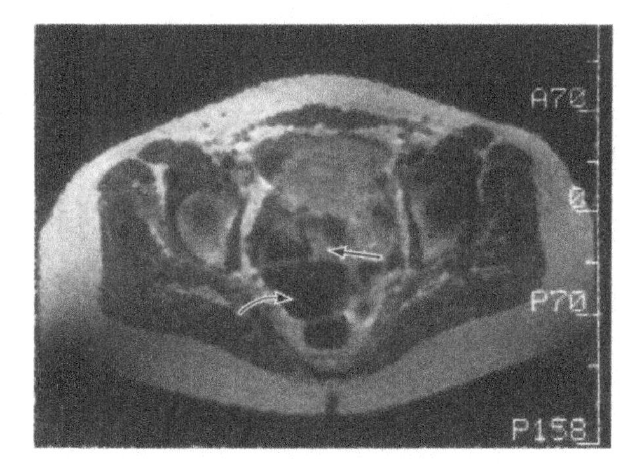

Abb. 9.14. Ovarialkarzinom nach Gd-DTPA i.v.

Neben soliden *(Pfeil)*, stark anreichernden Arealen sind zahlreiche, nicht anreichernde zystische Abschnitte *(gebogener Pfeil)* typisch für einen malignen Ovartumor. (SE, TR 500 ms, TE 20 ms)

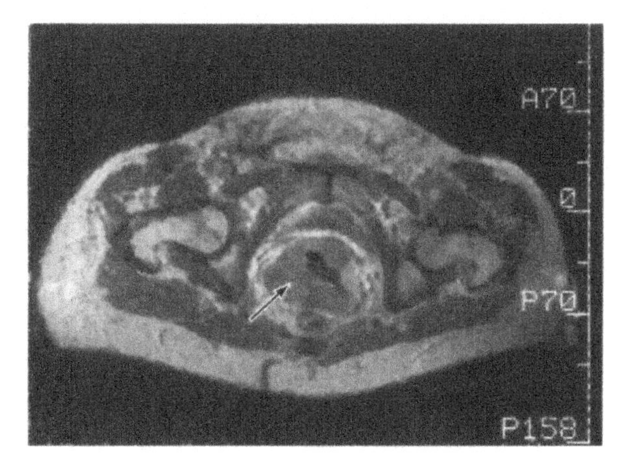

Abb. 9.15. Vaginalkarzinom nach Gd-DTPA i.v.

Die gesamte Vaginalwand ist verdickt *(Pfeil)* und reichert unregelmäßig Kontrastmittel an. (SE, TR 500 ms, TE 20 ms)

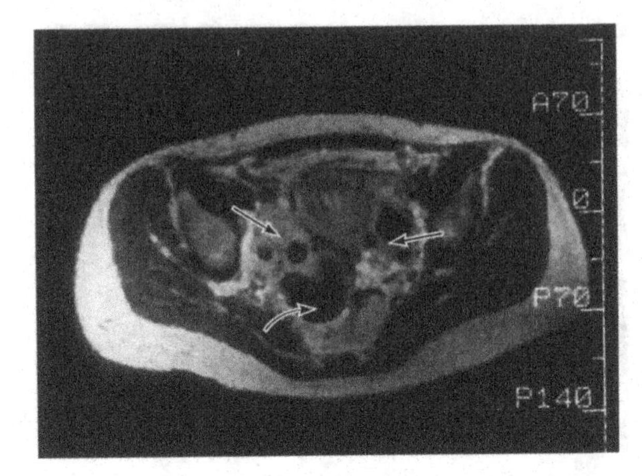

Abb. 9.16. Saktosalpinx beidseits nach Gd-DTPA i.v.

Die aufgeweiteten Tuben *(Pfeile)* reichern erheblich Kontrastmittel an und grenzen sich gut gegen die nicht anreichernde Flüssigkeitsretention *(gebogener Pfeil)* ab. (SE, TR 600 ms, TE 20 ms)

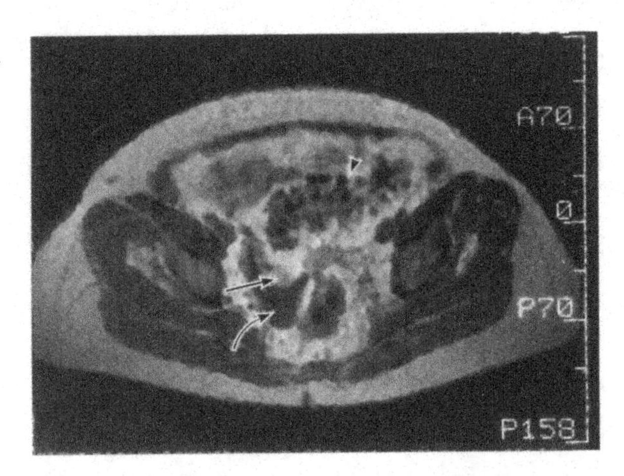

Abb. 9.17. Abszeß nach Gd-DTPA i.v.

Der rechtsseitig im kleinen Becken liegende Abszeß zeigt das typische Bild mit deutlichem Randenhancement *(Pfeil)* und nicht anreichernder zentraler Nekrose *(gebogener Pfeil)*. Ursache ist die ausgeprägte Divertikelerkrankung *(Pfeilspitze)* im Sigma. (SE, TR 500 ms, TE 20 ms)

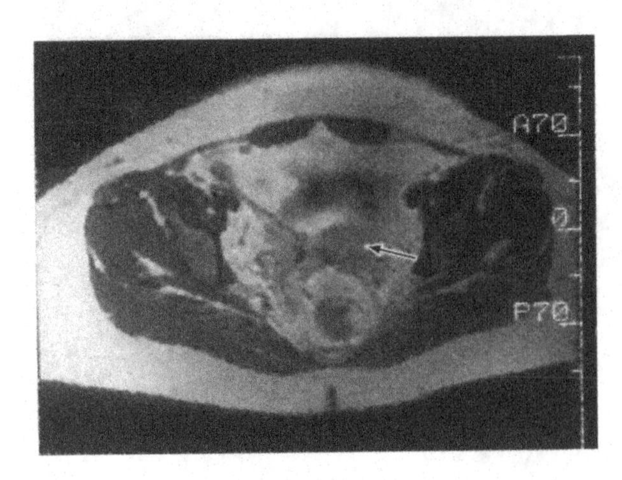

Abb. 9.18. Zustand nach Hysterektomie in der postoperativen Phase (8 Tage post operationem) nach Gd-DTPA i.v.

Die Raumforderung am Scheidenabschluß ist unscharf begrenzt und zeigt ein mäßiges Kontrastmittelenhancement *(Pfeil)*.
(SE, TR 700 ms, TE 25 ms)

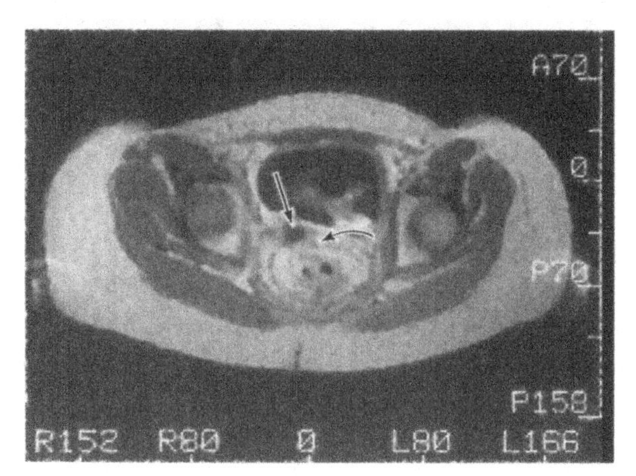

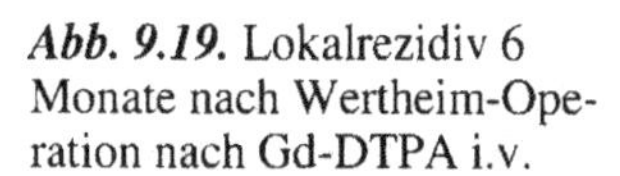

Abb. 9.19. Lokalrezidiv 6 Monate nach Wertheim-Operation nach Gd-DTPA i.v.

Am Scheidenabschluß ist eine kleine Raumforderung, die zentral *(Pfeil)* praktisch keine, in der Peripherie *(gebogener Pfeil)* eine ausgedehnte Kontrastmittelanreicherung erkennen läßt. (SE, TR 500 ms, TE 20 ms)

Zustand nach Strahlentherapie

Nach Strahlentherapie ist die Unterscheidung zwischen einem regelrechten Ergebnis nach Therapie und einem beginnenden Lokalrezidiv wesentlich schwieriger als postoperativ. Manchmal kann man langanhaltende Gewebsvermehrungen in der Region des Primärtumors mit niedriger Signalintensität im T_1-gewichteten Bild und abnehmender Signalintensität im T_2-gewichteten Bild beobachten. 12 Monate nach Beendigung der Strahlentherapie sollten T_2-gewichtete Bilder in der Region des Primärtumors eine niedrige Signalintensität aufweisen (Arrivé et al. 1989). Nach Gd-DTPA findet sich in manchen Fällen ein relativ starkes Enhancement in der Region des Primärtumors, bis über einem Zeitraum von 12 Monaten hinaus ohne Hinweis für ein Rezidiv. Im Augenblick sind die verfügbaren Daten noch nicht ausreichend, um darüber eine endgültige Wertung zu treffen (Abb. 9.20–9.24).

Peritoneale Metastasen

Peritoneale Metastasen zeigen dasselbe Muster von Enhancement nach Gd-DTPA wie lokale Rezidive. Auch hier findet man in der mitoseaktiven Tumorperipherie oft eine erhebliche Anreicherung. Die Applikation von Gd-DTPA erleichtert das Auffinden peritonealer Metastasen im Vergleich zu Nativuntersuchungen (Abb. 9.25). Ein minimaler Durchmesser von ca. 1 cm ist jedoch für die Detektion notwendig. Metastasen, die sich auf bewegenden Darmschlingen befinden, sind schwieriger zu erkennen, so daß die Diagnostik von peritonealen Metastasen auch nach Gd-DTPA-Applikation relativ unbefriedigend ist.

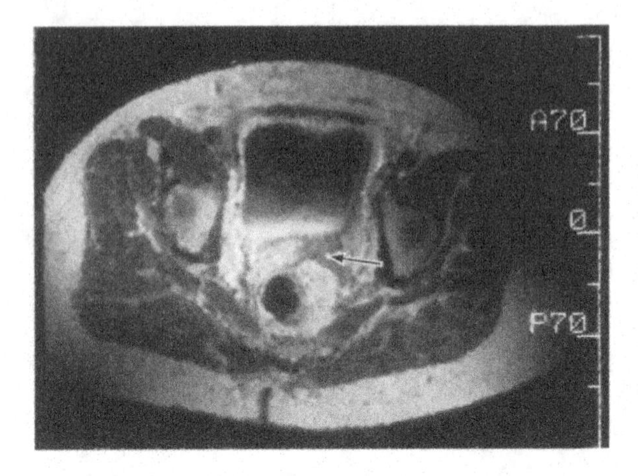

Abb. 9.20. Lokalrezidiv bei primärem Zervixkarzinom FIGO III 6 Monate nach kombinierter Strahlentherapie nach Gd-DTPA i.v.

Die Raumforderung in Zervixhöhe *(Pfeil)* zeigt streifige Ausläufer und ein mäßiges Kontrastmittelenhancement. (SE, TR 600 ms, TE 20 ms)

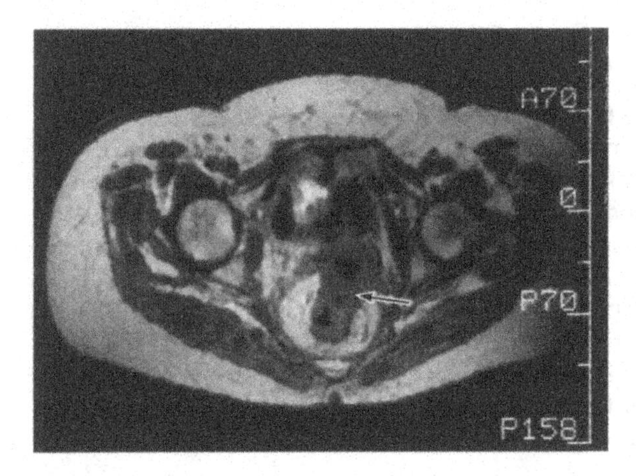

Abb. 9.21. Lokalrezidiv bei primärem Zervixkarzinom FIGO III b 6 Monate nach kombinierter Radiotherapie nach Gd-DTPA i.v.

In Höhe der Zervix ist eine ausgedehnte Raumforderung mit Ausläufern in die Parametrien und breiter Infiltration des Rektums *(Pfeil).* Trotz des ausgedehnten Rezidivs ist nur wenig Kontrastmittelanreicherung zu erkennen. (SE, TR 600 ms, TE 20 ms)

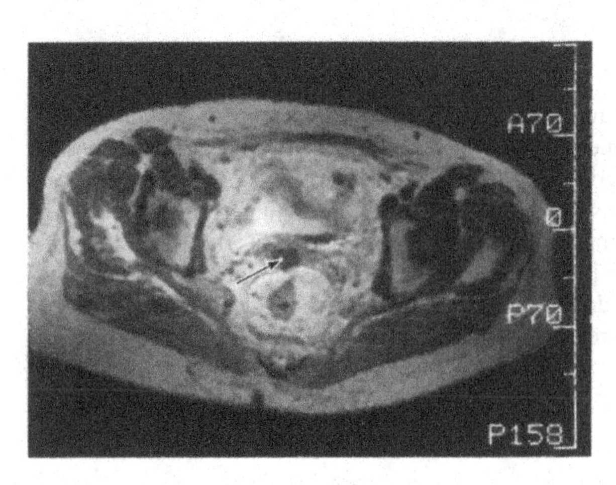

Abb. 9.22. Zustand nach interstitieller Strahlentherapie vor 12 Monaten bei Lokalrezidiv nach primär operiertem Endometriumkarzinom vor 5 Jahren. Histologisch jetzt kein Tumornachweis mehr (Gd-DTPA i.v.). Am Scheidenabschluß liegt eine Raumforderung *(Pfeil)* ohne erkennbares Enhancement, wohingegen die streifigen Randausläufer nach wie vor eine Kontrastmittelanreicherung erkennen lassen. (SE, TR 500 ms, TE 20 ms)

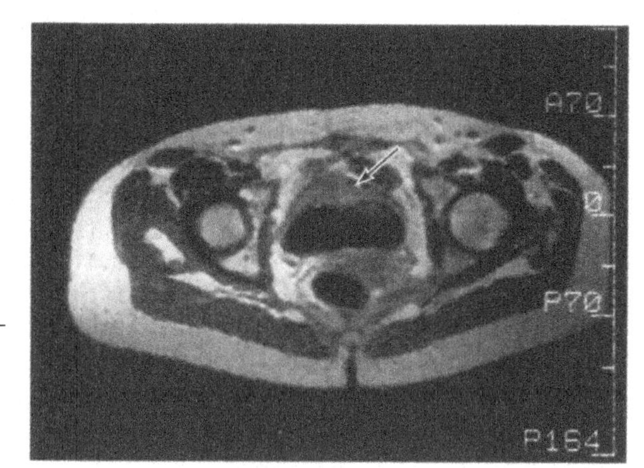

Abb. 9.23. Chronische Zystitis bei Strahlentherapie vor 10 Jahren (Gd-DTPA i.v.)

Die ventralen Anteile der Blasenwand sind verdickt *(Pfeil)* und reichern in der Mukosa Kontrastmittel an.
(SE, TR 600 ms, TE 20 ms)

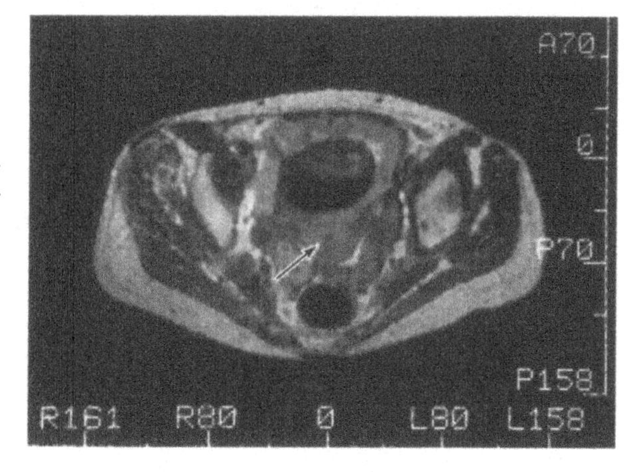

Abb. 9.24. Zustand nach kombinierter Strahlentherapie bei primärem Zervixkarzinom FIGO III b vor 12 Monaten ohne Hinweis für ein Lokalrezidiv (Gd-DTPA i.v.)

Am Übergang Zervix / Corpus uteri ist keine Tumormasse zu erkennen. Das Myometrium *(Pfeil)* reichert homogen an.
(SE, TR 500 ms, TE 20 ms)

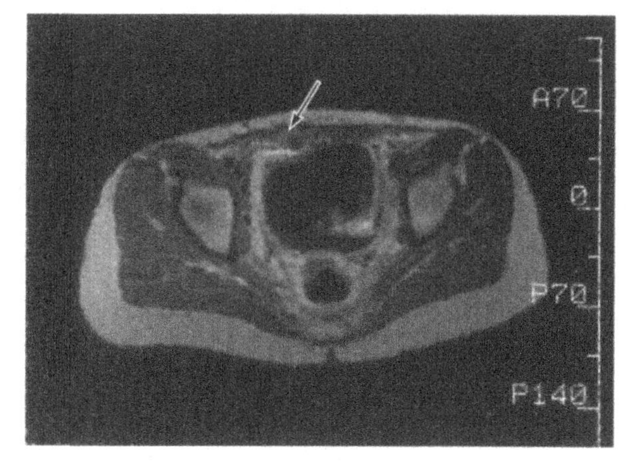

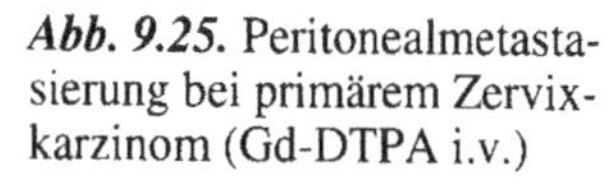

Abb. 9.25. Peritonealmetastasierung bei primärem Zervixkarzinom (Gd-DTPA i.v.)

An der vorderen Bauchwand liegt eine peritoneale Metastase *(Pfeil)*, die in den peripheren Abschnitten erheblich Kontrastmittel anreichert.
(SE, TR 640 ms, TE 20 ms)

Wertung der MRI nach Applikation von Gd-DTPA intravenös

Die MRI-Diagnostik des kleinen Beckens basiert vor allem auf T_1- und T_2-gewichteten SE-Sequenzen. Im Augenblick gibt es relativ wenig systematische Erfahrungen nach Applikation von Gd-DTPA. Der diagnostische Gewinn einer intravenösen Gadolinium-Anwendung ist relativ gering im Vergleich zu T_2-gewichteten Bildern in bezug auf die zonale Anatomie des Uterus, die Diagnostik von Myomen, Adenomyosis sowie die Ausdehnung von Zervixkarzinomen und die Differentialdiagnose zwischen benignen und malignen Ovarialtumoren. Wichtige Zusatzinformationen kann man nach der Applikation von Gd-DTPA bei Patienten mit Endometriumkarzinom erhalten, wo die Unterscheidung zwischen Tumor und Nekrose sowie die Bestimmung der Ausdehnung des Tumors in das Myometrium oft besser gelingt als mit Nativsequenzen. In der Kontrolle von Patienten nach Hysterektomie oder Strahlentherapie liefert die Applikation von Gd-DTPA interessante Aspekte. Narben zeigen ab 6 Monate nach der Operation selten ein Kontrastmittelenhancement, während dieses bei Lokalrezidiven die Regel ist. Das Enhancement von Rezidiven ist am ausgeprägtesten in mitoseaktiven Tumoranteilen, die sich meist in der Peripherie befinden. Nach der Strahlentherapie findet man häufig ein langanhaltendes Kontrastmittelenhancement in der Region des primären Tumors über einen Zeitraum von 12 Monaten hinaus. Die vorliegenden Ergebnisse erlauben noch keine endgültige Stellungnahme über die klinische Wertigkeit.
Die derzeitige Anwendung von intravenösem Gd-DTPA im kleinen Becken basiert auf statischen Untersuchungen. Die Möglichkeit, mit schnellen Sequenzen dynamische Untersuchungen durchzuführen, was bereits bei anderen Organen, wie der Leber und den Nebennieren erfolgreich überprüft wurde, wird zusätzliche Einsatzmöglichkeiten liefern (Choyke et al. 1989, Krestin et al. 1989). Erste Ergebnisse im kleinen Becken sind ermutigend (Yamashita et al. 1993).

Orale Applikation von Gadolinium-DTPA

Gd-DTPA kann auch oral appliziert werden. Üblicherweise wird ein Volumen von 10 ml/kg Körpergewicht einer Gd-DTPA-Lösung in einer Konzentration von 1,0 mmol/l appliziert. Es kommt dabei zu einer Signalerhöhung der Darmschlingen bei T_1-gewichteten Sequenzen (Abb. 9.26). Ein diagnostischer Zugewinn im Vergleich zu nativen T_1- und T_2-gewichteten Bildern ist in zirka der Hälfte der Untersuchungen zu verzeichnen (Hötzinger et al. 1990).

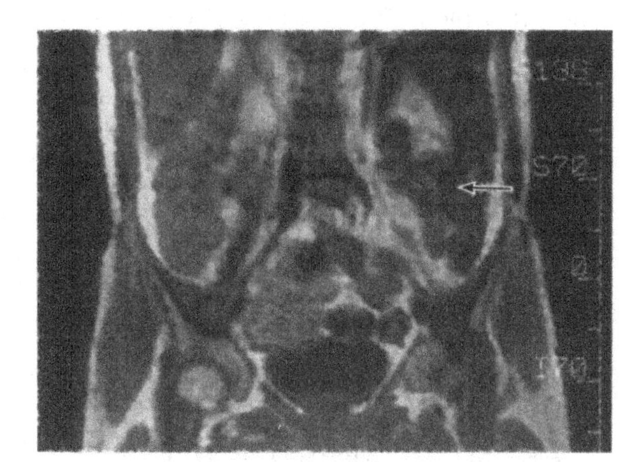

Abb. 9.26. Oral appliziertes Gd-DTPA

a Das T_1-gewichtete Nativbild zeigt die typische Signalarmut von Darmschlingen *(Pfeil)*. (SE, TR 500 ms, TE 20 ms)

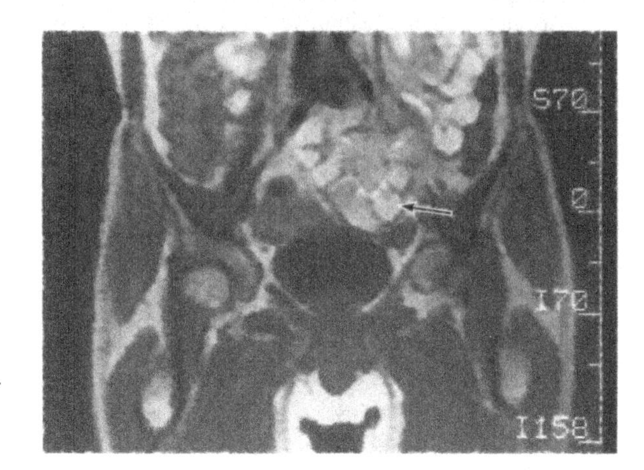

b Nach oraler Gd-Gabe lassen sich kontrastmittelgefüllte Darmschlingen *(Pfeil)* gut durch ihre hohe Signalintensität im T_1-Bild abgrenzen. (SE, TR 500 ms, TE 20 ms)

Literatur

Arrivé L, Chang YC, Hricak H, Brecia RJ, Auffermann W, Quivey JM (1989) Radiation – induced uterine changes: MR Imaging. Radiology 170: 55–58

Carrington BM, Hricak H, Nuruddin RN, Secaf E, Laros RK, Hill EC (1990) Mullerian duct anomalies: MR imaging evaluation. Radiology 176: 715–720

Choyke PL, Frank JA, Girton ME, Inscoe SW, Carvlin MJ, Black JL, Austin HA, Dwyer AJ (1989) Gd-DTPA-enhanced MR Imaging of the Kidney: Experimental Results. Radiology 170: 713–720

Ebner F, Kressel HJ, Mintz MC, et al. (1988) Tumor recurrence versus fibrosis in the female pelvis: differentiation with MR imaging at 1,5 T. Radiology 166: 333–340

Hoetzinger H, Salbeck R, Toedt C, Beyer HK (1990) Erste Erfahrungen mit der Anwendung von oralem Gadolinium-DTPA bei der Kernspintomographie des kleinen Beckens. Digit Bilddiagn 10: 42–45

Hricak H, Chang YC, Thurnher S (1988) Vagina: evaluation with MR imaging. Part I. Normal anatomy and congenital anomalies. Radiology: 169: 169–174

Hricak H, Tscholakoff D, Heinrichs L et al. (1986) Uterine Leiomyomas; correlation of MR, histopathologic finding, and symptoms. Radiology 158: 385–391

Jamashita Y, Harada M, Sawada T, Takahashi M, Miyazaki K, Okamura H (1993) Normal Uterus and FIGO Stage I Endometrial Carcinoma: Dynamic Gadolinium-enhanced MR Imaging. Radiology 186: 495–501

Krestin GP, Steinbrich W, Friedmann G (1989) Adrenal Masses, Evaluation with Fast Gradient-Echo MR Imaging and Gd-DTPA-enhanced Dynamic Studies. Radiology 171: 675–680

Lee JKT, Gersell DJ, Balfe DM, Worthington JL, Picus D, Gapp G (1985) The uterus: in vitro MR anatomic correlation of normal and abnormal specimens. Radiology 157: 175–179

Mitchell DG (1988) Magnetic resonance imaging of the adnexa. Semin Ultrasound CT MR 9: 143–157

Mitchell DG, Mintz MC, Spritzer CE, et al. (1987) Adnexal masses: MR imaging observations at 1,5 T, with US and CT correlation. Radiology 162: 319–324

Thurnher SA (1992) MR Imaging of Pelvic Masses in Women: Contrast-Enhanced vs Unenhanced Images. AJR 159: 1234–1250

Togashi K, Osaza H, Konishi P, et al. (1989) Enlarged Uterus: Differentiation between Adenomyosis and Leiomyoma with MR Imaging. Radiology 171: 531–534

10 Differentialdiagnostische Aspekte

Differentialdiagnostische Probleme in der kernspintomographischen Diagnostik des kleinen Beckens ergeben sich in zweierlei Hinsicht. Zum einen können Schmerzzustände im kleinen Becken nicht nur vom weiblichen Genitale ausgehen, sondern eine Vielzahl anderer Ursachen haben. Zum anderen können Raumforderungen außer vom inneren weiblichen Genitale, auch von anderen Organstrukturen ihren Ausgang nehmen.
Die diagnostische Abklärung kann einfach oder komplex sein, wobei die MRI in ein diagnostisches Gesamtkonzept aus Anamnese, klinischer und gynäkologischer Untersuchung, Laboruntersuchungen, Röntgen und Ultraschall einzubinden ist. Je nach Krankheitsbild und Fragestellung können die einzelnen Verfahren eine unterschiedliche Wertigkeit besitzen. Im folgenen Kapitel sollen einige wichtige differentialdiagnostische Krankheitsbilder bei Schmerzzuständen oder Raumforderungen im kleinen Becken aufgeführt werden ohne Anspruch auf Vollständigkeit. Dabei wird lediglich auf das kernspintomographische Erscheinungsbild eingegangen, während andere diagnostische Verfahren nicht behandelt werden.

10.1 Schmerzzustände im kleinen Becken

Femurkopfnekrose

Die MRI-Diagnose einer Femurkopfnekrose liefert unterschiedliche Bilder, abhängig vom Zeitpunkt der Diagnostik. Die MRI bei Patienten im Spätstadium zeigt oft subchondral gelegene, relativ homogene, signallose Areale im T_1-gewichteten Bild, die im T_2-gewichteten Bild ebenfalls meist signalarm bleibt. Bei Patienten mit akuten Schmerzen findet sich ein buntes Bild mit signalreichen (fettigen), signallosen (sklerosierten) und Bezirken mittlerer Signalintensität (Bindegewebe) (Abb. 10.1). Die beschriebenen Signalveränderungen im Femurkopf erlauben eine Spezifität bis zu 98 % bei einer hohen Sensitivität. Bei Frühstadien ist die MRI sowohl der Röntgenübersichtsaufnahme wie auch der Knochenszintigraphie überlegen (Mitchell et al. 1986).

Abszeßbildung bei Morbus Crohn

Abszesse entstehen häufig beim M. Crohn in fortgeschrittenen Krankenstadien. Sie können im kleinen Becken lokalisiert sein oder im Bereich des M. iliopsoas. Abszesse zeichnen sich als unscharfe Raumforderung durch eine niedrige bis mittlere Signalintensität im T_1-gewichteten Bild aus und eine hohe Signalintensität im T_2-gewichteten Bild (Abb. 10.2 und 10.3). Für die Bestimmung der Ausdehnung ist eine Untersuchung in drei Ebenen hilfreich. Das kernspintomographische Bild eines Abszesses ist umspezifisch, wird aber oft durch das charakteristische klinische Bild und die Laborparameter geleitet.

Beckenvenenthrombose

Die MRI ist in besonderer Weise dafür geeignet, ohne Kontrastmittel Gefäße (Arterien und Venen) darzustellen. Bereits Gradientenechos erlauben eine Differenzierung zwischen Blutfluß und Blutstase in einem Gefäß, so daß die Diagnose einer Beckenvenenthrombose zu stellen ist (Abb. 10.4). Eleganter gelingt die Gefäßdarstellung mit der MR-Angiographie (MRA), die sich im neuroradiologischen Bereich bereits einen festen diagnostischen Platz gesichert hat (Edelmann et al. 1989).

Hämatome

Hämatome innerhalb des M. iliopsoas zeichnen sich durch die charakteristische, zeitabhängige Änderung des Signalverhaltens im T_1- und T_2-gewichteten Bild aus, die eine Unterscheidung zu entzündlichen und tumorösen Erkrankungen erlaubt (Abb. 10.5) (Weinreb et al. 1985).

10.2 Tumoröse Erkrankungen

Weichteiltumoren

Von der WHO werden über 100 Weichteiltumoren unterschieden. Für maligne Formen ist die prätherapeutische Bestimmung der Ausdehnung, einer möglichen Infiltration in Nachbargewebe und die Entwicklung von „Skipmetastasen" wichtig. Morphologisch zeichnen sich Weichteiltumoren durch eine Raumforderung mit einer Verlängerung der T_1- und der T_2-Zeit gegenüber Muskulatur und Fett aus. Kriterien für Malignität sind irreguläre Ränder, Infiltration umgebender Gewebe sowie peritumorales Ödem, wobei eine artspezifische Diagnose nicht möglich ist (Bohndorf 1990).

Malignes fibröses Histiozytom

Typisch für das maligne fibröse Histiozytom ist eine Raumforderung, die relativ signalreich im T_2-gewichteten Bild zur Darstellung kommt. Häufig findet sich ein peritumoröses Ödem. Durch den Tumor können größere knöcherne Areale destruiert werden (Abb. 10.6). Das MRI-Bild ist nicht spezifisch für ein malignes fibröses Histiozytom.

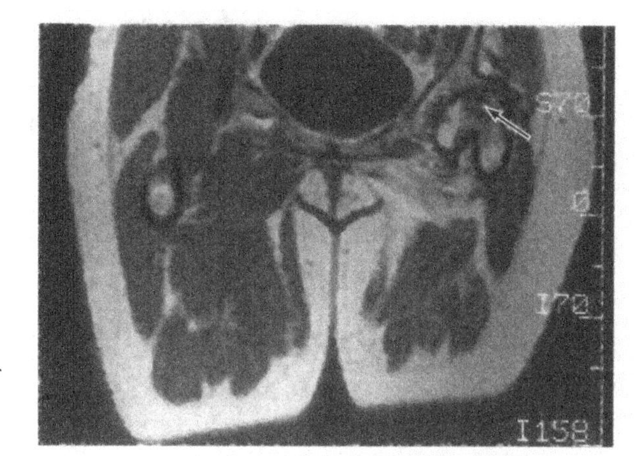

Abb. 10.1. Hüftkopfnekrose links bei kongenitaler Hüftdysplasie. Typisch ist die signalarme Zone *(Pfeil)* im Epiphysenbereich.
(SE, TR 500 ms, TE 20 ms)

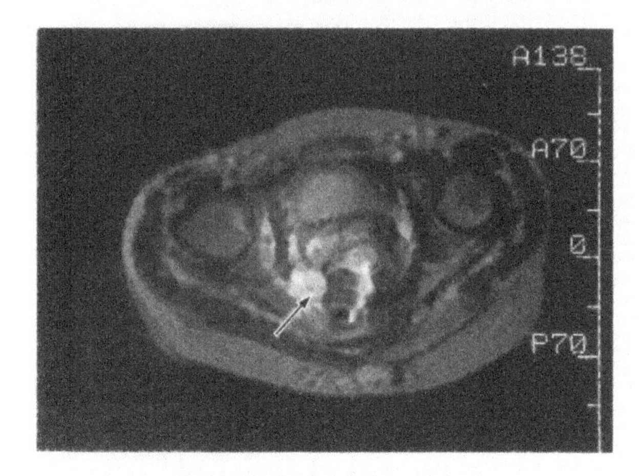

Abb. 10.2. Abszeß im kleinen Becken bei Morbus Crohn. Rechts präsakral hat sich eine signalintensive Abszeßhöhle *(Pfeil)* ausgebildet.
(SE, TR 2 000 ms, TE 80 ms)

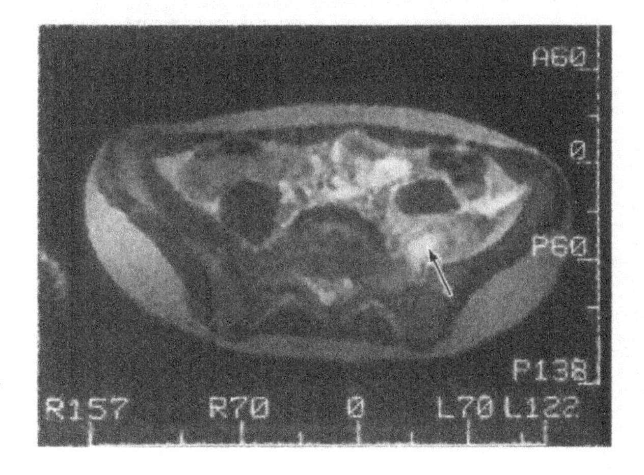

Abb. 10.3. Großer linksseitiger Iliopsoasabszeß mit zentraler Einschmelzung *(Pfeil)* und Ausbreitung über die ventralen Anteile der Beckenschaufel links.
(SE, TR 2 500 ms, TE 80 ms)

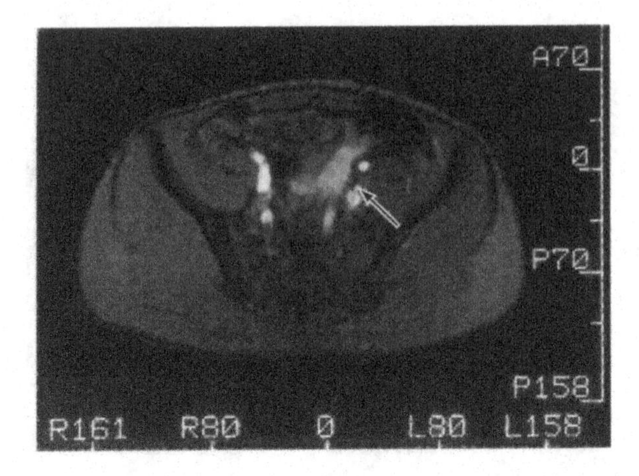

Abb. 10.4. Partielle Beckenvenenthrombose mit teilweiser Thrombosierung der linken V. iliaca externa *(Pfeil)*. (GRE, TR 25 ms, TE 13 ms, Flipwinkel 30°)

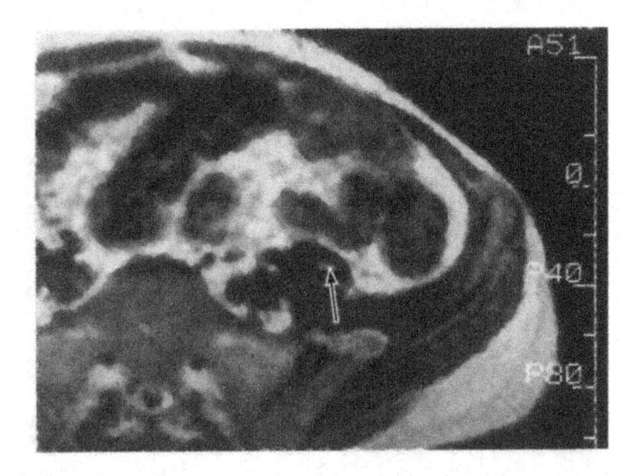

Abb. 10.5. Hämatom im linken M. iliopsoas *(Pfeil)*. (SE, TR 500 ms, TE 20 ms)

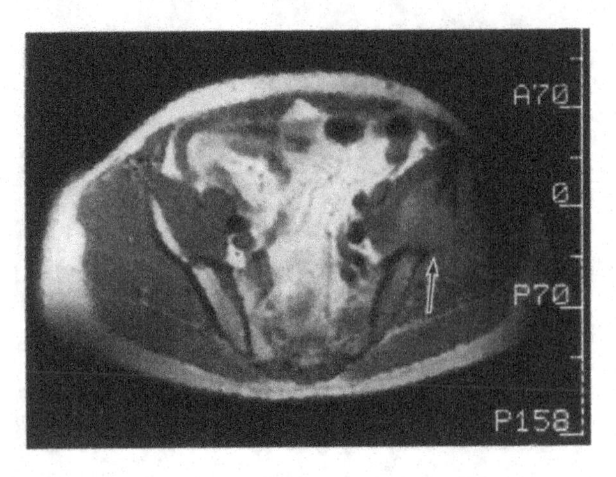

Abb. 10.6. Malignes fibröses Histiozytom

Die große Raumforderung *(Pfeil)* hat den Beckenknochen zentral destruiert und dehnt sich sowohl in das kleine Becken wie auch in die umgebenden Weichteile aus. (SE, TR 2 000 ms, TE 20 ms)

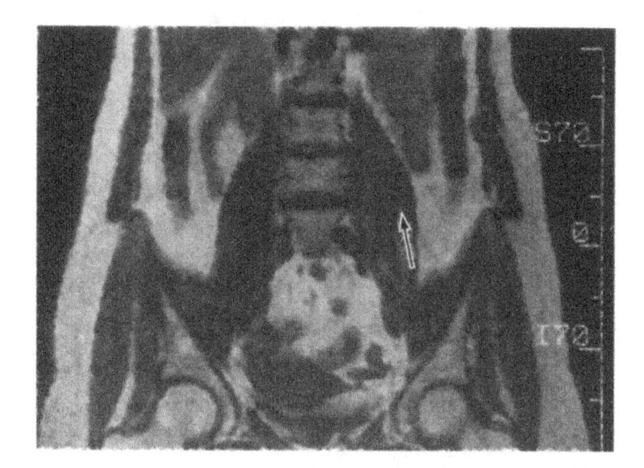

Abb. 10.7. Retroperitoneales Sarkom

a Das T_1-gewichtete koronare Bild zeigt eine Auftreibung des linken M. psoas *(Pfeil)*. (SE, TR 500 ms, TE 20 ms)

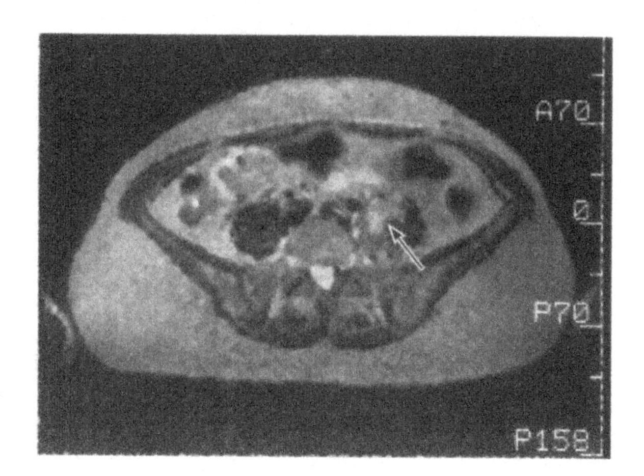

b Das Tumorgewebe *(Pfeil)* ist deutlich signalintensiver als normales Muskelgewebe und verursacht eine deformierende Raumforderung. (SE, TR 2 000 ms, TE 80 ms)

Retroperitoneales Sarkom

Primäre retroperitoneale Sarkome müssen gegen Abszesse und Neoplasmen differenziert werden, die sekundär den M. iliopsoas infiltrieren, wie Lymphome oder Metastasen (Lee und Glazer 1986). Als Hinweis für einen primären retroperitonealen Prozeß kann ein fehlender Primärtumor gewertet werden. Immer findet man eine vermehrte Signalintensität im T_2-gewichteten Bild (Abb. 10.7).

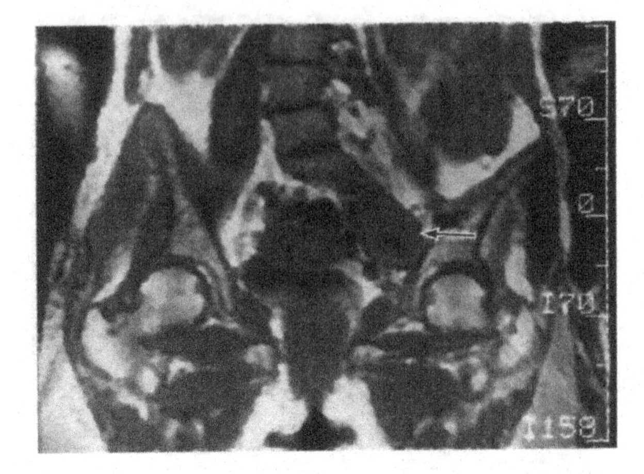

Abb. 10.8. Neurofibrome präsakral bei Morbus Recklinghausen

a Im Koronarbild zeigt sich links präsakral eine große Raumforderung *(Pfeil)*. (SE, TR 500 ms, TE 20 ms)

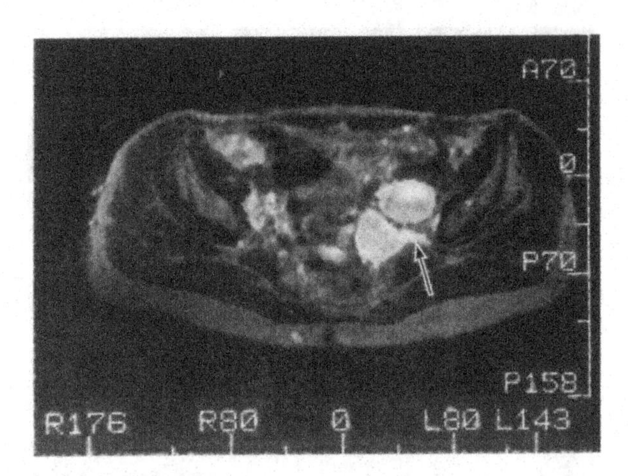

b Das T_2-gewichtete SE-Bild läßt eine deutliche Signalintensität *(Pfeil)* erkennen. (SE, TR 2 000 ms, TE 80 ms)

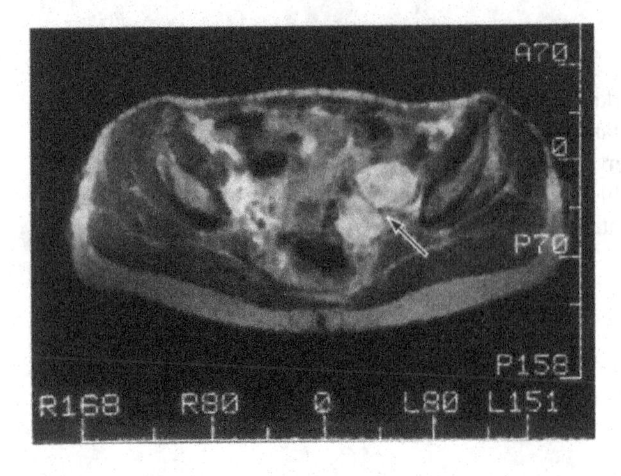

c Nach Gd-Gabe kommt es zu einem erheblichen Enhancement *(Pfeil)* des Neurofibroms. (SE, TR 500 ms, TE 20 ms)

Neurinome, Neurofibrome

Neurinome bzw. Neurofibrome kommen vor allem beim Morbus Recklinghausen vor. Sie können eine beachtliche Größe erreichen und erhebliche differentialdiagnostische Schwierigkeiten bei Raumforderungen im kleinen Becken bieten. Das Signalverhalten zeigt eine Signalerhöhung im T_2-gewichteten Bild. Nach Gd-Gabe kommt es zu einem kräftigen Enhancement, wobei große Tumoren nekrotische Anteile zeigen (Abb. 10.8). Differentialdiagnostisch ist beim M. Recklinghausen von Neurofibromen eine anterolaterale lumbale Meningozele abzugrenzen, die in seltenen Fällen vorkommt und im MRI die Signalintensität von Zysten aufweist (Schaltens et al. 1989).

Lipomatosis pelvis

Die Lipomatosis pelvis stellt eine pathologische Entität dar, die sich durch Proliferation von reifem, abgekapseltem, extraperitonealen Fettgewebe innerhalb des Beckens auszeichnet. Histologisch findet man normale Fettzellen mit chronischen Entzündungszeichen. Meist sind Männer über 30 Jahren betroffen, jedoch können Frauen ebenso befallen sein. Klinisch steht die Obstruktion der Ureteren im Vordergrund. Radiologisch finden sich ein röntgentransparentes Becken, eine deformierte Blase und ein deformiertes Rektum. Kernspintomographisch läßt sich die nach kranial verlagerte Blase und das vermehrte pelvine Fettgewebe ohne Zeichen einer Infiltration nachweisen (Abb. 10.9) (Dooms et al. 1985, Demas et al. 1988).

Tumoren des Knochenmarks

Die wichtigsten Tumoren des Knochenmarks sind Leukämie, Morbus Hodgkin, Non-Hodgkin-Lymphome und Plasmozytom. T_1-gewichtete SE-Sequenzen stellen die Basis der MRI-Untersuchungen dar, ergänzt von T_2-gewichteten Gradientenechos und fettsupprimierenden Sequenzen.

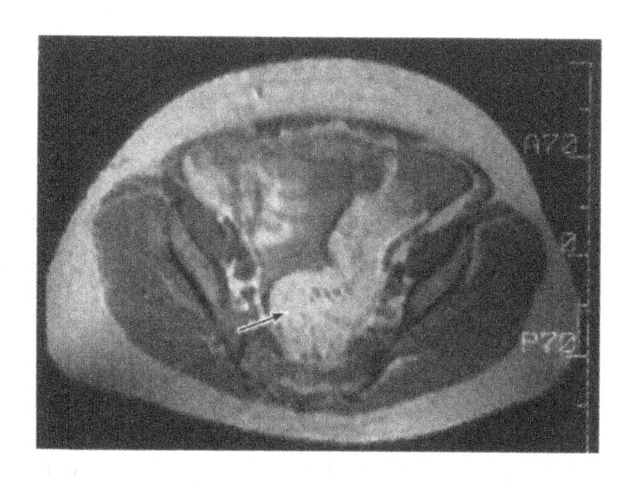

Abb. 10.9. Lipomatosis pelvis

Das kleine Becken ist von Fettgewebe *(Pfeil)* ausgefüllt, wodurch es zu einer Kompression von Blase und Darm kommt. (SE, TR 2 000 ms, TE 20 ms)

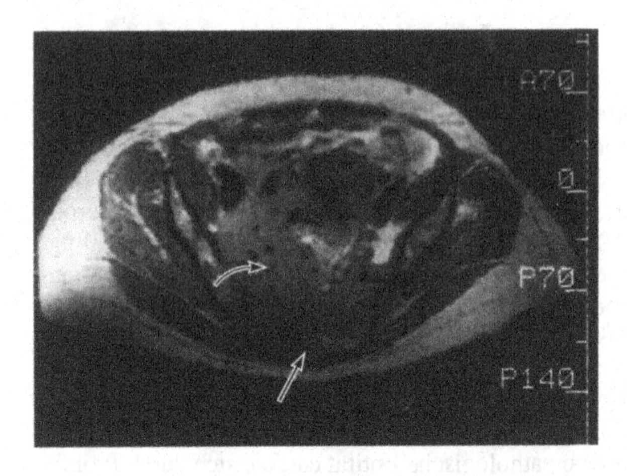

Abb. 10.10. Plasmozytom mit ossärer *(Pfeil)* und extraossärer *(gebogener Pfeil)* Komponente.
(SE, TR 2 000 ms, TE 20 ms)

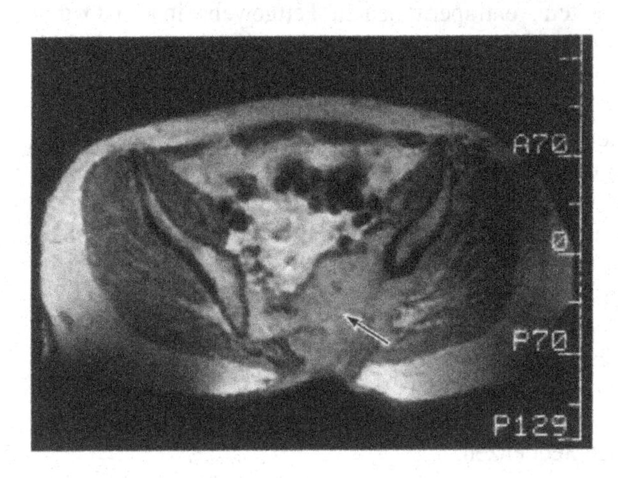

Abb. 10.11. Chordom mit Destruktion der linken Seite des Kreuzbeins und der Darmbeinschaufel *(Pfeil)* und Ausbreitung in das umliegende Weichteilgewebe.
(SE, TR 2 000 ms, TE 20 ms)

Plasmozytom

Das Plasmozytom (Multiples Myelom) ist durch neoplastische Proliferation eines Klons von Plasmazellen gekennzeichnet. Myelomherde sind im T_1-gewichteten SE-Bild signalarm und können rundlich, konfluierend und diffus sein. In T_2-gewichteten Sequenzen können die Herde signalarm und signalreich sein. In T_2-gewichteten Gradientenechos sind Plasmozytomherde signalintensiv. Es kann zu mehr oder weniger ausgeprägten Weichteilreaktionen kommen (Abb. 10.10).

Tumoren notochordaler Herkunft

Chordome sind seltene maligne Knochentumoren, die aus Überresten der primitiven Notochord entstehen. Zirka 50 % der Chordome finden sich im sakrokokzygealen Bereich. Die Tumoren können eine beachtliche Größe erreichen, wachsen destruierend und sind kernspintomographisch im T_2-gewichteten Bild signalreich.

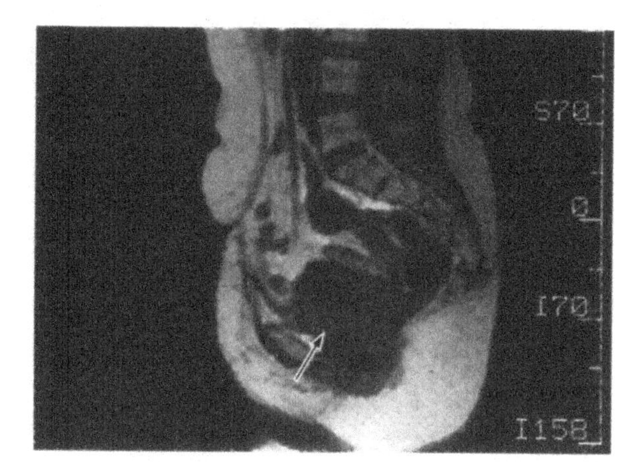

Abb. 10.12. Urethrakarzinom (posteriore Form) am Übergang Urethra zur Blase

a Der Sagittalschnitt zeigt eine Raumforderung *(Pfeil)* im Bereich der Urethra. (SE, TR 500 ms, TE 20 ms)

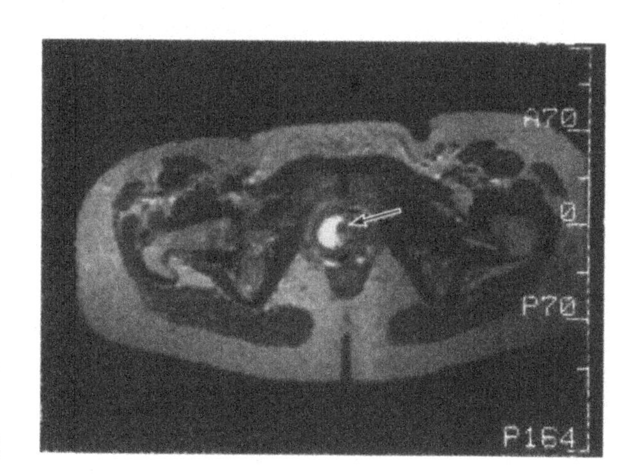

b Der Axialschnitt zeigt die aufgeweitete Urethra mit dem Tumor *(Pfeil).* (SE, TR 2 000 ms, TE 80 ms)

Durch Einblutungen und Verkalkungen kann das Bild unregelmäßig erscheinen (Abb. 10.11). Im Gegensatz zum CT, kann die MRI Hinweise geben für die Differenzierung zwischen chondroiden Chordomen und typischen Chordomen mit schlechterer Prognose (Sze et al. 1988).

Tumoren der ableitenden Harnwege und des Rektums

Die Tumoren der ableitenden Harnwege und des Rektums sollen hier nur insoweit abgehandelt werden, als sie für die Differentialdiagnose zu Erkrankungen des inneren weiblichen Genitales Bedeutung haben.

Urethralkarzinom: Primäre Karzinome der weiblichen Urethra sind selten. Klinisch hinweisend sind Dysurie, Hämaturie, Tenesmen, Harninkontinenz. Es wird die anteriore (vulvaurethrale) von der posterioren Form unterschieden. In der MRI stellen sich Urethralkarzinome als Raumforderung dar, die in T_2-gewichteten Se-

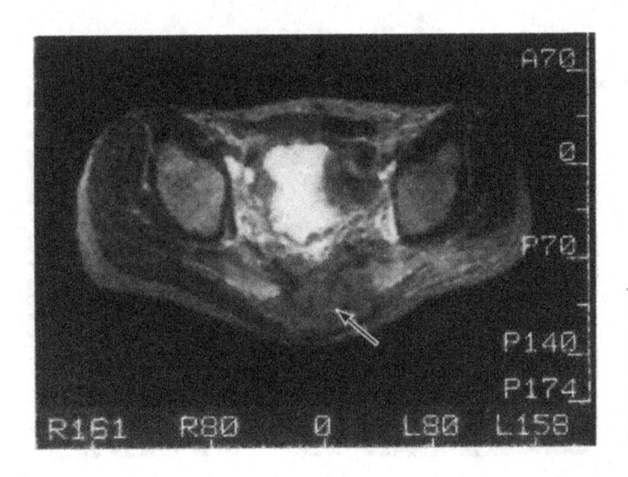

Abb. 10.13. Lokoregionales Rezidiv bei Rektumkarzinom. Die präsakrale Raumforderung hat zu einer knöchernen Destruktion *(Pfeil)* geführt. (SE, TR 2 500 ms, TE 80 ms)

quenzen eine Zunahme der Signalintensivität erkennen lassen (Abb. 10.12). Die Abgrenzung zu Vagina, Uterus sowie zum umliegenden Fett- und Muskelgewebe gelingt gut (Fisher et al. 1984).

Rektumkarzinom: Für die Diagnose und das Staging primärer Rektumkarzinome spielt die MRI keine entscheidende Rolle im Gegensatz zur Diagnostik lokoregionaler Rezidive. Die MRI ist in der Lage, Fibrosierungen nach Radiotherapie durch die Signalarmut von Narben im T_1- und T_2-gewichteten Bild von Rezidivtumoren zu unterscheiden, da Rezidivtumoren typischerweise in T_2-gewichteten Sequenzen ein helles Signal aufweisen (Abb. 10.13). Auf eine histologische Klärung kann in vielen Fällen noch nicht verzichtet werden (Gomberg et al. 1986, Moss 1989).

Literatur

Bohndorf K (1990) MR-Tomographie des Skeletts und der peripheren Weichteile. Springer Verlag, Berlin

Demas BE, Avallone A, Hricak H (1988) Pelvic Lipomatosis: Diagnosis and Characterization by Magnetic Resonance Imaging. Urol Radiol 10: 198–202

Dooms GC, Hricak H, Sollitto RA, Higgins CB (1985) Lipomatous tumors and tumors with fatty component: MR imaging potential and comparison of MR and CT results. Radiology 157: 479–483

Edelmann RR, Wentz KU, Mattle HP et al. (1989) Intracerebral arteriovenous malformations: evaluation with selective MR angiography and venography. Radiology 173: 831–837

Fisher M, Hricak H, Proctor E, Williams R (1985) Female Urethral Carcinoma: MRI Staging. AJR 144: 603–604

Gomberg JS, Friedmann AC, Radecki PD et al. (1986) MRI differentiation of recurrent colorectal carcinoma from postoperative fibrosis. Gastroenterol Radiol 11: 361 - 363

Hricak H, Amparo E, Fisher MR, Crooks L, Higgins CB (1985) Abdominal venous system: assessment using MR. Radiology 156: 415–422

Lee JKT, Glazer HS (1986) Psoas muscle disorders: MR imaging. Radiology 160: 683–687

Mitchell MD, Kundel HL, Steinberg ME, et al. (1986) Avascular necrosis of the hip: comparison of MR, CT, and scintigraphy. AJR 147: 67–71
Moss AA (1989) Imaging of colorectal carcinoma. Radiology 170: 308–310
Scheltens P, Burger CW, Valk J, Bertelsmann FW (1989) Anterolateral lumbar meningocele presenting as an ovarion cyst, in a patient with neurofibromatosis. Clin Neurol Neurosurg 91: 351–354
Sze G, Michanco III LS, Brant-Zawadzki MN, et al. (1988) Chordomas: MR Imaging. Radiology 166: 187–191
Weinreb JC, Cohen JM, Maravilla KR (1985) Iliopsoas muscles: MR study of normal anatomy and disesae. Radiology 156: 435–440

11 Zukünftige Entwicklungen

Bedingt durch die anhaltend rasche Entwicklung in der MRI ist es schwierig, die zukünftige Bedeutung einzelner Forschungsrichtungen für die klinische Praxis abzuschätzen. Im folgenden soll deshalb nur auf einige wesentliche Ansätze hingewiesen werden, ohne ihren endgültigen Stellenwert festlegen zu können.
Die *Spektroskopie von Gewebe (MRS),* insbesondere mit Phosphor 31, erlaubt Rückschlüsse auf die Gewebszusammensetzung und biochemische Prozesse (Noyszewski et al. 1989), die spektroskopische Untersuchung von Plasma kann abnormale Lipoproteine identifizieren bei Patienten mit prämalignen und malignen Tumoren (Mountford et al. 1987). Das Verfahren hat bisher noch keinen breiten Eingang in die Routine gefunden.
Eine *Verkürzung der Untersuchungszeiten* ist mit Gradientenechos gegenüber konventionellen Spin-Echo-Untersuchungen zu erreichen. Der Einsatz von Gradientenechos anstelle von Spin-Echo-Messungen zeigt zunehmende Tendenz (Schmidt et al. 1989). Größere Verbreitung haben Fast-Spin-Echo-Messungen gefunden. Die Bedeutung ultraschneller Messungen, wie sie mit dem Echo-planar-Imaging zu erreichen sind, nimmt rapide zu (Worthington et al. 1989).
Die Möglichkeit, mittels *MR-Angiographie (MRA)* Gefäße darzustellen, hat im neuroradiologischen Bereich zahlreiche Anwendungsmöglichkeiten aufgezeigt (Edelmann et al. 1990). Da die Gefäßdiagnostik bei gynäkologischen Fragestellungen eine untergeordnete Rolle spielt, liegen hierüber keine größeren klinischen Studien vor.
Mit Hilfe einer *optimierten Spulentechnik* läßt sich eine deutlich verbessere Abbildungsqualität erreichen. Multicoil-phased-array-Spulen werden sich zunehmend durchsetzen (Smith et al. 1992). Endoluminale Spulen sind für spezielle Fragestellungen in Erprobung (Milestone et al. 1991).
Kontrastmittel in der MRI sind in der Zwischenzeit etabliert, vor allem Gd-DTPA und Analogpräparate zur intravenösen und oralen Anwendung. Neben der gebräuchlichen statischen Anwendung sind dynamische Verfahren in Erprobung mit vielversprechenden Ergebnissen, die sich prinzipiell auch an Organen des kleinen Beckens anwenden lassen (Hamm et al. 1987, Krestin et al. 1989). Interessant sind Ansätze für selektive MRI-Kontrastmittel, zum Beispiel zur Darstellung von Lymphknoten (Weissleder et al. 1990).

Literatur

Edelmann, RR, Hesselink JR, Newhouse J, Sartoris DJ (1990) Flow. In: Clinical Magnetic Resonance Imaging. WB Saunders Company 109–182

Hamm B, Wolf KJ, Felix R (1987) Conventional and Rapid MR Imaging of the Liver with Gd-DTPA. Radiology 164: 313–320

Krestin GP, Steinbrich W, Friedmann G (1989) Adrenal Masses: Evaluation with Fast Gradient Echo MR Imaging and GD-DTPA-enhanced Dynamic Studies. Radiology 171: 675–680

Milestone BN, Schnall MD, Leukinski RE, Kressel HY (1991) Cervical Carcinoma: MR Imaging with an Endorectal Surface Coil. Radiology 180: 91–95

Mountford CE, May GL, Wright LC et al. (1987) Proteolipid identified by magnetic resonance spectroscopy in plasma of a patient with borderline ovarian tumor. Lancet April 11, 829–834

Noyszewski EA, Raman J, Trupin SR, McFarlin BL, Dawson MJ (1989) Phosphorus 31 nuclear magnetic resonance examination of female reproductive tissues. Am J Obstet Gynecol 161: 282–288

Schmidt B, Koelbel G, Kueper K, Hirnle P (1989) T_2*-betonte MR-Bilder gynaekologischer Tumoren mit der Flash-Sequenz: Erste Erfahrungen bei 1,5 T. Fortschr Roentgenstr 151: 306–310

Smith RC, Reinhold C, McCauley TR (1992) Multicoil High-Resolution Fast Spin-Echos MR Imaging of the Female Pelvis. Radiology 184: 671–675

Weissleder R, Elizondo G, Wittenberg J, Lee AS, Josephson L, Brady TJ (1990) Ultrasmall Superparamagnetic Iron Oxide: An Intravenous Contrast Agent for Assessing Lymph Nodes with MR Imaging. Radiology 175: 494–498

Worthington BS, Chapman B, Ordidge R et al. (1989) Induced fluid movement within a giant ovarian cyst demonstrated by echo-planar-imaging. Br J Radiol 62: 1091–1093

12 Sachverzeichnis

Springer-Verlag und Umwelt

Als internationaler wissenschaftlicher Verlag sind wir uns unserer besonderen Verpflichtung der Umwelt gegenüber bewußt und beziehen umweltorientierte Grundsätze in Unternehmensentscheidungen mit ein.

Von unseren Geschäftspartnern (Druckereien, Papierfabriken, Verpackungsherstellern usw.) verlangen wir, daß sie sowohl beim Herstellungsprozeß selbst als auch beim Einsatz der zur Verwendung kommenden Materialien ökologische Gesichtspunkte berücksichtigen.

Das für dieses Buch verwendete Papier ist aus chlorfrei bzw. chlorarm hergestelltem Zellstoff gefertigt und im pH-Wert neutral.

Printed in the United States
By Bookmasters